Constantine Steven Labongo LOUM

Implicações da terapia antirretroviral na qualidade de vida das crianças

Constantine Steven Labongo LOUM

Implicações da terapia antirretroviral na qualidade de vida das crianças

ScienciaScripts

Imprint
Any brand names and product names mentioned in this book are subject to trademark, brand or patent protection and are trademarks or registered trademarks of their respective holders. The use of brand names, product names, common names, trade names, product descriptions etc. even without a particular marking in this work is in no way to be construed to mean that such names may be regarded as unrestricted in respect of trademark and brand protection legislation and could thus be used by anyone.

Cover image: www.ingimage.com

This book is a translation from the original published under ISBN 978-620-2-09532-7.

Publisher:
Sciencia Scripts
is a trademark of
Dodo Books Indian Ocean Ltd. and OmniScriptum S.R.L publishing group

120 High Road, East Finchley, London, N2 9ED, United Kingdom
Str. Armeneasca 28/1, office 1, Chisinau MD-2012, Republic of Moldova, Europe
Printed at: see last page
ISBN: 978-620-7-97791-8

ÍNDICE DE CONTEÚDOS

DEDICAÇÃO

Este trabalho é dedicado ao meu pai Louis Labongo (RIP) e à minha mãe, a Sra. Esther Ade Labongo, por me terem incutido desde cedo a virtude da aprendizagem e a sabedoria da paciência, e a todas as crianças seropositivas, como a "Linah" abaixo, de aspeto feliz, que lutam diariamente para viver uma vida normal com a ajuda da TAR.

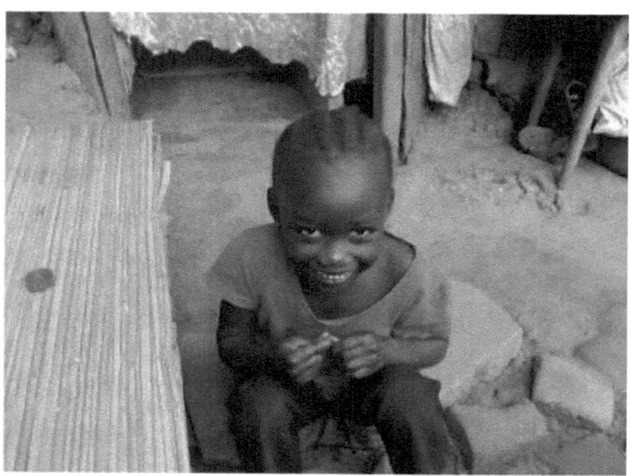

Steven Constantine Labongo LOUM

Viena, Áustria novembro de 2010

RECONHECIMENTO

A conclusão bem sucedida desta dissertação não teria sido possível sem a assistência e a cooperação de muitas pessoas que deram apoio moral, material e técnico a esta causa.

A este respeito, gostaria de agradecer devidamente ao meu supervisor académico, o Professor Doutor Armin Prinz, cuja confiança em mim me permitiu, em primeiro lugar, obter a bolsa de estudo da Cooperação Austríaca para o Desenvolvimento. Pelo contributo académico, agradeço também, juntamente com ele, ao meu co-orientador, o Professor Univ. Dr. Manfred Kremser, por me ter oferecido a sua amizade e apoio académico ao longo do meu trabalho, bem como a presença constante e o encorajamento da Professora Associada Dra. Ruth Kutalek.

Os meus agradecimentos ao Sr. Vincent Onekalit, o meu assistente de investigação, e a todos os inquiridos que serviram de base a este estudo, bem como às ONGs que participaram. A este respeito, gostaria de agradecer ao Dr. Cyprian Opira, Diretor do Hospital Lacor, por toda a ajuda prestada.

Um agradecimento especial ao Dr. Paul Bukuluki Waswa e à Dra. Elke Maurer por me terem inspirado e apoiado a minha candidatura ao doutoramento na Áustria; agradeço também aos Drs. Eddy Joshua Walakira e Yvonne Schaffler por me terem dado inspiração e companhia dignas de um prosseguimento académico.

Também a este respeito, gostaria de manifestar a minha gratidão à professora Margot Pires que, enquanto colega de curso e amiga, tem sido uma boa crítica ao meu trabalho ao longo da vida desta dissertação.

Gostaria de agradecer o apoio e a cooperação do OAD, do Osterreichischer Akademischer Austauschdienst (Serviço Austríaco de Intercâmbio Académico de Estudantes) e da Unidade de Cooperação e Mobilidade Académica, que ajudaram a financiar o projeto de investigação; e, em especial, ao pessoal que facilitou os serviços de apoio: Doris, Elisabeth, Martina, Elke, Katharina e Heike.

Aproveito também esta oportunidade para agradecer a todas as minhas irmãs e familiares, especialmente à Concy, Regina, Alice e Cissy, às minhas sobrinhas Margaret e Jackie, pela sua paciência e apoio durante este período difícil da minha carreira. De uma forma especial, os meus agradecimentos vão para a minha querida outra, a Sra. Aciro Scovia, que teve de ser paciente e ficar sozinha durante muitos meses enquanto eu estava fora a realizar este trabalho. A minha gratidão vai também para todos os meus amigos na Áustria, com os quais a minha estadia na Áustria se tornou agradável: Yohannes, Silvia, Christina Soos, Katrin, Sasha, Esau, Henry e Martin Bao; presto também homenagem a todos os amigos da Associação Austro-Ugandesa, especialmente a Maria Hirsch e Sir Karl Semlitsch, bem como a Gadi e Susan, Grace, Kamya, Ssozi e muitos outros, todos eles foram maravilhosos.

Por último, tenho de agradecer sinceramente ao Governo da República Federal da Áustria por ter concedido esta bolsa de estudo que me permitiu realizar o meu sonho de obter um doutoramento. *Muito obrigado*!

LISTA DE ABREVIATURAS

ACDI/VOCA	Agricultural Cooperative International/Volunteers in Overseas Cooperative Assistance.
ACF	'Action Contre La Faim'
ACP	AIDS Control Programme (Uganda)
AIDS	Acquired Immune Deficiency Syndrome
ART	Antiretroviral Therapy
ARV	Antiretroviral drugs
CBO	Community Based Organisation
CCE	Centre for Community Enterprise
CLWHA	Children Living with HIV/AIDS
DAI	Drug Access Initiative
DBS	Dry Blood Spot
EID	Early Infant Diagnosis
ELISA	Enzyme-link ImmunoSorbent Assay.
FGD	Focus Group Discussion
GDLA	Gulu District Local Administration
GDP	Gross Domestic Product
GHA	Global Health Actors
GHAC	General Health Assessment for Children
HAART	Highly Active Antiretroviral Therapy
HAU	Health Alert Uganda
HIPC	Highly Indebted Poor Countries
HIV	Human Immunodeficiency Virus
HRQOL	Health Related Quality of Life

HSS	Health System Strengthening
ICG	International Crisis Group
IDA	International Development Agency (World Bank)
IDP	Internally Displaced Persons
IDU	Injecting Drug Use (rs)
ITPC	International Treatment Preparedness Coalition
JCRC	Joint Clinical Research Centre
LRA	Lord Resistance Army
M&E	Monitoring and Evaluation
MDG	Millennium Development Goals
MISP	Minimal Initial Services Package
MOH	Ministry of Health
MSF	'Medicins Sans Frontieres'
MSM	Men who Sleep with Men
MTCT	Mother To Child Transmission
NACAES	National Committee on AIDS in Emergency Settings
NGO	Non Governmental Organisation
NHS	National Health Services
NIAID	National Institute for Allergy and Infectious Diseases
NMS	National Medical Stores
NRM	National Resistance Movement
NUMAT	Northern Uganda Malaria AIDS and TB
OAU	Organisation of African Unity
OI	Opportunistic Infections
PACTG	Paediatric AIDS Clinical Trial Group

PCR	Polymerase Chain Reaction
PEPFAR	US President's Emergency Plan for AIDS Relief
PLWHA	People Living with HIV/AIDS
PMTCT	Prevention of Mother to Child Transmission
PSI	Population Services International
QOL	Quality of Life
RLS	Resource Limited Settings
SSA	Sub Saharan Africa
STD/I	Sexually Transmitted Diseases/Infections
TASO	The AIDS Support Organisation
TB	Tuberculosis
UAC	Uganda AIDS Commission
UBOS	Uganda Bureau of Statistics
UNAIDS	The Joint United Nation Programme on HIV/AIDS
UNDP	United Nations Development Programme
UNFPA	United Nations Fund for Population Activities (United Nations Population Fund)
UNGASS	United Nation General Assembly Special Session
UNICEF	United Nations International Children's Emergency Fund (United Nations Children's Fund)
USAID	United States Agency for International Development
WFP	World Food Programme
WHO	World Health Organisation
WHOQOL	World Health Organisation Quality of Life Instrument

MAPA DO UGANDA COM O DISTRITO DE GULU (2008 - 2009)

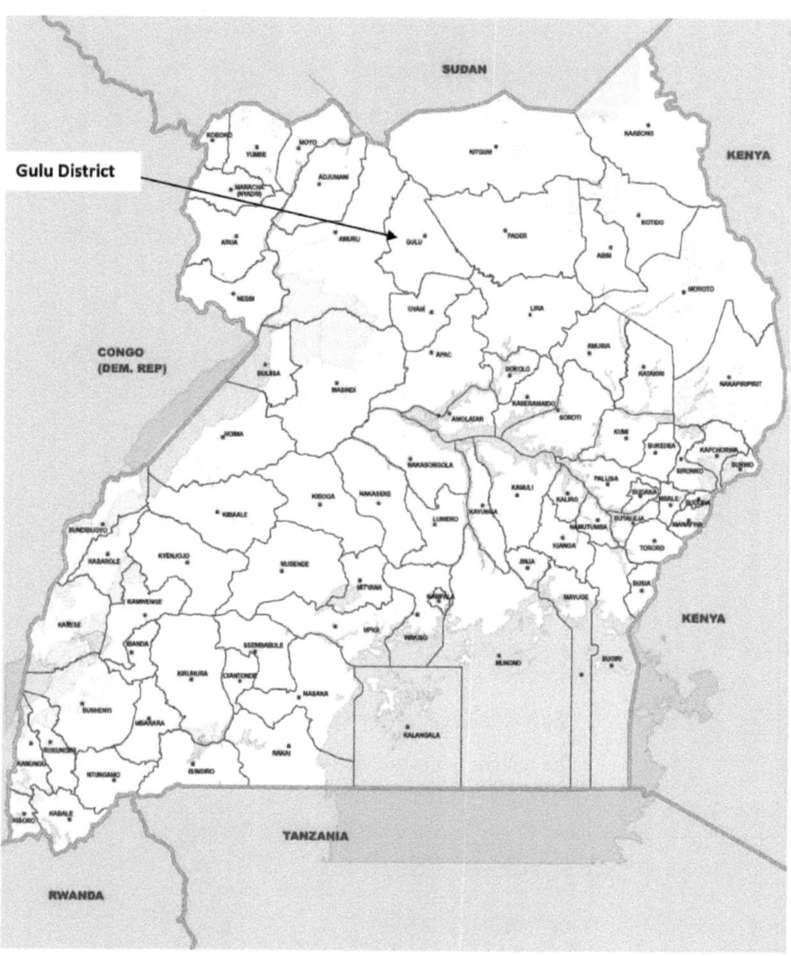

Figure 1: Source: EZMAPFINDER; http://www.ezmapfinder.com/en/country-uganda.html.

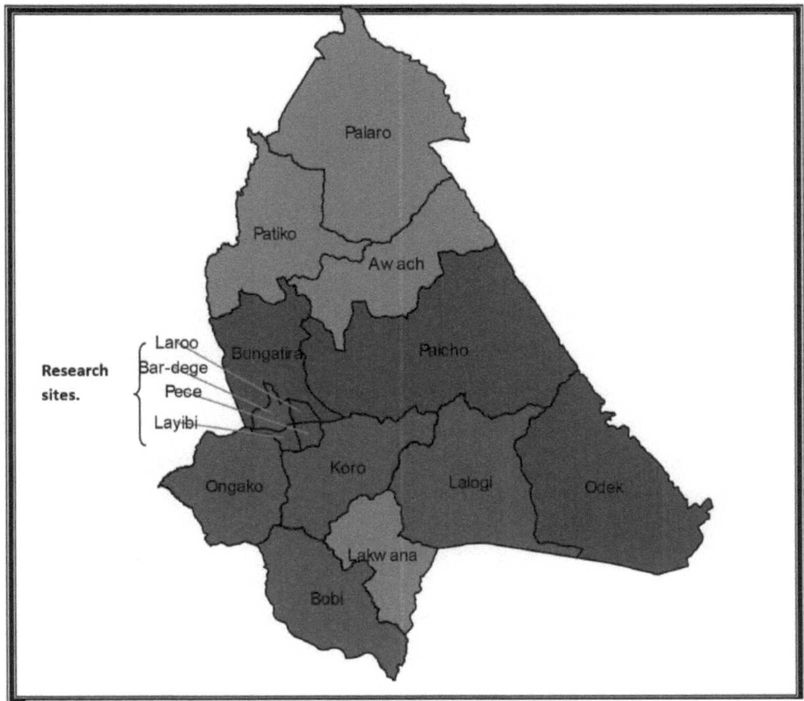

Figure 2: Source: Gulu District Local Administration, 2009.

PREÂMBULO

Quando comecei a trabalhar na função pública num hospital público de referência em Gulu, no norte do Uganda, em 1996, a região norte estava ainda mergulhada no cruel problema da insurreição civil. O meu cargo de nutricionista obrigava-me a criar serviços de nutrição no hospital para prestar assistência aos doentes que necessitavam deste tipo de cuidados.

Começaram a registar-se casos de doenças não transmissíveis relacionadas com a nutrição, como a diabetes, a hipertensão arterial e outras doenças cardiovasculares. No entanto, a minha atenção iria em breve ser transferida para outro local, nomeadamente para as crianças. O problema da desnutrição proteico-energética estava a assolar o distrito de Gulu e a região circundante, em resultado desta insurreição que levou milhares de famílias a viver em campos de deslocados internos e, por conseguinte, incapazes de cultivar as suas hortas e de fornecer alimentos às suas famílias. O resultado foi um aumento maciço do número de crianças que necessitavam de uma alimentação terapêutica e de assistência alimentar suplementar. Esta ajuda de emergência veio sob a forma de muitas organizações humanitárias que abriram os seus escritórios de campo no distrito de Gulu.

Entre as organizações, destacam-se a UNICEF, o PAM, a ACF, a Visão Mundial, etc.; todas elas vieram prestar a tão necessária assistência a toda a população afetada. Os mais vulneráveis eram as mulheres e as crianças. Em colaboração com estas agências humanitárias, criei centros de alimentação terapêutica no Hospital de Referência de Gulu e no Hospital Lacor St. Estas duas unidades permitiram reabilitar as crianças altamente subnutridas que tinham aumentado drasticamente.

A minha motivação para realizar este estudo surgiu na sequência do processo de reabilitação das crianças subnutridas nas unidades; muitas crianças conseguiram recuperar suficientemente bem para participar em programas de alimentação suplementar nos campos de deslocados internos (IDPs) mais próximos. No entanto, houve casos de crianças que não conseguiram responder à terapia nutricional e ao tratamento antibacteriano administrado, pelo que "não conseguiram prosperar". Em alguns casos, com diagnósticos laboratoriais cuidadosos, as causas subjacentes eram a tuberculose, ao passo que em muitos casos se veio a saber que o problema era, na realidade, o VIH/SIDA. Uma vez que a unidade não dispunha de aconselhamento sobre o VIH, tornou-se difícil lidar com a situação; e como as mães não compreendiam por que razão os seus filhos estavam constantemente doentes, a enfermeira responsável, eu próprio e o médico residente encaminhámos estes casos para a unidade de aconselhamento sobre a SIDA, que estava então a ser criada, para uma avaliação mais aprofundada. Nessa altura, apercebi-me de que estas crianças precisariam, de facto, de mais ajuda, se quisessem sobreviver ao duplo problema da desnutrição e do VIH/SIDA.

No entanto, a questão que se colocava era a de saber como é que eles iriam fazer isso, tendo em conta a natureza crónica do VIH/SIDA, a pobreza que abunda, as fracas infra-estruturas e a falta de competências para lidar com o problema destas pessoas pobres.

Este estudo é mais uma extensão desta preocupação às famílias afectadas, para partilhar com elas as suas experiências e trabalhar em conjunto com elas, na esperança de tornar as suas vidas um pouco melhores.

RESUMO

Este estudo explorou a resposta à utilização de medicamentos anti-retrovirais (ARV) por crianças que vivem com o VIH nas comunidades situadas nas imediações do município do distrito de Gulu, no norte do Uganda. O objetivo era analisar a qualidade de vida e os resultados do tratamento para a saúde destas crianças que acedem à TARV no contexto de um conflito civil. O estudo foi orientado por um quadro concetual anotado informado pela literatura, onde se pensa que os factores sugeridos interagem para influenciar o comportamento de procura de saúde, o acesso geral ao tratamento e as práticas de adesão que resultam numa melhor qualidade de vida. Estes factores que operam no ambiente de conflito incluem as políticas governamentais e as funções das ONG, os determinantes da saúde, as caraterísticas socioculturais, os sistemas de saúde, o comportamento em matéria de saúde e os factores psicossociais, os indicadores de resiliência da família, os parâmetros de qualidade de vida relacionados com a saúde e os resultados da qualidade de vida.

O estudo qualitativo exploratório utilizou o método de investigação etnográfica para analisar a experiência da vida quotidiana das crianças que vivem com o VIH/SIDA e que estão a fazer terapia antirretroviral (TARV) no ambiente em que vivem nos seus agregados familiares. A recolha de dados foi efectuada utilizando ferramentas de estudo trianguladas de análise de documentos, entrevistas aprofundadas com inquiridos e informadores-chave, debates em grupos de discussão e observação dos participantes. A recolha de dados foi efectuada em duas fases de seis meses cada, nas quais foram realizadas dezanove entrevistas aprofundadas, cinco entrevistas a informadores-chave e quatro discussões de grupos de discussão.

Utilizou-se a análise temática de dados, na qual se procedeu à codificação aberta, axial e selectiva para a redução e análise dos dados, com o auxílio do programa informático Atlas.ti 6 para a análise de texto. A análise da rede temática dos códigos gerou temas-chave que foram utilizados para discutir a tese. Os resultados da análise foram cruzados com os inquiridos e foi criada uma pista de auditoria como processo de validação.

As conclusões do estudo revelaram que, apesar dos principais argumentos sobre o impacto do conflito na propagação do VIH/SIDA, o conflito do ERS teve efetivamente um impacto negativo na epidemiologia do VIH/SIDA através do aumento da pobreza, da perda de bens e de vidas, da destruição das infra-estruturas de saúde, bem como do aumento da vulnerabilidade das famílias. No entanto, no meio de todos estes desafios, dentro de certas condições, os resultados do tratamento, demonstrados pela qualidade de vida destas crianças sob TAR, produziram resultados bastante bons; contudo, com a fraca resiliência social, a inadequação dos sistemas de saúde, o financiamento limitado do governo para o sector da saúde e a diminuição dos fundos dos doadores, os ganhos estão seriamente ameaçados, considerando que muitas mais crianças ainda não começaram sequer a receber o TAR. O estudo concluiu igualmente que as melhores práticas, como os dias da criança e o projeto de prevenção positiva levado a cabo por organizações comunitárias locais como a TASO e a Health Alert-Uganda, estão a produzir resultados positivos na expansão do TARV.

Devido à falta de dados sobre a qualidade de vida relacionada com o VIH em contextos de recursos limitados, o estudo apela a mais investigação neste domínio e, uma vez que os fundos continuam a ser um problema importante para os decisores políticos, apela-se a um melhor apoio governamental para a elaboração de orientações que integrem as melhores práticas e com uma boa relação custo-eficácia que estão atualmente a ser utilizadas pelas organizações de base.

CAPÍTULO 1

1 Antecedentes do projeto de estudo

Espera-se que a qualidade de vida relacionada com a saúde (QVRS) dos indivíduos não saudáveis melhore muito com o início dos cuidados médicos; no caso dos cuidados e do tratamento do VIH/SIDA, assiste-se a muitos resultados, tanto bons como maus, dependendo de muitos factores que afectam a ingestão destes tratamentos.

Desde o licenciamento, em 1987, do primeiro medicamento contra a SIDA, o AZT (Zidovudina®), ver Fischl et al, (1987), foram produzidos muitos medicamentos combinados, a Terapia Antirretroviral Altamente Ativa (HAART), para controlar a doença da SIDA e, de facto, foram feitos progressos notáveis para travar a propagação do VIH, bem como para prestar cuidados e prolongar a vida das pessoas já afectadas. Isto levou a que a SIDA fosse considerada uma doença crónica com a qual as pessoas podem viver enquanto se procura uma vacina ou uma cura adequada.

Muitos países da África Subsariana têm estado no centro do flagelo da SIDA desde a sua descoberta no início da década de 1980. Estes foram apresentados em trabalhos seminais como os de Serwadda et al, (1985); Biggar, (1986); Piot, (1984); ver também Buve', (2002); Van De Perre et al, (1984) e Downing et al, (1984). Nos EUA, uma das primeiras notificações do problema da SIDA foi apresentada por Gottlieb et al, (1981).

De acordo com a projeção intercalar, o Uganda tem uma população de 30,7 milhões de habitantes com base no censo nacional de 2002 (no entanto, o UNFPA, (2009) coloca a população de 2009 em 32,7 milhões). Tem uma área total de 241.550,7 km2 com (área terrestre: 199.807,4 km2, e águas abertas e pântanos: 41.743,3 km2), UBOS, (junho de 2009). O Uganda também continua a ser considerado uma economia de baixo rendimento na categoria de empréstimos IDA e HIPC, de acordo com a classificação económica do Banco Mundial (julho de 2009).

A AID tem como objetivo "reduzir a pobreza através da concessão de créditos e subvenções sem juros para programas que impulsionem o crescimento económico, reduzam as desigualdades e melhorem as condições de vida das pessoas", enquanto o PPAE tem como objetivo "assegurar um alívio da dívida profundo, amplo e rápido, contribuindo assim para o crescimento, a redução da pobreza e a sustentabilidade da dívida nos países mais pobres e mais endividados". Esta classificação do Uganda é importante na medida em que esclarece a forma como o governo afecta os fundos disponíveis para os serviços sociais essenciais, neste caso a saúde, à sua população necessitada.

"O Uganda tem estado nas manchetes mundiais desde meados da década de 1980, primeiro como uma nação gravemente atingida pelo VIH e pela SIDA e, mais tarde, a partir do final da década de 1990, como o primeiro país da África subsariana que conseguiu inverter uma epidemia generalizada de VIH", Kuhanen, (2008).

Em todo o mundo, há muita literatura sobre os esforços para travar a propagação do VIH/SIDA e prestar apoio às pessoas que já contraíram a doença, de modo a terem uma qualidade de vida melhor e mais longa. No Uganda, em particular, a Comissão da SIDA do Uganda (UAC), criada em 1992 sob o gabinete do presidente por estatuto do parlamento para facilitar uma resposta nacional concentrada e harmonizada ao VIH/SIDA, tem estado na vanguarda da luta contra o VIH/SIDA, UAC, (2001).

A cronologia dos acontecimentos e marcos do VIH/SIDA no Uganda está bem documentada pela UAC e por muitos outros autores, por exemplo, UAC, (2001); Serwadda et al, (1985), Kuhanen, (2008), Garbus & Marseille, (2003), Putzel, (2006), e Hooper, (1987) que tinha uma história pessoal interessante para contar sobre a sua incursão na aldeia que foi considerada o foco da epidemia de SIDA no Uganda. Toda esta literatura tem um acordo comum sobre o local onde, entre 1981 e cerca de 1982, se registaram os primeiros casos de SIDA no Uganda, numa aldeia chamada Kasensero, no distrito de Rakai, nas margens do Lago Vitória. Os residentes de Kasensero chamavam à doença "Slim" (magro) devido aos sintomas de definhamento ou emagrecimento do corpo da pessoa afetada.

Uma coisa sobre o vírus e a doença da SIDA é que apanhou as pessoas realmente desprevenidas; e mais ainda, o seu principal modo de propagação (relações sexuais heterossexuais) é também muito singular, tanto quanto é privado; na verdade, como tudo o que tem a ver com sexo. Os muitos mitos e inverdades sobre as doenças resultaram, em parte, desta situação difícil em relação ao vírus da SIDA; e, de certa forma, a estigmatização dos doentes que se seguiu estava relacionada com a moralidade e os valores culturais em relação ao sexo na sociedade ou na doutrina religiosa; por exemplo, a Igreja Católica acredita que o sexo é para as pessoas casadas e que as pessoas casadas devem ser fiéis umas às outras.

A questão que se colocava era: quem são as pessoas mais afectadas na sociedade? São os casados ou os jovens sexualmente activos? E os bebés e as crianças de que trata esta tese?

A resposta a esta epidemia entre 1982 e 1986 foi inicialmente aleatória, com a população local a ter muitas crenças e teorias falsas sobre a doença, recorrendo assim à feitiçaria e à iniciativa comunitária espontânea para cuidar dos infectados e doentes; enquanto na fraternidade médica a epidemia foi tratada em grande parte na medida em que o sector da saúde a podia gerir; UAC, (2001), ver também UAC, (2004), Serwadda et al, (1985), Kuhanen, (2008), Garbus & Marseille, (2003), Putzel, (2006), e Hooper, (1987) etc.

No ambiente de saúde assustador que emergia em torno da epidemia de SIDA, a essência da questão era o que fazer com os doentes, cujo número aumentava de dia para dia; assim, a qualidade dos cuidados era semelhante às proverbiais reacções de joelhos aos sintomas da doença que podiam ser diagnosticados pelo pessoal de saúde nos hospitais ou clínicas da comunidade local, utilizando o laboratório disponível e ou os diagnósticos e ou prescrições de um médico após o exame. Os familiares das pessoas afectadas tiveram de aprender a cuidar dos seus parentes no meio de uma nova forma de estigma social resultante dos mitos que rodeavam a doença da SIDA.

O ponto de viragem na luta contra o VIH/SIDA ocorreu com a mudança de regime em Kampala; com a chegada do governo do Movimento de Resistência Nacional (MRN) em 1986, o VIH/SIDA tornou-se uma prioridade imediata. Na Assembleia Mundial da Saúde, em Genebra, o então novo Ministro da Saúde anunciou a crise do VIH/SIDA no país, o que marcou o início da abertura do Governo em relação ao problema; no mesmo ano, foi criado o primeiro Programa de Controlo da SIDA (ACP) no Ministério da Saúde, com a prioridade inicial centrada no sangue seguro, na prevenção da infeção pelo VIH em contextos de cuidados de saúde, na recolha e divulgação de informações, na educação e na comunicação; UAC, (2001). Este foi, de facto, o primeiro esforço estruturado do governo para travar a epidemia.

A narrativa acima descrita fornece um breve esboço dos acontecimentos que precederam a eventual reviravolta na luta contra a SIDA no Uganda; no entanto, a luta contra a SIDA tem de ser mantida constantemente sem abrandar, como nos diz a literatura, houve sempre retrocessos após retrocessos que fizeram com que os ganhos alcançados fossem corroídos.

A mudança de governo em Kampala, em 1986, que ocorreu militarmente, teve um impacto diferente na parte norte do país, uma vez que a mudança de regime teve problemas políticos que, infelizmente, levaram à eclosão de uma insurreição civil quase imediatamente após a luta contra o VIH/SIDA estar a tomar forma no Uganda.

As guerras civis no Uganda parecem ter tido um papel importante no agravamento do problema do VIH/SIDA; na verdade, a região sul, onde a SIDA apareceu pela primeira vez, também sofreu de insurreição com movimentos militares, tal como a região norte, que teve um período de tempo muito mais longo do que todas as outras regiões do país. Durante estes tempos, a pobreza, as deslocações, as doenças, a violência sexual, as violações e a quebra da coesão social eram considerados veículos de propagação de doenças, e o VIH/SIDA aumentou de facto rapidamente em resultado deste ambiente propício à sua propagação. A literatura sobre o VIH/SIDA e os conflitos realça estes factos; ver, entre outros, Smallman-Raynor & Cliff, (1991); Mock et al, (2004); Hankins et al, (2002); e Westerhaus et al (2007), bem como UAC, NACAES, (2005).

A premissa desta tese é captada por Hahn, (1999: 4-5) em 'Anthropology in Public Health'; ele argumenta que existem quatro grandes obstáculos na implementação das técnicas disponíveis para reduzir a morbilidade e a mortalidade, bem como lacunas na morbilidade e na mortalidade a nível mundial: 'produção deliberada de doença, sofrimento e morte por actos humanos como a guerra, o homicídio e a perseguição, citando (Desjarlais et al, 1995); má afetação de recursos, incluindo a má afetação e a afetação ineficaz, tanto dentro como entre as nações do mundo; a falta de empenho nos recursos necessários por parte daqueles que controlam os recursos e a tecnologia e ou por parte daqueles que controlam o acesso às populações em sofrimento; e a tradução inadequada dos conhecimentos em matéria de saúde pública em acções efectivas para além das fronteiras sociais e culturais que separam aqueles que têm capacidades e recursos preventivos e curativos específicos daqueles que podem precisar deles.'

Como esta tese faz um esforço para desvendar o impacto da utilização da terapia antirretroviral (TARV) em crianças na parte devastada pela guerra do norte do Uganda, é evidente que os quatro pontos acima referidos estiveram em jogo na medida em que, com a escassez de estudos e de informações sobre a qualidade de vida destas crianças, nunca poderemos saber exatamente o que elas estão a passar até que um estudo desta natureza traga à tona a sua experiência vivida; daí a razão para situar este estudo no domínio da antropologia médica.

Ao defender o papel da antropologia na saúde pública, Hahn, (1999) afirma que a antropologia tem como objetivo resolver o quarto obstáculo acima referido em particular, ou seja, "a falta de utilização rotineira e sistemática da teoria e dos métodos antropológicos para tornar o conhecimento e as técnicas de saúde disponíveis para outras culturas e sociedades".

A antropologia é uma disciplina que examina diversos aspectos da vida social humana, os seus processos e causas, a inter-relação dos seus elementos e as suas relações com fenómenos estudados por outras disciplinas, por exemplo, a biologia humana, a ecologia, a economia, a política e a religião; enquanto a antropologia médica, que se centra nas inter-relações entre a sociedade, a cultura e a biologia, por um lado, e a doença e a cura, por outro, é o campo antropológico mais importante para a antropologia da saúde pública. A antropologia médica inspira-se sobretudo na antropologia social e cultural; ver Hahn, (1999: 6) e Singer & Baer, (2007: 1-8).

Um exemplo típico do papel que a antropologia médica desempenha, e porque é que esta tese se enquadra neste campo, é visto na questão colocada por Singer & Baer, (2007: 1) que é:

"Poderíamos realmente compreender a epidemia de SIDA e responder-lhe eficazmente apenas estudando o vírus da imunodeficiência humana, o seu impacto nas células do corpo e as formas de impedir que o vírus destrua o sistema imunitário? Não desejaríamos também saber como alcançar e envolver eficazmente as pessoas que correm maior risco de infeção; descobrir os factores estruturais e situacionais que contribuem para o seu envolvimento em comportamentos de risco; saber o que sabem e o que sentem sobre a SIDA e como estes factores influenciam os seus comportamentos; e determinar se a forma como interagimos com

elas nas clínicas as aproxima ou as afasta dos nossos programas de tratamento".

A afirmação de Singer & Baer sobre o papel da antropologia médica é importante para este estudo na medida em que, de certa forma, informa a abordagem metodológica adoptada para procurar respostas às questões de investigação deste projeto.

O contexto deste estudo no norte do Uganda, devastado pela guerra, ver Westerhaus et al, (2007) & UAC, NACAES, (2005) tem todos os ingredientes para uma implementação difícil do programa de cuidados de saúde. Embora tenha havido um esforço sustentado para proporcionar acesso ao TARV a muitas pessoas afectadas em contextos de recursos limitados (RLS), desde a iniciativa global 3 por 5 (OMS/ONUSIDA, 2003) até à Iniciativa de Acesso aos Medicamentos no Uganda (Weidle et al, 2002), têm faltado estudos sistemáticos sobre a qualidade de vida relacionada com a saúde (QV) dos utentes nos RLS, incluindo o Uganda, e, pior ainda, como diz a UNICEF (2005), "as crianças têm sido a face desaparecida do VIH/SIDA".

Para uma melhor compreensão do impacto da utilização da TARV pelas crianças no seu contexto familiar, a avaliação do somatório da qualidade de vida torna-se um parâmetro importante, tal como referido por Ravens-Sieberer & Bullinger, (1998): "A qualidade de vida relacionada com a saúde está a ser cada vez mais considerada como um critério relevante de desfecho e resultado na avaliação dos efeitos do tratamento médico". Garvie et al. (2009) expressaram opiniões semelhantes: "A avaliação da qualidade de vida relacionada com a saúde dos indivíduos com VIH/SIDA proporciona um meio de obter as percepções dos doentes sobre a sua doença e as suas consequências, que contribuem, em última análise, para a eficácia e a adesão ao tratamento".

A necessidade de mais informações empíricas sobre a evolução da qualidade de vida das crianças com VIH/SIDA é novamente reiterada por Ravens-Sieberer & Bullinger, (1998): "Enquanto nos adultos foram desenvolvidos instrumentos de qualidade de vida em termos de medidas genéricas e específicas da doença, a avaliação da qualidade de vida nas crianças é uma área relativamente nova"; este facto foi recentemente confirmado por Garvie et al, (2009): "A medição da QVRS entre adultos com VIH/SIDA tem recebido muito mais atenção da investigação do que a avaliação de crianças e adolescentes com VIH/SIDA".

Um estudo sobre a qualidade de vida relacionada com a saúde das crianças infectadas pelo VIH/SIDA na Tailândia corrobora o facto de que, à medida que a expansão da TARV avança e as pessoas tendem a viver mais tempo, incluindo as crianças, é urgente monitorizar a forma como estas pessoas respondem aos medicamentos fornecidos; "Uma vez que a terapia antirretroviral altamente ativa (HAART) prolonga consideravelmente a vida dos indivíduos infectados pelo VIH, a melhoria da qualidade de vida (QV) tornou-se um objetivo importante para os prestadores de cuidados de saúde", Oberdorfer et al, (2008).

No entanto, há que ter em conta que a qualidade de vida das pessoas com VIH/SIDA "é uma constelação complexa de doença, pobreza, estigma, discriminação e falta de tratamento, combinada com a vida familiar, o trabalho e as actividades sociais. O VIH/SIDA afecta não só a pessoa infetada, mas também a sua família, a sua comunidade e o seu país", Phaladze et al, (2005).

Com a aparente escassez de avaliações empíricas sobre a experiência de qualidade de vida das crianças no Uganda, são necessários estudos específicos sobre a qualidade de vida; a tendência no Uganda no que diz respeito à QV até agora não é diferente; ver Nuwagaba-Biribonwoha et al, (2006) & Bajunirwe et al, (2009); ambos representam os estudos mais recentes sobre QV, mas não sobre crianças. Assim, a situação no norte do Uganda, devastado pela guerra, é talvez muito mais carenciada do que no resto do país, que tem estado livre da insurreição civil e, tal como a UAC, NACAES, (2005) observou, a prevalência do VIH/SIDA de (9,1%), devido, em parte, à crise civil na região norte, é superior à média nacional de cerca de (7%).

Esta escassez de materiais empíricos sobre a qualidade de vida das crianças afectadas pelo VIH/SIDA é um requisito fundamental se quisermos acompanhar o bem-estar das crianças no âmbito da expansão da TAR num contexto de recursos limitados. Por conseguinte, este estudo procura

• Preencher as lacunas da literatura existente, gerando temas como base para o discurso científico sobre a QVRS das crianças, especialmente em áreas afectadas por conflitos.

• Gerar mais interesse na QVRS das crianças no Uganda e noutras RLS que trabalham para melhorar a QV das crianças

• Abordar a falta generalizada de investigação sobre a QVRS das crianças em muitos países em desenvolvimento afectados pelo flagelo do VIH/SIDA.

Este primeiro capítulo será assim:

• Iluminar o principal problema de investigação em que se baseia o estudo

• Apresentar um quadro concetual razoável para o estudo da qualidade de vida relacionada com a saúde das crianças infectadas com VIH/SIDA em zonas de conflito.

• Justificar a necessidade e a importância desta investigação

• Introduzir a metodologia de investigação adoptada neste estudo

• Delinear os capítulos da tese

• Definir os principais conceitos utilizados na tese, e também

• Estabelecer as limitações do âmbito e os principais pressupostos.

1.1 A principal questão de investigação

Os antecedentes desta investigação são informados pelo conjunto da literatura que aponta para a inadequação da investigação sobre os resultados da QV relacionados com o VIH/SIDA pediátrico; a literatura nesta secção introdutória da tese já mostra a necessidade urgente de acompanhar o impacto da TAR na QVRS das crianças que vivem com o VIH/SIDA. Isto numa tentativa de melhorar os resultados do tratamento e de fornecer informações sobre os factores que podem não estar a favorecer resultados positivos. Isto aponta claramente para um problema de investigação que, de acordo com Frankfort-Nachmias e Nachmias (1996: 52), "um problema de investigação é um estímulo intelectual que exige uma resposta sob a forma de uma investigação científica".

Por exemplo, neste caso, a pergunta (as crianças infectadas com VIH/SIDA estão a beneficiar da TAR em contextos de conflito?) pode efetivamente estimular um inquérito desta importância.

O processo de definição, construção e articulação de um problema de estudo é uma fase crítica no processo de investigação de uma magnitude de mestrado ou doutoramento, Zuber-Skerritt e Knight, (1986) explicam isso mesmo; no entanto, o interesse pessoal e a leitura de informação relevante de investigação passada ajudam a moldar o padrão de pensamento de um investigador. Este esforço levou à clareza da abordagem do problema de investigação apresentado nesta tese. Os cenários de conflito na área de investigação, Westerhaus et al, (2007), e a falta de informação empírica sobre a QVRS em crianças com VIH/SIDA, Garvie et al, (2009), apoiam a pretensão de investigação apresentada nesta tese.

Assim, a principal questão de investigação que se coloca nesta tese é a seguinte

Quais são os resultados do tratamento para as crianças que vivem com o VIH/SIDA em zonas afectadas por conflitos (norte do Uganda) na era da expansão da TAR que se traduzem na sua QV? Por outras palavras, como é que as crianças infectadas pelo VIH/SIDA respondem à TAR em zonas em recuperação de conflitos e com recursos limitados para garantir uma QVRS positiva?

A perspetiva do investigador sobre esta questão é que o impacto da situação de conflito prolongado, que entretanto terminou, mas com os factores negativos que o acompanham, não proporciona um ambiente propício para a implementação do programa de TARV destinado à população afetada, especialmente às crianças; isto tendo em conta que não existem esforços adequados e bem coordenados para apoiar as famílias afectadas.

Assim, ao analisar a revisão da literatura de apoio no capítulo dois, foram estabelecidas várias questões pertinentes; e espera-se que as respostas adequadas a estas questões forneçam pistas sobre a situação da qualidade de vida das crianças que sobrevivem em zonas de conflito, tal como está incorporado na questão de investigação.

Estas questões incluem:

1.   Quais são as condições e a situação actuais em termos de QVRS das crianças que vivem com o VIH/SIDA (PVVS) em situações de recuperação de conflitos?

2.   Até que ponto as famílias das crianças infectadas com VIH/SIDA são vulneráveis ou resilientes e qual é a sua resposta, bem como a da comunidade, em relação à CLWHA?

3.   Qual é o estado do sistema nacional de saúde responsável pela expansão do TARV nas crianças?

4.   Como é que a rede de várias organizações, governamentais e não governamentais, formais e informais, que trabalham no sector do VIH/SIDA, apoia as crianças e as suas famílias afectadas pelo flagelo?

5.   Como é que as CLWHA estão a reagir aos programas que visam o seu bem-estar no que diz respeito ao TARV?

6.   Que factores contribuem para que a expansão da TARV promova uma melhor qualidade de vida relacionada com a saúde (QVRS) para as PVVS?

7.   Qual foi a eficácia dos programas para melhorar a QVRS das MVHA?

Numa tentativa de proporcionar uma melhor compreensão dos papéis das agências em áreas de conflito no sentido de apoiar as PVVS a melhorar a sua QVRS e, no processo, acrescentar à literatura existente sobre a QVRS das PVVS, o estudo procura dar mais ênfase aos seguintes parâmetros de investigação:

*   O ambiente geral prevalecente afetado pelo conflito e o impacto na comunidade

*   A resiliência socioeconómica das famílias afectadas

*   A QVRS (caraterísticas de medição) das crianças afectadas

*   Adequação do sistema de saúde na expansão do TARV

*   Factores salientes que ajudam ou prejudicam a expansão do TARV

A intenção deste estudo é explorar e desenvolver uma compreensão sistemática dos factores que influenciam a expansão do TARV em situações afectadas por conflitos que, por sua vez, afectam a QVRS das MVHA; um olhar mais atento ao impacto do conflito na resiliência da família, à adequação do sistema de saúde, bem como a várias agências na prevenção, cuidados e tratamento do VIH/SIDA, deverá ajudar a acrescentar conhecimentos e a melhorar os serviços para as crianças que participam no programa TARV.

1.2 A investigação Quadro concetual

A importância do quadro concetual no trabalho de investigação não pode ser subestimada; Earp e Ennett, (1991), observaram a escassez de materiais de investigação na educação e na prática da saúde que demonstrem não só a forma como os quadros conceptuais são desenvolvidos, mas também a sua utilização na definição das questões de investigação e dos alvos das intervenções. Frankfort-Nachmias e Nachmias, (1996: 38-39), afirmam que o quadro concetual é o terceiro nível da teoria em que "as categorias descritivas são sistematicamente colocadas numa estrutura ampla de proposições explícitas, declarações de relações entre duas ou mais propriedades empíricas a serem aceites ou rejeitadas"; e que: "as suas proposições resumem comportamentos, bem como fornecem explicações e previsões para um vasto número de observações empíricas". Enquanto Miles & Huberman (1994), oferecem que: "o quadro concetual explica, graficamente ou em forma de narrativa, as principais coisas a serem estudadas - os factores-chave, construtos ou variáveis - e as presumíveis relações entre eles. Os quadros podem ser rudimentares ou elaborados, teóricos ou consensuais, descritivos ou causais".

Ao analisar o progresso nacional da Austrália, Trewin, (2004: 15) também observou a importância dos enquadramentos de duas maneiras:

"Os quadros de referência podem dividir o mundo em partes manejáveis, fornecendo um terreno concetual em torno de uma área de interesse_.podem definir o âmbito de uma investigação, delinear os conceitos importantes associados a um tópico e organizá-los numa estrutura lógica. A segunda forma é que o quadro pode fornecer uma teoria de como o mundo funciona".

Na mesma linha, Kobelski & Reichel, (1987), na sua abordagem à instrução bibliográfica, também definem quadros conceptuais como: "princípios gerais extraídos de um campo de estudo e usados para organizar o conteúdo de uma apresentação instrucional; são os princípios usados para estruturar aulas, cursos e manuais; e podem ser explicitamente discutidos como parte de uma apresentação ou usados implicitamente para fornecer uma sequência significativa para a informação abordada".

Earp e Ennett, (1991:165), sublinharam a ligação entre os quadros conceptuais e a perspetiva ecológica na compreensão e explicação dos comportamentos relacionados com a saúde; observam que: "...qualquer comportamento de saúde, quer seja a adesão do doente, o tabagismo, a SIDA ou qualquer outro, resulta de uma multiplicidade de factores provenientes das esferas biológica, psicológica, social, cultural e estrutural". Paradies e Stevens, (2005), destacam a utilização de quadros conceptuais na literatura sobre saúde pública para ilustrar as relações entre exposições à saúde e resultados; segundo eles, "a construção de um quadro concetual é tanto arte como ciência"; Earp e Ennett, (1991:168), afirmam que: Earp e Ennett, (1991:168), afirmam que: "ao utilizar um modelo existente como ponto de partida e ou ao começar com um inventário exaustivo dos factores de risco, o investigador ou o planeador da intervenção começa a desenvolver um modelo concetual especificando um ponto final de interesse - a variável dependente, o resultado ou o ponto-alvo da intervenção".

Apesar dos benefícios sugeridos na análise dos problemas de saúde e na intervenção, Earp e Ennett, (1991), bem como Paradies e Stevens, (2005), colocam algumas advertências aos quadros conceptuais, na medida em que estes não passam o teste de utilidade quando:

•	Não fornecem uma descrição textual suficiente; assim, sem qualquer interpretação, a utilidade do modelo é severamente limitada para os potenciais utilizadores.

•	Tentar cobrir demasiado e tornar-se demasiado complicado.

•	São demasiado simples, poderiam muito bem ser descritos numa frase ou duas

•	Dar demasiada importância à estrutura em detrimento da agência individual

Do mesmo modo, os autores salientam que os melhores modelos conceptuais (quadros) são:

•	Explicitar o seu âmbito de aplicação

•	Informados e descritos por teorias e/ou provas empíricas

•	Elegante, informativo, visualmente edificante e adequadamente descrito

•	"transmitem de forma parcimoniosa informações complexas, permitindo que o espetador visualize e compreenda rapidamente relações complicadas"

Com os pontos de vista informados acima, regista-se a motivação para apresentar as ligações complexas entre as várias teorias sobre a QVRS das MVCS na região do Norte do Uganda afetada pelo conflito; e como Earp e Ennett, (1991) colocam, o modelo concetual "é um diagrama de relações propostas entre um conjunto de conceitos, factores, variáveis sobre uma hipótese particular, questão, contexto, problema ou tópico". Paradies e Stevens, (2005), descrevem dois tipos de quadros conceptuais na política de saúde pública e na investigação; o causal/associativo e o descritivo/estrutural.

"Os diagramas causais consistem geralmente em polígonos que contêm objectos ligados por setas (ponderadas) e são concebidos principalmente para mostrar a etiologia de um tópico que foi delineado em partes constituintes; enquanto os diagramas descritivos são concebidos para delinear claramente camadas de fenómenos ou tipos de objectos para ajudar a organizar e sintetizar conhecimentos, designar variáveis, etc.".

A natureza desta tese enquadra-se na utilização de diagramas causais/associativos; este facto é bem ilustrado por Starfield (2002) na sua descrição das influências sobre a saúde a nível da população para apreciar a equidade na saúde.

1.3 O diagrama concetual da investigação

A operacionalização do quadro concetual, tal como se mostra a seguir, é orientada pelo que foi dito anteriormente, bem explicado, para um quadro que seja explícito, não complicado, mas que ofereça à investigação a compreensão do âmbito e do conteúdo do estudo. Assim, o quadro apresenta a natureza do ambiente em que é gerida a qualidade de vida das crianças que vivem com o VIH/SIDA.

O QUADRO CONCEPTUAL PARA OS DETERMINANTES DA QUALIDADE DE VIDA RELACIONADA COM A SAÚDE DAS CRIANÇAS QUE VIVEM COM HIV/AIDS NUM CONTEXTO AFECTADO POR CONFLITOS NO NORTE DO UGANDA:

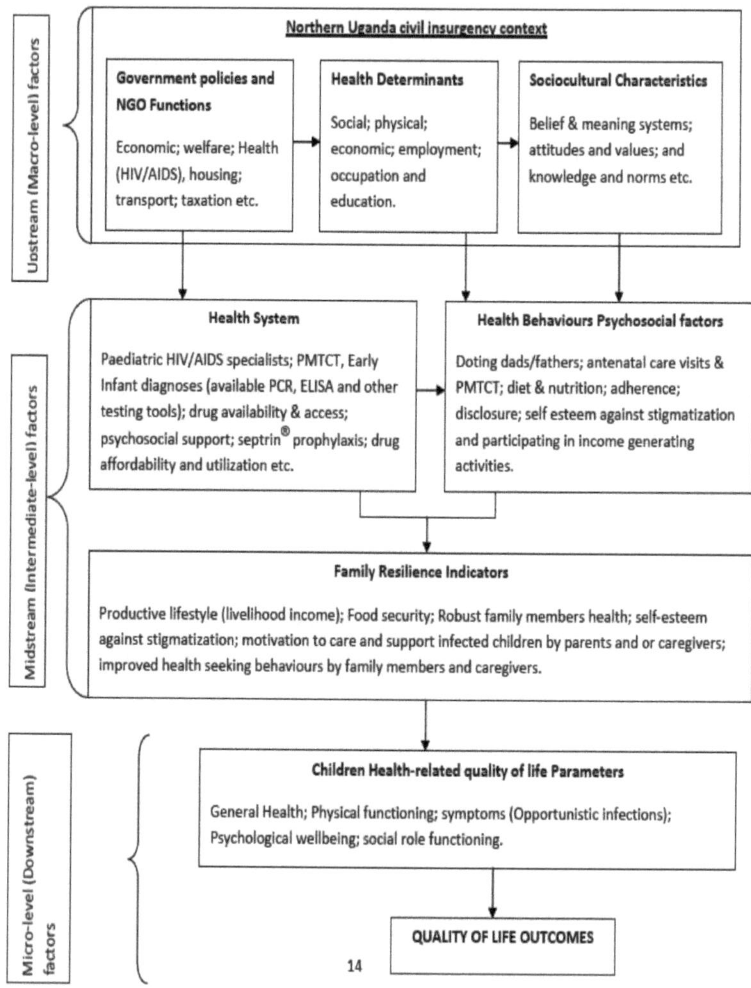

Em primeiro lugar, o contexto do estudo situa-se na região devastada pela guerra do Norte do Uganda, que está apenas a começar a recuperar dos distúrbios civis; aqui verificamos que os factores de nível macro estão a funcionar sob a forma de três intervenientes principais, ou seja, as políticas governamentais e as funções das ONG que apoiam os esforços governamentais; os principais determinantes da saúde na comunidade e as caraterísticas socioculturais. Estes três domínios relacionados afectam e influenciam diretamente a forma como os sistemas de saúde são geridos, o que, por sua vez, também afecta os comportamentos de procura de saúde e a resposta psicossocial da comunidade ao lidar com os efeitos das infecções por VIH/SIDA nas famílias.

Os sistemas de saúde, o comportamento de saúde da comunidade e a mentalidade psicossocial constituem o pano de fundo para a resiliência da família contra o impacto negativo do VIH/SIDA. A força da família, ou seja, a resiliência e a sua atitude na luta contra a doença, dão então uma pista sobre os parâmetros de qualidade de vida relacionados com a saúde das crianças, tal como se reflecte na experiência relatada pelas próprias crianças. Indicadores positivos de qualidade de vida significam então que as crianças estão a lidar com a doença e têm uma vida razoável, apesar da atual natureza "crónica" do VIH/SIDA.

1.4 Justificação da realização da investigação

Esta investigação pode ser justificada por uma série de razões importantes. Em primeiro lugar, sabe-se que os conflitos civis em todo o mundo, especialmente nos grandes lagos de África, incluindo o Uganda, têm um impacto muito negativo, criando assim um ambiente adequado para a propagação de doenças, incluindo o VIH/SIDA, e, no processo, reduzindo a capacidade da comunidade afetada para resistir ao ataque de doenças que resultam no espetro da catástrofe humanitária (ver capítulo dois sobre a discussão de Conflitos e VIH/SIDA). A expansão da TAR no contexto de um conflito civil é uma área que merece ser investigada na prestação de serviços. Em segundo lugar, as crianças têm sido a "face desaparecida do VIH/SIDA" e, ao longo de todo o fenómeno da expansão do TAR, a literatura sugere que, mais uma vez, não se têm saído bem. Em terceiro lugar, existe uma escassez evidente de literatura sobre o impacto da TAR na qualidade de vida das crianças que vivem com o VIH/SIDA. Em quarto lugar, a necessidade de estimular um novo interesse nesta área de investigação e, como tal, estes resultados podem ser bem aproveitados e, por último, os novos conhecimentos adicionais que esta investigação trará à literatura existente sobre a qualidade de vida relacionada com a saúde das crianças com VIH/SIDA.

No primeiro caso, a natureza generalizada da violência e de qualquer forma de conflito ou guerra é bem articulada por Desjarlais & Kleinman, (1997); "há perda de vidas, fragmentação da família, deslocação da população, rutura das instituições sociais e económicas, para não falar do trauma trágico e dos problemas mentais que daí advêm". O Norte do Uganda assistiu a tudo isto e muito mais; a Somália está a arder, a terra Tamil foi encarcerada, na República Democrática do Congo não há tréguas, o Darfur é um inferno, etc.; tudo isto constitui um cenário potencial para o aumento do fardo das doenças, incluindo o VIH/SIDA.

A necessidade de investigar e realçar o impacto negativo da guerra nos cuidados de saúde não pode ser subestimada; no caso da melhoria dos serviços gerais de cuidados de saúde, é necessário continuar a monitorizar constantemente o desempenho dos indicadores de saúde para garantir que os prestadores de serviços estão a fazer um bom trabalho na prestação dos cuidados necessários às pessoas afectadas. A expansão da TAR nas zonas afectadas por conflitos não é uma tarefa fácil, tendo em conta todos os impactos sociais que acarreta. A qualidade de vida relacionada com a saúde torna-se um indicador fundamental da intervenção para alargar o TARV às crianças. Embora possa ser discutível se o conflito predispõe realmente a população para a propagação do VIH/SIDA, Mock et al, (2004) e Becker et al, (2008), há cenários flagrantes que tornam difícil contestar a turbulência trágica que a guerra gera, ver Desjarlais & Kleinman, (1997); Smallman-Raynor & Cliff, (1991); Hankins et al, (2002); e Westerhaus et al (2007), bem como UAC: NACAES, (2005).

Em segundo lugar, embora sejam comunicados os progressos em matéria de TAR em muitas partes do mundo, tanto nos países desenvolvidos como nos países com recursos limitados, a quantidade de informação e o sucesso em matéria de VIH/SIDA pediátrico deixa ainda muito a desejar; a UNICEF (2005) afirmou claramente que "as crianças têm sido a face ausente do VIH/SIDA"; no entanto, a literatura sobre TAR, como Weidle et al, (2002), Nuwagaba-Biribonwoha et al, (2006) e Bajunirwe et al, (2009), todos no Uganda, indica que os adultos têm sido os participantes preferidos. Isto exige, obviamente, que se dê mais atenção aos esforços pediátricos no domínio da investigação sobre o VIH/SIDA.

Em terceiro lugar, o estudo justifica-se na medida em que, embora tenha havido um número limitado de estudos no mundo desenvolvido com enfoque na QVRS para crianças; faltam estudos como o de Oberdorfer et al, (2008) sobre o VIH/SIDA em crianças, especialmente no contexto de guerra na RLS. Este estudo traz à tona a dimensão do cenário de conflito para os estudos de qualidade de vida para crianças na RLS; assim, pode ser o divisor de águas para estudos de QV no Uganda e em todas as áreas afectadas por conflitos que enfrentam os mesmos problemas de VIH/SIDA que a parte norte do Uganda.

Em quarto lugar, como esta tese coloca a tónica na qualidade de vida relacionada com a saúde das crianças, os resultados da investigação serão de utilidade prática para os decisores políticos distritais, para as ONG que operam serviços de apoio às crianças infectadas e às suas famílias e para os esforços nacionais de TAR para alargar os serviços às pessoas que deles necessitam e que ainda não os recebem.

Por último, os resultados desta investigação forneceriam valor teórico ao conhecimento existente sobre a QVRS, que é a disciplina central do problema de investigação em contexto de conflito. Considero que esta é uma tese de investigação importante que merece ser objeto de um doutoramento.

1.5 A metodologia de investigação

A conceção da investigação para este estudo tem como premissa as questões centrais da investigação e a natureza do contexto em que se situa, bem como os participantes; trata-se de uma conceção qualitativa exploratória com a aplicação do método de investigação etnográfica para analisar a experiência da vida quotidiana das crianças que vivem com VIH/SIDA e que estão a receber terapia antirretroviral (TARV).

A etnografia, de acordo com Angrosino (2005: 4), 'significa literalmente a descrição ("-grafia") de um povo ("ethnos"). Num sentido, é um relato narrativo de um povo e do seu modo de vida; mas também se refere a um processo - os meios pelos quais um investigador recolhe e interpreta informação'. LeCompte & Shensul (1999a: 1) acrescentam, entretanto, que 'a etnografia é uma abordagem para aprender sobre a vida social e cultural das comunidades, instituições e outros contextos...' Afirmam que: a etnografia assume a posição de que o comportamento humano e as formas como as pessoas constroem e dão sentido aos seus mundos e às suas vidas são altamente variáveis e localmente específicos" (ibid). Ver também Reeves et al, (2008) que descrevem a etnografia como 'o estudo das interações sociais, comportamentos e percepções que ocorrem em grupos, equipas, organizações e comunidades'.

No contexto desta investigação, Savage (2000) define a etnografia de forma adequada: "como uma forma de aceder a crenças e práticas, permitindo que estas sejam vistas no contexto em que ocorrem e ajudando assim a compreender o comportamento em torno da saúde e da doença". E, assim, olhando para um NHS modernizado na Grã-Bretanha, Savage argumenta que é uma ferramenta valiosa, uma vez que as opiniões dos doentes sobre a experiência da doença ou a prestação de serviços estão a ser reconhecidas como centrais. De facto, tal como Herdt & Boxer (1991) afirmam, um dos objectivos básicos da abordagem etnográfica é fornecer informações qualitativas de natureza sensível que não podem normalmente ser descobertas em inquéritos ou entrevistas formais e que, por sua vez, são vitais para a construção de inquéritos e protocolos de entrevista mais significativos e adaptados aos sistemas de categorias das populações-alvo. E assim, ao lidar com problemas de doenças no domínio médico, a abordagem etnográfica destina-se a complementar e não a substituir os métodos epidemiológicos (ibid).

Os pontos de vista anteriores, especialmente Savage, (2000) e Herdt & Boxer, (1991) sobre a aplicação de métodos etnográficos, permitem claramente a sua utilização neste estudo sobre a qualidade de vida, no qual se procura conhecer a experiência das famílias e das crianças que vivem com o VIH/SIDA no que diz respeito à utilização e aos resultados da TAR.

No entanto, a realização de uma investigação qualitativa não estaria completa sem se situar a partir de que visão do mundo se espera que a investigação seja efectuada. Guba & Lincoln, (1994: 105) referem que existem quatro visões do mundo concorrentes (paradigmas) que informam a abordagem da investigação qualitativa: positivismo, pós-positivismo, teoria crítica e posições ideológicas relacionadas e construtivismo. Definem paradigma como 'o sistema básico de crenças ou a visão do mundo que orienta o investigador, não só na escolha dos métodos, mas também de forma ontológica e epistemológica fundamental'; ver também LeCompte & Shensul, (1999a: 41).

Construtivismo e interpretativismo são termos que, segundo Schwandt, (1994: 118) aparecem no léxico dos metodólogos e filósofos das ciências sociais, mas os seus significados particulares são moldados pela intenção dos seus utilizadores; estas palavras são, de certa forma, "conceitos sensibilizadores". LeCompte & Shensul, (1999a: 48), afirmam que o construtivismo provém e é mais utilizado por investigadores educacionais, sociólogos e psicólogos e que o interpretativismo ou interacionismo tende a ser utilizado por sociólogos e antropólogos.

Este estudo situa-se no paradigma interpretativo em estreita relação com o pensamento antropológico; de acordo com Schwandt, (1994: 118), os proponentes destes paradigmas "partilham o objetivo de compreender o mundo complexo da experiência vivida do ponto de vista daqueles que a vivem". Este objetivo é considerado "uma preocupação permanente com o mundo da vida, com o ponto de vista emic (de dentro), com a compreensão do significado, com a compreensão da definição dos actores de uma situação para *verstehen*". Verstehen (em alemão para "empatia") implica compreensão empática, e a abordagem interpretativa surgiu da tradição verstehen, Frankfort-Nachmias & Nachmias, (1996: 11-12).

Uma premissa ideológica importante para os interpretativistas e ou construtivistas é a "construção social da realidade", o que significa que "o que as pessoas sabem e acreditam ser verdade sobre o mundo é construído - ou inventado - à medida que as pessoas interagem umas com as outras ao longo do tempo num contexto social específico" LeCompte & Shensul, (1999a: 48). Tal como Gergen (1985) reflectiu, a investigação construcionista social "preocupa-se principalmente em explicar os processos através dos quais as pessoas descrevem, explicam ou explicam o mundo (incluindo elas próprias) em que vivem".

Em resumo, como conceção para este estudo, a investigação qualitativa fornece o melhor quadro para "compreender" a questão que está a ser colocada; Frankfort-Nachmias & Nachmias, (1996: 280-281) observam que, como método de recolha e análise de dados, a investigação qualitativa deriva efetivamente da tradição verstehen explicada acima. E acrescentam que "os investigadores qualitativos tentam compreender os comportamentos e as instituições conhecendo as pessoas envolvidas e os seus valores, rituais, símbolos, crenças e emoções".

Além disso, é importante que um investigador aprecie os vários paradigmas acima mencionados, na medida em que isso ajuda a apreciar a forma como outras investigações são feitas, uma vez que estão situadas noutra persuasão; por exemplo, LeCompte & Shensul, (1999a: 55), observam que "a abordagem positivista é útil para nos lembrar que os conceitos, instrumentos e métodos que foram desenvolvidos, padronizados, estruturados e normalizados podem ser úteis em qualquer contexto de investigação".

Finalmente, a visão do mundo específica ou subjacente a este estudo da QVRS para as PVAC é claramente vista como estruturante da investigação etnográfica; de facto, como LeCompte & Shensul, (1999a: 58) afirmam, "é especialmente importante para determinar os objectivos da investigação e como - e por quem - os dados serão interpretados e utilizados".

1.6 A conceção da investigação

Como mostram os parágrafos precedentes, para determinar o que esta investigação pretende encontrar, é necessário ir ao "terreno", o cenário em que vivem as pessoas visadas por este estudo, e isso é a investigação de campo. De acordo com Frankfort-Nachmias & Nachmias, (1996: 281), a investigação de campo é a estratégia mais central de recolha de dados associada à metodologia qualitativa; é definida como o estudo de pessoas que actuam no decurso natural das suas vidas quotidianas. O investigador de campo aventura-se no mundo dos outros para aprender em primeira mão como vivem, como falam e se comportam, e o que os cativa e angustia.

Uma vez que a etnografia informa esta investigação de campo, os instrumentos de investigação típicos de recolha de dados utilizados pelos etnógrafos são observações dos participantes, entrevistas formais e informais, fotografias, registos de arquivo, gravações áudio e/ou vídeo. Neste estudo, a recolha de dados foi efectuada de forma triangulada através de análises de documentos, entrevistas aprofundadas e semi-estruturadas com informadores-chave, discussões em grupos de discussão e observação no terreno.

A análise de dados utilizou técnicas qualitativas com software relevante; a abordagem analítica da rede temática no quadro qualitativo foi auxiliada pelo Atlas.ti 6, um software de análise de dados qualitativos assistido por computador. A validação da informação foi feita através da comparação e análise constantes dos dados ao longo do processo analítico; um fluxo pormenorizado do processo analítico, tal como apresentado na pista de auditoria (ver apêndice A), também garante a fiabilidade da análise da investigação. Durante a segunda fase do estudo de campo, a verificação dos membros foi também utilizada para confirmar a representação dos seus pontos de vista na entrevista.

Esperava-se que as conclusões indutivas e dedutivas produzissem resultados e recomendações que pudessem ser transmitidos aos decisores políticos para ajudar a ajustar ou alterar as políticas com vista a melhorar os serviços prestados às MVHA.

Em conclusão, na perspetiva etnográfica, para obter bons dados do terreno, tal como referido por LeCompte & Shensul, (1999a: 84-5), espera-se que o investigador observe e fale com os membros do grupo para descobrir o que os membros estão a fazer e porquê; nada do que é visto ou ouvido é considerado como garantido, e sempre cruzando as suas próprias percepções e conclusões com a informação dos participantes na investigação. Toda a informação recolhida é reunida em descrições de relações e padrões recorrentes de comportamento e crença, de modo a que se possa construir um retrato completo do grupo, (ibid).

1.7 Apresentação da tese

Esta tese está estruturada da seguinte forma: este primeiro capítulo introdutório destacou o tema do estudo sobre a qualidade de vida relacionada com a saúde das crianças que vivem com o VIH/SIDA; forneceu a base e a visão da questão de investigação, bem como o quadro teórico e concetual. Introduziu a visão do mundo (paradigma) em que se baseia a construção metodológica do estudo.

O capítulo dois, que é a secção de revisão da literatura, fornece a base teórica para a tese, definindo o tom e a direção do estudo no que diz respeito a investigações anteriores sobre esta área, tanto no Uganda como a nível mundial. São apresentadas informações fundamentais sobre a qualidade de vida relacionada com a saúde das crianças com VIH/SIDA, bem como a história da TAR no Uganda e no mundo em geral. Também são apresentados conceitos relacionados pertinentes orientados pelo quadro concetual apresentado no capítulo introdutório.

O capítulo três apresenta a metodologia e a conceção da investigação, tal como foi parcialmente discutida no primeiro capítulo, o modo como foi utilizada e a razão pela qual constituiu o plano mais adequado para obter as respostas necessárias às principais questões de investigação.

O capítulo quatro apresenta os quatro pontos de vista do campo, bem como as discussões e interpretações que os acompanham, sobre a natureza dos resultados em relação às questões abordadas no capítulo três; este capítulo fornece os principais resultados das respostas às questões de investigação e, por conseguinte, destaca a descrição pormenorizada das "vozes" dos participantes que informam o enredo da tese.

O capítulo cinco é o capítulo conclusivo, que se baseia nas provas acumuladas e nos conceitos vistos em todos os capítulos anteriores combinados; este resume as principais conclusões do estudo e define o tom para a direção que a investigação futura pode tomar na procura de melhores cuidados de saúde para as crianças que vivem com o VIH/SIDA.

No final da tese, é anexado o processo analítico baseado nos dados brutos dos resultados do trabalho de campo no Anexo I, conforme exigido por Yin, (1994: 134). Isto tem como objetivo demonstrar a originalidade da tese, tal como acontece nos estudos de caso.

A estrutura desta tese é adoptada a partir da abordagem estruturada da tese de doutoramento de Chad Perry (1998); é a seguinte

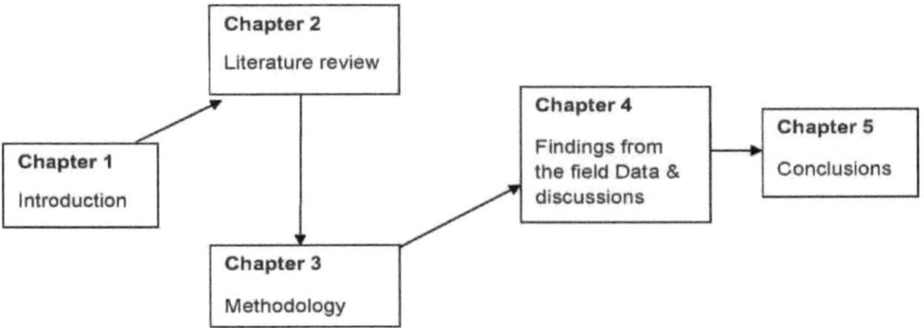

1.8 Definições dos termos aplicados

Nos domínios da investigação, os académicos ou investigadores aplicam geralmente os significados dos termos de forma intercambiável ou referem-se ao mesmo fenómeno com palavras diferentes; por vezes, uma única palavra significa várias definições. Nesse sentido, é importante definir os termos-chave utilizados nesta investigação de doutoramento para fundamentar as posições tomadas.

Qualidade de vida (QV): refere-se à perceção do bem-estar físico e mental de uma pessoa. Muitos factores podem contribuir para a QV, incluindo os que influenciam a "bondade" da vida, a felicidade de uma pessoa e a capacidade de funcionar de forma independente e de desfrutar da vida. Assim, a QV refere-se ao bem-estar emocional, social e físico das pessoas e à sua capacidade de funcionar nas tarefas normais da vida. Parmet et al, (2002). The JAMA Patient Page; Ver também Donald, (2008).

Qualidade de vida relacionada com a saúde (QVRS): refere-se às questões que podem ser afectadas por doenças e respectivos tratamentos; por exemplo, a dor associada a uma doença e as limitações funcionais que exigem a dependência de terceiros para ajudar nas actividades diárias habituais podem diminuir a qualidade de vida de uma pessoa. As análises da QVRS medem o impacto dos tratamentos e dos processos de doença nestes aspectos holísticos da vida de uma pessoa.

Terapia antirretroviral (TARV): Refere-se ao tratamento com medicamentos que inibem a capacidade dos retrovírus, como o VIH, de se multiplicarem no organismo. A terapia antirretroviral recomendada para a infeção pelo VIH é designada por terapia antirretroviral altamente ativa (HAART), que utiliza uma combinação de medicamentos para atacar o VIH em diferentes pontos do seu ciclo de vida.

Terapia antirretroviral altamente ativa (HAART): refere-se ao nome dado aos regimes de tratamento que suprimem agressivamente a replicação do VIH e a progressão da doença VIH. O regime HAART habitual combina três ou mais medicamentos anti-VIH de, pelo menos, duas classes diferentes; ou é a utilização comunicada de três ou mais medicamentos anti-retrovirais, um dos quais tem de ser um IP (inibidor da protease), um NNRTI (inibidor da transcriptase reversa não-nucleósido), um dos NRTI (inibidor da transcriptase reversa nucleósido ou nucleótido) abacavir® ou tenofovir® , um inibidor da integrase (por exemplo raltegravir®), ou um inibidor de entrada (por exemplo, Maraviroc® ou enfuvirtida®).

Infecções oportunistas (IO): infecções que normalmente não causam doenças em pessoas com sistemas imunitários normais, mas que podem afetar pessoas com sistemas imunitários danificados, incluindo pessoas com VIH.

Aderência: Seguir de perto (aderir a) um regime de tratamento prescrito. Requer que um doente tome a dose correta de um medicamento à hora correta, exatamente como prescrito. A não adesão a um regime de tratamento anti-VIH pode levar à falha virológica e à resistência aos medicamentos.

Terapia de combinação: Dois ou mais medicamentos utilizados em conjunto para obter resultados óptimos no controlo da infeção pelo VIH. A terapia combinada provou ser mais eficaz na diminuição da carga viral do que a monoterapia (terapia com um único medicamento), que já não é recomendada para o tratamento do VIH. Um exemplo de terapia combinada é a utilização de dois NRTIs mais um PI ou um NNRTI.

Célula CD4: Também conhecida como célula T auxiliar ou linfócito CD4. Um tipo de glóbulo branco que combate infecções e que tem o recetor CD4 na sua superfície. As células CD4 coordenam a resposta imunitária, que sinaliza a outras células do sistema imunitário para desempenharem as suas funções especiais. O número de células CD4 numa amostra de sangue é um indicador da saúde do sistema imunitário. O VIH infecta e mata as células CD4, o que leva a um enfraquecimento do sistema imunitário.

Contagem de células CD4: Medida do número de células CD4 numa amostra de sangue. A contagem de células CD4 é um dos indicadores mais úteis da saúde do sistema imunitário e da progressão do VIH/SIDA. A contagem de células CD4 é usada pelos profissionais de saúde para determinar quando iniciar, interromper ou suspender a terapia anti-HIV, quando administrar tratamento preventivo para infecções oportunistas e para avaliar a resposta ao tratamento. Uma contagem normal de células CD4 é entre 500 e 1.400 células/mm^3 de sangue, mas a contagem de CD4 de um indivíduo pode variar. Em indivíduos infectados com VIH, uma contagem de CD4 igual ou inferior a 200 células/mm3 é considerada uma condição definidora de SIDA.

1.9 Limitações, âmbito e principais pressupostos da investigação

A apresentação do principal problema de investigação já forneceu a primeira indicação da limitação do estudo, na medida em que o foco principal é explorar o ambiente operacional em que a terapia antirretroviral para crianças que vivem com VIH/SIDA é implementada; as crianças são a principal unidade de análise deste estudo. A questão-chave da investigação centra-se na qualidade de vida das crianças afectadas pelo VIH, em relação ao impacto da insurreição civil prolongada na região norte, especificamente no distrito de Gulu, bem como no nível de resiliência que as suas famílias demonstram face à gestão do desenvolvimento dos seus filhos. A investigação explorará brevemente os parâmetros da QVRS/QVP, mas não os aplicará numa perspetiva positivista, mas sim como um guia para obter uma descrição detalhada das mães, pais ou prestadores de cuidados a estas crianças afectadas.

Também como se pode ver na situação paradigmática do estudo e no quadro concetual, a investigação limita-se à avaliação do ambiente real de implementação do TARV e à experiência vivida pelas crianças verificadas utilizando o quadro de parâmetros de QVRS no contexto familiar (resiliência) que é afetado pelo ambiente holístico socioeconómico e de conflito civil. A definição dos termos destes parâmetros ajuda a mostrar exatamente aquilo a que o estudo dá ênfase.

E uma vez que o estudo aplica o método etnográfico de investigação, a ênfase principal é colocada na "exploração da natureza dos fenómenos sociais particulares, em vez de se propor testar hipóteses sobre eles; e isto também significa a análise de dados que envolve a interpretação explícita dos significados e funções das acções humanas, cujo produto assume principalmente a forma de descrições e explicações verbais, com a quantificação e a análise estatística a desempenharem, no máximo, um papel subordinado" Atkinson & Hammersley, (1994).

Esta tese de investigação assenta em dois pressupostos básicos: o primeiro é que os 20 anos de insurreição civil na região norte conduziram a uma elevada vulnerabilidade e a uma resiliência familiar negativa, pelo que a resposta às exigências do TARV é fraca; o segundo pressuposto é que, com a baixa cobertura do TARV para as crianças na maioria dos contextos de recursos limitados, incluindo o Uganda, a qualidade de vida relacionada com a saúde das crianças continuará a ser fraca devido aos factores salientes que afectam a fraca entrada do TARV para as crianças nas comunidades.

1.10 Resumo da introdução

Este capítulo introdutório apresentou a premissa básica da investigação; mostrou as claras lacunas de investigação na área da QVRS das PVVS. Foram também indicados o problema de investigação e as questões pertinentes. O quadro concetual que orienta o fluxo do estudo foi apresentado graficamente. A justificação para a realização desta investigação foi também explicada; a metodologia etnográfica foi apresentada e a devida justificação para a sua utilização adequada neste estudo foi elucidada. A tese foi então delineada com breves descrições de cada capítulo. Foram definidos constructos-chave importantes e, por último, foi apresentada uma visão geral do âmbito e das limitações do estudo. Com esta base, a tese é apresentada com anotações pormenorizadas sobre a investigação proposta.

CAPÍTULO 2

2 Quadros teóricos

2.1 Introdução

Este capítulo é crucial na medida em que oferece a base teórica sobre a qual a tese assenta; fornece a perspetiva através da qual a tese é vista, bem como os argumentos que reforçaram o processo de investigação. A secção inicial apresenta a antropologia médica no domínio da saúde pública e da investigação sobre o VIH/SIDA, na qual se menciona o seu papel como disciplina adequada para conhecer as doenças e a forma como a sociedade lida com elas; no entanto, são também apontadas algumas críticas à antropologia, o que proporciona uma visão equilibrada da sua aplicação. A secção sobre o VIH/SIDA e o conflito é uma narrativa interessante sobre os argumentos a favor e contra a crença de que o conflito é responsável pela propagação do VIH/SIDA em situações de conflito; isto é importante para esta tese, uma vez que oferece uma posição informada sobre a posição tomada em relação a este estudo.

A secção seguinte aborda os sistemas de saúde e o seu papel na expansão do TARV em contextos de escassez de recursos; é aqui apresentada a compreensão do sistema de saúde, os seus desafios à luz do TARV e o seu impacto nos resultados de saúde das pessoas afectadas; são também explicados os desafios à expansão do TARV pediátrico. A análise da situação dos programas de TAR no Uganda é depois analisada com especial incidência no Norte do Uganda, onde se situa o estudo; é também de salientar o conceito de resiliência social, em que a capacidade dos agregados familiares para resistir ao fardo do VIH/SIDA é analisada do ponto de vista de uma expansão e adesão bem sucedidas. Isto leva-nos ao tema desta tese, que é o conceito de qualidade de vida como medida dos resultados de saúde em crianças que recebem TAR; o conceito é primeiro explicado e depois é também referida a sua relação com as várias questões, como os sistemas de saúde, a resiliência dos agregados familiares, etc.

2.2 Antropologia médica na investigação sobre saúde pública e VIH/SIDA

O VIH/SIDA é uma doença complexa; há cerca de três décadas, desde o início dos anos 80, quando foram identificados os primeiros casos de doentes infectados no Uganda, nos EUA e noutros países, a doença continua a ceifar muitas vidas e a propagar-se; além disso, Bolognone, (1986), observa que "na verdade, a investigação sobre a SIDA é um desafio devido à sua etiologia desconhecida, à elevada taxa de mortalidade, à epidemiologia única, ao estigma social que a acompanha e à rápida necessidade de programas de saúde pública". Lang, (1986) afirma que, "no âmbito da antropologia, o estudo da SIDA é oportuno na medida em que se enquadra facilmente num esforço global e holístico para recombinar os aspectos biológicos e sociais do comportamento humano". "Vejo a antropologia a contribuir para a compreensão global da doença e do comportamento", (Ibid). Na mesma linha, Batchelder, (2002) observou que a capacidade de análise antropológica do VIH/SIDA é adequada na medida em que factores como a cultura, o ambiente, a nutrição, o estilo de vida, etc., influenciam a sua incidência e progressão. O papel da antropologia, tal como descrito por Manderson, (1998), mostra que, convencionalmente, se trata da tradução do conceito local de doença e tratamento e da adaptação do conhecimento biomédico às etiologias locais; e que a antropologia médica desempenha um papel importante na análise do contexto local do diagnóstico, tratamento e prevenção da doença e das barreiras estruturais e conceptuais para melhorar o estado de saúde. Ao centrar-se na comunidade homossexual nos EUA, Bolognone (1986) observa que: "uma das maiores contribuições da antropologia para o estudo da SIDA é a sua capacidade de medir a experiência cultural da doença e a mudança dos padrões sociais na comunidade homossexual. Em suma, a antropologia médica está equipada para investigar as inter-relações entre traços culturais e 'saúde e doença'...". Para apreciar melhor o papel da antropologia médica na saúde humana, Janzen, (2000: 2), deu-lhe uma definição robusta como:

"É o estudo da saúde, da doença e da cura no conjunto das sociedades humanas e no decurso da experiência humana. Inclui o estudo dos padrões de doença em ambientes específicos e as formas como as doenças se relacionam dinamicamente com outros organismos - especialmente os humanos; inclui também as formas como a comunidade humana compreende e responde a estes desafios à sua existência, com ênfase na forma como os membros da comunidade orientam os seus comportamentos, articulam as suas ideias e organizam os seus recursos; pode também incluir a atenção ao acesso da comunidade aos recursos para manter ou restaurar a saúde, ou a forma como o poder é exercido para privilegiar alguns e privar outros desses recursos. Também estuda o significado dos sinais de doença e sofrimento como parte do estudo geral das tradições culturais e esforça-se por interpretá-los à luz de tradições mais amplas de tecnologia, ritual e religião".

Muitos fundos e outros recursos estão a ser canalizados para esforços destinados a conter o VIH/SIDA; na verdade, Marshall e Bennett (1990) descreveram sucintamente que muitos profissionais, representando uma vasta gama de disciplinas, estão a examinar os aspectos biológicos, epidemiológicos e socioculturais da doença e que existe hoje um consenso unânime na comunidade científica e profissional de que, na ausência de vacina ou de cura, a redução dos comportamentos de risco continua a ser o mais forte dissuasor contra a propagação da doença. Os participantes reconheceram especialmente o papel único dos antropólogos na compreensão da doença: "A nossa formação teórica e as nossas competências metodológicas fornecem-nos quadros interpretativos e instrumentos analíticos para uma observação e análise cuidadosas do comportamento humano em contextos naturais. Os estudos etnográficos, centrados no significado, podem facilitar uma compreensão mais profunda dos comportamentos de risco e preventivos no contexto das relações humanas (Ibid.)" Outra ênfase neste importante papel é dada por Manderson (1998), que afirma que "praticamente o fracasso em conter várias infecções biológica ou ambientalmente, e a contínua falta de programas técnicos abrangentes e duradouros, deixam-nos com a educação para a saúde e as intervenções comportamentais relacionadas como o principal meio de limitar a doença e reduzir a mortalidade".

Os meados dos anos 80 marcaram a entrada de académicos antropólogos na arena da investigação sobre o VIH/SIDA, Marshall e Bennett, (1990); de facto, Manderson, (1998) observa que "o interesse antropológico no controlo de doenças infecciosas é, pelo contrário, relativamente recente". No entanto, apesar desta entrada recente dos antropólogos no discurso sobre o VIH/SIDA, Ramin, (2007) afirma que, "apesar da negligência geral da antropologia pelas ciências biomédicas e da saúde pública, a antropologia como disciplina contribuiu com conhecimentos concretos valiosos que enriqueceram a compreensão epidemiológica e biomédica da epidemia do VIH/SIDA". Sem dúvida que a atual base de conhecimentos antropológicos sobre o VIH/SIDA beneficiou de duas escolas de pensamento antropológico concorrentes, argumenta Ramin, (2007); ele apresenta os *antropólogos tradicionais*, ou seja os antropólogos com formação clássica que vêem o seu papel como o de acrescentar profundidade sociocultural à compreensão biomédica e epidemiológica da epidemia de VIH/SIDA e os *antropólogos da economia política*, que defendem a mudança e argumentam que a "compreensão especial" da sociedade por parte da antropologia não é de importância primordial para a compreensão do VIH/SIDA, uma vez que é a estrutura política e económica em que os indivíduos actuam que molda o seu comportamento; esta escola propõe a violência estrutural: a noção de que as estruturas sociais como o racismo, o sexismo e a desigualdade causam danos diretos e indirectos aos indivíduos, como a principal perspetiva para compreender o VIH/SIDA, ver Castro & Farmer, (2005).

A partir do discurso anterior, é evidente que existe uma rica fonte de literatura para apoiar a posição tanto do antropólogo tradicional como dos antropólogos da economia política; e no processo de colocar o seu argumento no discurso público, a base de conhecimentos sobre o VIH/SIDA foi enriquecida com sucesso para oferecer a base para enfrentar este flagelo, Ramin, (2007).

2.3 Crítica da antropologia médica na investigação em saúde pública e VIH/SIDA

Tendo analisado o papel que a medicina desempenha na compreensão do VIH/SIDA e de outras doenças infecciosas, vale a pena vislumbrar vozes discordantes sobre o seu papel, o que poderia servir de meio de exame de consciência para os antropólogos médicos na prossecução do seu trabalho.

A preocupação inicial com o papel da antropologia médica é apresentada por Singer, (1989) que observou que: "em meados da década de 1960, não existiam revistas, livros de texto ou organizações académicas específicas da antropologia médica. O objeto da sua investigação não estava bem definido, os seus praticantes não tinham uma identidade profissional coerente e os escritos de antropólogos médicos incipientes estavam dispersos pela literatura antropológica, médica e de saúde pública". Apesar do crescimento da sub-disciplina da antropologia médica vinte anos mais tarde, como o constatou a autora, através de novas revistas, organizações profissionais e muitos livros de texto, "existe ainda uma sensação crescente entre alguns, talvez muitos antropólogos médicos, de que existem limitações significativas, perspectivas, abordagens, modelos e teorias da sub-disciplina". Singer prossegue afirmando que "as deficiências da antropologia médica convencional que contribuíram para o surgimento de tendências críticas incluem a circunscrição a um nível micro, a negligência das relações sociais, a medicalização e o reducionismo ecológico" (Ibid).

Ao explicar o que precede, afirma que "a antropologia médica é criticada por restringir o seu foco e análise ao nível micro, como se o grupo e as comunidades que estuda fossem actores independentes responsáveis por construir, possuir e operar unilateralmente os teatros autónomos dos seus dramas sociais .... ou seja, como resultado, a antropologia médica tornou-se, em grande medida, uma análise dos determinantes culturais da doença, da cura e da resistência à biomedicina, com pouca consideração pela "importância das formações sociais em que os factores culturais ocorrem".

"A antropologia médica também é marcada pela forma como lida com o conceito de relações sociais, que entende não como as configurações estruturantes de alinhamentos de poder que permeiam todas as áreas da vida social e estão incorporadas em todas as instituições da sociedade, mas antes como o carácter dos laços interpessoais entre indivíduos particulares ou pequenos grupos; e .... a incapacidade de localizar as relações pessoais, as interações face a face, as redes sociais, os sistemas de apoio social e outros laços de ordem semelhante no conjunto abrangente e determinante das relações sociais tem sido uma fraqueza significativa da antropologia médica dominante", (ibid).

"A medicalização da antropologia médica é a preocupação de que, "dominados pelo complexo de valores defendidos pela medicina, os antropólogos médicos assumiram papéis profissionais e desenvolveram conceitos analíticos que reforçam o monopólio médico sobre o sofrimento humano..."

Por último, mas não menos importante, a perspetiva da ecologia médica, que alcançou um amplo consenso tácito na antropologia médica, foi considerada insuficiente na medida em que os escritos que adoptam esta perspetiva se abstêm da análise de factores relacionais críticos, como a propriedade dos meios de produção, a exportação de capital, a extração de lucros e a opressão racial e sexual, que estão subjacentes e determinam, em última análise, a resposta humana ao ambiente físico...", Singer, (1989).

Outra escola de pensamento que parece apoiar o argumento acima na crítica da antropologia médica é avançada por Manderson, (1998); ela citou Good, (1994) que levantou a preocupação do papel da antropologia médica na saúde pública que: "Na maioria dos programas médicos e de saúde pública orientados para a intervenção, o conhecimento médico científico é posicionado como superior às crenças populares, construindo no domínio médico, tal como noutros domínios, uma relação hierárquica entre os conhecimentos cosmopolita e indígena, o certo e o errado, a ciência e a magia, o mito e a verdade. Esta justaposição de conhecimento/crença, verdade/mito está na base de vários modelos de comportamento de saúde e de mudança de comportamento. Estes incluem o modelo de crenças sobre a saúde, que continua a ser o quadro concetual predominante que determina a educação e a promoção da saúde e que toma como axiomática a relação linear entre conhecimento e comportamento".

No entanto, ao situar a investigação sobre o VIH/SIDA na sub-disciplina da antropologia médica, verifica-se que a antropologia contribuiu para as ciências epidemiológicas e biomédicas com uma rica compreensão da epidemia, apesar de alguns dos argumentos sobre as suas deficiências, Ramin, (2007); enquanto Schoepf argumenta que "os antropólogos testemunham o sofrimento, a sua preocupação e empenho são um elemento potente no processo de investigação e na defesa de causas nas arenas nacionais e internas. A força combinada da teoria e da prática no campo da investigação internacional sobre a SIDA é uma contribuição significativa para a antropologia no século XXI". Até à data, muitos trabalhos literários informam-nos do crescimento inicial, embora lento, da antropologia médica e da investigação sobre a SIDA, como Marshall e Bennett, (1990), Schoepf, (2001), e Ramin, (2007).

Ramin, (2007), também identificou o que ele chamou de fases estilizadas da investigação antropológica sobre o VIH/SIDA, especialmente em África, desde o início da epidemia, que são

Anthropologists as *Handmaidens*, the (Paradigma biomédico), aqui os antropólogos apoiaram a investigação biomédica sem pôr em causa a abordagem tradicional da saúde pública, que se caracterizava por uma ênfase fortemente biomédica e por um preconceito largamente individualista na compreensão do VIH/SIDA.

Os antropólogos como *peritos culturais*, o (paradigma da comunidade) em que houve um afastamento da compreensão da epidemia centrada no indivíduo; esta premissa foi a de que, no final da década de 1980, se tornou claro que um conjunto muito mais complexo de factores sociais, estruturais e culturais media a estrutura do risco em todos os grupos populacionais e que não se podia esperar que a dinâmica da psicologia individual explicasse completamente as mudanças na conduta sexual sem ter em conta estas questões mais amplas.

Os antropólogos como *economistas políticos*, o (paradigma da violência estrutural), a literatura antropológica começou a centrar-se cada vez mais nas ligações entre os processos socioculturais locais que criam o risco de infeção e a economia política global.

A fase final é *o futuro*, a (síntese antropológica) em que os antropólogos se empenham na síntese das suas ferramentas tradicionais com uma compreensão mais ampla da violência estrutural, a fim de actuarem em conjunto com os profissionais de saúde como defensores dos doentes com VIH/SIDA.

A partir do discurso em curso, é evidente como a investigação sobre o VIH/SIDA se enquadra bem na subdisciplina da antropologia médica, com base na sua complexidade e na sua natureza relacionada com as pessoas afectadas. O leque de questões relacionadas com a investigação sobre a SIDA também tem sido de grande utilidade para a antropologia médica enquanto disciplina.

2.4 VIH/SIDA e conflito.

Os debates sobre se os conflitos têm sido um veículo importante e sério da propagação do VIH/SIDA são abundantes na literatura. Hahn, (1999: 4-5) nota que a produção deliberada de doença, sofrimento e morte por actos humanos como a guerra, o homicídio e a perseguição, constitui um dos quatro obstáculos à aplicação das técnicas disponíveis para reduzir a morbilidade e a mortalidade, bem como as lacunas na morbilidade e na mortalidade a nível mundial. A menção de actos de guerra indica o papel dos conflitos na propagação de doenças e na elevada mortalidade nas áreas afectadas, especialmente nos países em desenvolvimento, onde os conflitos ainda podem surgir de vez em quando.

O ICG (International Crisis Group), (2004), nota que, "A correlação entre o VIH/SIDA e a guerra é difícil de calcular com precisão porque os dados não são completos e estão em jogo numerosos factores que interagem entre si. No entanto, os dados disponíveis demonstram que a guerra pode conduzir a um aumento dos riscos de VIH/SIDA e sugerem que o VIH/SIDA pode agravar os conflitos. Embora a relação entre estes dois flagelos seja demasiado complexa para ser expressa em termos simples de causa e efeito, é importante considerar a forma como a pandemia de VIH/SIDA em África contribui para aumentar a instabilidade e os conflitos no continente e como os conflitos violentos criam, por sua vez, condições favoráveis à propagação do vírus".

Entretanto, Machel, (2007), postula que: "As circunstâncias caóticas e brutais da guerra agravam todos os factores que alimentam a crise do VIH/SIDA. A guerra destrói famílias e comunidades, criando milhões de refugiados e colocando as mulheres e crianças em grande perigo de ataques sexuais ou violações sistemáticas usadas para aterrorizar as forças opositoras. Destrói os serviços de saúde que poderiam ter sido capazes de identificar as doenças associadas ao VIH/SIDA ou de rastrear as transfusões de sangue que o poderiam transmitir". E em concordância com o que o ICG observou, Machel afirma ainda que:

"A relação entre a SIDA e os conflitos é complexa, mas reforça-se mutuamente. E ambas são agravadas pela pobreza e pelas dimensões de género do conflito e da pandemia. Dos 17 países com mais de 100.000 crianças órfãs devido à SIDA, 13 estão em conflito ou à beira de uma situação de emergência e 13 são países pobres altamente endividados. Outro fator que acelera a propagação da infeção pelo VIH durante os conflitos é o envolvimento com as forças militares. Em situações de conflito, os principais autores de abuso e exploração sexual são as forças armadas ou grupos armados".

Ao analisarem a propagação do VIH/SIDA na África Central, com especial incidência nas forças armadas nacionais do Uganda, Smallman-Rayner & Cliff (1991) apresentam um argumento estimulante sobre a forma como o recrutamento militar e o posterior destacamento para locais de conflito podem mais tarde conduzir à propagação da epidemia. Afirmam que: "Tanto a propagação da infeção pelo VIH 1 na década de 1980, como o subsequente desenvolvimento da SIDA até ao seu padrão espacial de 1990, estão significativa e positivamente correlacionados com os padrões étnicos de recrutamento para o Exército de Libertação Nacional do Uganda (UNLA), após o derrube de Idi Amin (antigo presidente do Uganda) cerca de 10 anos antes, em 1979".

A Declaração de Compromisso sobre o VIH/SIDA de 2001 da Sessão Especial da Assembleia Geral das Nações Unidas apela aos países para que integrem as actividades relacionadas com o VIH nos programas e planos de ação para situações de emergência. Os esforços de ajuda humanitária integram agora rotineiramente a prevenção do VIH no seu trabalho, UNGASS, (2001); a assembleia declarou que: 'populações desestabilizadas por conflitos armados....incluindo refugiados, pessoas deslocadas internamente e, em particular, mulheres e crianças correm um risco acrescido de exposição à infeção pelo VIH' citando Spiegel, (2004). Spiegel, (2004), também observa que, "O conflito, a deslocação, a insegurança alimentar e a pobreza têm o potencial de tornar as populações afectadas mais vulneráveis à transmissão do vírus da imunodeficiência humana (VIH). No entanto, o pressuposto comum de que esta vulnerabilidade se traduz *necessariamente* em mais infecções por VIH e, consequentemente, alimenta a epidemia de VIH/SIDA não é apoiado por dados. O facto de os conflitos e as deslocações afectarem ou não a transmissão do VIH depende de numerosos factores concorrentes e interactivos". Ao questionar o pressuposto acima, um estudo de Gisselquist, (2004), observou que: "Nos países africanos com guerras prolongadas, o VIH parece ter-se propagado mais lentamente do que na maioria dos países vizinhos em paz. Esta evidência contribui para o debate em curso sobre os factores que explicam as diferentes trajectórias epidémicas, um debate que é crucial para a conceção de programas de prevenção do VIH".

Do mesmo modo, Becker et al, (2008), afirmam que: "Há muito que se presume que os conflitos contribuem significativamente para a propagação da infeção pelo VIH. No entanto, novas investigações estão a lançar dúvidas sobre este pressuposto. Estudos realizados em África sugerem que o conflito não predispõe necessariamente à transmissão do VIH e, de facto, há provas que sugerem que o período de recuperação no estado "pós-conflito" é potencialmente perigoso do ponto de vista da transmissão do VIH. Além disso, as populações de refugiados foram anteriormente consideradas como vectores altamente infectados de transmissão do VIH. Mas, à luz de novas investigações, esta convicção está também a ser reconsiderada".

Outro argumento de Mock et al, (2004), ecoa a opinião de Spiegel, (2004); eles acreditam que o VIH/SIDA e o conflito interagem de facto para moldar dramaticamente a saúde e o desenvolvimento da população: "O VIH/SIDA pode criar condições propícias ao conflito. O conflito pode afetar a epidemiologia do VIH/SIDA". Argumentam ainda que, mesmo que "geralmente se entenda que o conflito acelera a transmissão do VIH, esta visão é simplista e não tem em conta as complexas inter-relações entre factores que podem inibir e acelerar a propagação do VIH em contextos de conflito e pós-conflito, respetivamente". Mills et al, (2006), embora concordando com a noção de que a relação entre o VIH/SIDA e o conflito é complexa e que o conflito afecta de facto a epidemiologia do VIH/SIDA, apelam de facto a esforços para proteger as populações vulneráveis e à necessidade de conceber sistemas de prestação de cuidados de saúde que sejam sustentáveis em contextos de conflito.

Ao apresentar o seu quadro para a prevenção do VIH/SIDA em zonas afectadas por conflitos, Mock et al. (2004) enumeram uma série de pontos-chave sobre a forma como os conflitos violentos influenciam claramente a epidemiologia do VIH. Assim: "O conflito destrói as infra-estruturas sociais e físicas, o que resulta em infecções sexualmente transmissíveis (IST) não tratadas, saúde e subnutrição deficientes e, consequentemente, maior risco de transmissão em caso de exposição viral. A migração e a pobreza criadas ou exacerbadas pelo conflito podem resultar numa maior oportunidade de exposição através de: (1) maior prevalência de atividade sexual ocasional ou comercial; (2) maiores interações entre civis e combatentes/militares, conhecidos pelos seus comportamentos de alto risco; (3) desenvolvimento de culturas de violência que promovem a violência sexual e a predação; (4) migração em massa, que aumenta a mistura sexual entre as populações; e (5) destruição dos mecanismos de educação para a saúde pública (por exemplo, meios de comunicação social, instalações de saúde, centros de saúde, etc.).(5) a destruição dos mecanismos de educação para a saúde pública (por exemplo, meios de comunicação social, instalações de saúde e educação formal), o que afecta negativamente os conhecimentos, as atitudes e as práticas relacionadas com a saúde pública".

Outra análise sobre o efeito do conflito na transmissão do VIH é defendida por Hankins et al, (2002); eles opinaram que:

Os conflitos armados constituem frequentemente "emergências complexas", definidas como situações que afectam grandes populações civis e que combinam a guerra ou os conflitos civis com a escassez de alimentos e a deslocação de populações. As guerras podem aumentar a propagação de infecções sexualmente transmissíveis (IST) e facilitar a transmissão do VIH por via sexual, consumo de drogas injectáveis (UDI), transfusões de sangue contaminado e lesões profissionais; além disso, podem criar condições sinérgicas para a interação de epidemias. Os conflitos armados podem influenciar a dinâmica da epidemia de VIH nos países vizinhos e não só, tanto diretamente, afectando a própria transmissão do VIH, como indiretamente, através da reafectação de fundos públicos relacionados com a saúde a medidas de segurança e defesa. A pobreza, a impotência e a instabilidade social, que facilitam a transmissão do VIH, são extremamente acentuadas em situações de emergência complexas, mas o VIH raramente é considerado uma prioridade". Uma opinião semelhante sobre os factores associados a um risco acrescido em situações de emergência tinha sido observada anteriormente por Khaw et al, (2000).

De particular interesse para este estudo, Westerhaus et al, (2007) observaram que: "No norte do Uganda, a violência física e estrutural (repressão política, desigualdade económica e discriminação baseada no género) aumentou a vulnerabilidade à infeção pelo VIH. Em contextos de guerra, a prevenção tradicional do VIH, que apenas promove a prevenção e a redução dos riscos e pressupõe a existência de uma escolha pessoal, aborda de forma inadequada as realidades da transmissão do VIH. A conceção de estratégias de prevenção do VIH no Norte do Uganda deve reconhecer a forma como a transmissão do VIH ocorre e os factores que colocam as pessoas em risco de infeção. Uma abordagem dos direitos humanos constitui um modelo viável para atingir este objetivo". De facto, Khaw et al, (2000) observaram que, embora estes factores de risco difiram de contexto para contexto, mas incluam a maior parte dos factores acima referidos, verificam que: "Na fase pós-emergência, os programas têm de ser muito mais alargados do que os oferecidos no âmbito do Pacote de Serviços Mínimos Iniciais (MISP)"; este pacote de serviços fica normalmente muito aquém durante o programa de assistência humanitária.

Como resposta adicional ao debate sobre o impacto dos conflitos na propagação do VIH/SIDA e as difíceis condições associadas à sua gestão, Spiegel et al. (2007) apresentam mais uma vez uma análise sistemática da literatura sobre este tema, explicando assim as suas conclusões: "Os dados destes países não revelaram um aumento da prevalência da infeção pelo VIH durante os períodos de conflito, independentemente da prevalência quando o conflito começou. A prevalência nas zonas urbanas afectadas por conflitos diminuiu no Burundi, no Ruanda e no Uganda a taxas semelhantes às das zonas urbanas não afectadas por conflitos nos respectivos países. A prevalência nas zonas rurais afectadas pelo conflito manteve-se baixa e relativamente estável nestes países. Dos 12 conjuntos de campos de refugiados, nove tinham uma prevalência mais baixa de infeção por VIH, dois tinham uma prevalência semelhante e um tinha uma prevalência mais elevada do que as respectivas comunidades de acolhimento. Apesar da violação em larga escala em muitos países, não existem dados que demonstrem que a violação tenha aumentado a prevalência da infeção pelo VIH a nível da população". Concluíram então que:

"Mostrámos que são necessários mecanismos que forneçam informações sensíveis ao tempo sobre o efeito dos conflitos na incidência da infeção pelo VIH, uma vez que não encontrámos dados suficientes para apoiar as afirmações de que os conflitos, as deslocações forçadas e as violações em grande escala aumentam a prevalência ou de que os refugiados propagam a infeção pelo VIH nas comunidades de acolhimento".

Uma avaliação antropológica específica desta área de estudo sobre a complexidade do conflito e o seu impacto na propagação do VIH/SIDA e problemas conexos é apresentada por Westerhaus, (2007); após uma experiência etnográfica abrangente no terreno, observou que; "Embora seja evidente que a guerra teve consequências onerosas para a saúde do povo Acholi, o impacto específico da guerra na transmissão do VIH permanece pouco claro, uma vez que os dados epidemiológicos apresentam uma imagem ambígua dos padrões de prevalência do VIH.... Argumenta-se que três formas específicas de violência - física, simbólica e estrutural - criam vulnerabilidade à infeção pelo VIH em Acholiland, embora em graus variáveis, dependendo da localização".

Esta apresentação de Westerhaus é muito típica do debate sobre o conflito versus a transmissão do VIH/SIDA; é necessário um esforço concertado para identificar a verdadeira natureza e fonte do problema; o que exige a colaboração entre a epidemiologia e outras disciplinas como a antropologia para se obter realmente a melhor abordagem neste caso específico da Acholiland.

"As provas etnográficas apresentadas relativamente ao impacto do VIH na Acholiland sugerem que a incorporação de factores históricos, políticos, culturais e sociais deve constituir a espinha dorsal dos esforços para compreender a transmissão do VIH e conceber estratégias para travar a epidemia em cenários de guerra", Westerhaus, (2007).

Assim, é evidente que o debate sobre o impacto dos conflitos na propagação do VIH/SIDA, nos cuidados e no tratamento tem tido argumentos estimulantes, tanto a favor como contra; todos estes pontos de vista são saudáveis neste debate, mas é importante notar que todas as situações de conflito são muito provavelmente baseadas no contexto e que muitos factores devem estar envolvidos na escalada ou não do vírus e dos problemas que o acompanham. No entanto, um aspeto do argumento que parece ser verdadeiro é o facto de os conflitos violentos influenciarem claramente a epidemiologia do VIH. Tendo isto em mente e considerando a dinâmica dos conflitos na perturbação dos serviços de saúde e tornando as pessoas mais vulneráveis ao VIH/SIDA e a muitas outras doenças, vale a pena fazer uma avaliação sistemática de qualquer ambiente de conflito da melhor forma possível, utilizando todos os instrumentos da epidemiologia, da antropologia e de outras disciplinas para recolher as melhores informações de base que possam ajudar a planear programas capazes de lidar com a população afetada.

Outros pontos de vista sobre este debate consideram que só depois de os conflitos terem sido resolvidos é que as consequências da desordem civil apresentam as condições mais propícias para acelerar a propagação do vírus; isto também tem de ser analisado para que o esforço humanitário depois de os conflitos terem sido resolvidos possa ser prestado a partir de uma posição informada e em estreita parceria com as comunidades afectadas.

2.5 Sistemas de saúde e terapia antirretroviral para crianças em contextos de recursos limitados

2.5.1 Compreender os sistemas de saúde no contexto mundial.

A base para esta secção é o Relatório sobre a Saúde no Mundo 2000, OMS, (2000), que se centra inteiramente na melhoria do desempenho dos sistemas de saúde. Neste mesmo relatório adoptamos a definição de sistemas de saúde como: "compreendendo todas as organizações, instituições e recursos que se dedicam a produzir acções de saúde. Uma ação de saúde é definida como qualquer esforço, seja nos cuidados de saúde pessoais, nos serviços de saúde pública ou através de iniciativas intersectoriais, cujo objetivo principal é melhorar a saúde". OMS, (2000: xi).

"Os serviços de saúde formais, incluindo a prestação profissional de cuidados médicos pessoais, estão claramente dentro destes limites. O mesmo se aplica às acções dos curandeiros tradicionais e a toda a utilização de medicamentos, prescritos ou não por um prestador de cuidados de saúde. O mesmo acontece com a assistência domiciliária aos doentes, que é a forma de gerir entre 70% e 90% de todas as doenças. As actividades tradicionais de saúde pública, como a promoção da saúde e a prevenção de doenças, e outras intervenções de melhoria da saúde, como a melhoria da segurança rodoviária e ambiental, também fazem parte do sistema". (Ibid).

Um resumo importante das funções do sistema de saúde e uma advertência a esse respeito é ainda sublinhado pelo relatório que os sistemas de saúde têm a responsabilidade não só de melhorar a saúde das pessoas, mas também de as proteger contra os custos financeiros da doença - e de as tratar com dignidade. Assim, os sistemas de saúde têm três objectivos fundamentais. São eles:

- melhorar a saúde da população que servem;

- responder às expectativas das pessoas;

- proteção financeira contra os custos da doença.

No entanto, uma vez que estes objectivos nem sempre são atingidos, a insatisfação do público com a forma como os serviços de saúde são geridos ou financiados é generalizada, com relatos de erros, atrasos, grosseria, hostilidade e indiferença por parte dos profissionais de saúde, e negação de cuidados ou exposição a riscos financeiros calamitosos por parte das seguradoras e dos governos, em grande escala". (Ibid).

A operacionalização da terapia antirretroviral depende da 'saúde' do sistema de saúde, qualquer contratempo no funcionamento dos sistemas de saúde afecta diretamente a forma como a TAR é implementada para o sucesso da sua expansão na comunidade necessitada. Isto mostra a relevância dos sistemas de saúde para a análise das questões de investigação colocadas nesta tese. No que diz respeito à luta contra o VIH/SIDA, muitos dos desafios iniciais na expansão do TARV e de outros serviços relacionados dependem da melhor forma como o sistema de saúde pode ajudar a população, ou seja, pode o sistema de saúde ser o que as pessoas esperam obter quando procuram ser ajudadas; pode ser suportado, por outras palavras, pelas pessoas vulneráveis que dele necessitam?

Sem dúvida, o desenvolvimento dos sistemas de saúde é fundamental para um diagnóstico, uma gestão e um controlo eficazes dos resultados do tratamento. O desenvolvimento dos sistemas de saúde nos países em desenvolvimento, especialmente no Uganda, tem sido muito marginal devido à concorrência com outras prioridades governamentais, nomeadamente a defesa, bem como à disponibilidade limitada de recursos. Isto implica que o equipamento, o pessoal bem formado e confiante e os medicamentos necessários para fazer face às crescentes exigências do sistema de saúde devido ao flagelo da SIDA são inadequados. Neste contexto, torna-se imperativo analisar o sistema de saúde no contexto em que os serviços estão a ser oferecidos e a necessidade de compreender como os recursos estão a ser canalizados, bem como o grau de satisfação das pessoas que consomem estes serviços.

A antiga diretora-geral da OMS, Margaret Chan, ao apresentar o quadro de ação da OMS para os sistemas de saúde, observou que "será impossível alcançar os objectivos nacionais e internacionais - incluindo os Objectivos de Desenvolvimento do Milénio (ODM) - sem investimentos maiores e mais eficazes nos sistemas e serviços de saúde", OMS, (2007).

O objetivo do quadro proposto pela OMS para os sistemas de saúde é promover um entendimento comum do que é um sistema de saúde e do que constitui um reforço do sistema de saúde: "Se se argumenta que os sistemas de saúde precisam de ser reforçados, é essencial ser claro quanto aos problemas, onde e por que razão é necessário investir, o que acontecerá em resultado disso e quais os meios para monitorizar a mudança" (Ibid). Com este entendimento, o quadro estipula seis blocos de construção sobre os quais a adaptação dos sistemas de saúde pode organizar-se para melhorar a saúde das nações.

Os seis elementos constitutivos de um sistema de saúde:

• **Os** bons **serviços de saúde** são aqueles que proporcionam intervenções de saúde pessoais e não pessoais eficazes, seguras e de qualidade a quem delas necessita, quando e onde necessário, com um desperdício mínimo de recursos.

• Uma **força de trabalho no sector da saúde** com bom desempenho é aquela que trabalha de forma reactiva, equitativa e eficiente para alcançar os melhores resultados possíveis no domínio da saúde, tendo em conta os recursos e as circunstâncias disponíveis (ou seja, há pessoal suficiente, distribuído de forma equitativa; é competente, reativo e produtivo).

• Um sistema **de informação sanitária** que funcione bem garante a produção, a análise, a divulgação e a utilização de informações fiáveis e oportunas sobre as determinantes da saúde, o desempenho do sistema de saúde e o estado da saúde.

• O bom funcionamento do sistema de saúde garante um acesso equitativo a **produtos médicos** essenciais, **vacinas e tecnologias** de qualidade, segurança, eficácia e rentabilidade garantidas, bem como a sua utilização cientificamente correta e rentável.

• Um bom sistema **de financiamento da saúde** angaria fundos adequados para a saúde, de forma a garantir que as pessoas possam utilizar os serviços necessários e sejam protegidas de catástrofes financeiras ou do empobrecimento associado ao facto de terem de os pagar. Proporciona incentivos para que os prestadores e os utilizadores sejam eficientes.

• **A liderança e a governação** implicam garantir a existência de quadros políticos estratégicos e a sua combinação com uma supervisão eficaz, a formação de coligações, a regulamentação, a atenção à conceção do sistema e a responsabilização.

Tendo introduzido o conceito de sistemas de saúde com os recursos da OMS, é, portanto, apropriado olhar para o sistema de apoio ao VIH/SIDA no âmbito dos sistemas de saúde acima referidos. Embora estas questões sejam transversais, vale a pena notar que, em contextos de recursos limitados, a gestão do sistema de saúde é baseada no contexto, dependendo da forma como os actores políticos dão prioridade aos serviços de saúde entre as várias exigências dos serviços públicos nacionais.

O argumento de BuveL et al, (2003) que defende que: "O reforço dos sistemas de saúde é uma condição prévia necessária para melhorar a prevenção da infeção pelo VIH e os cuidados prestados às pessoas infectadas pelo VIH. A mudança de comportamento sexual exige uma abordagem multidisciplinar, mas os serviços de saúde desempenham um papel crucial na deteção e tratamento de outras infecções sexualmente transmissíveis, no aconselhamento e teste do VIH, na prevenção da transmissão do VIH de mãe para filho e nos cuidados a doentes infectados pelo VIH".

O antigo presidente dos EUA, Bill Clinton, ao acompanhar algumas das actividades apoiadas pela Fundação Bill Clinton no Senegal, observou que

"Não temos os sistemas de saúde para chegar às pessoas", Clinton, (2008). Prosseguiu dizendo que "melhorar os serviços de saúde é o principal desafio da luta contra o VIH/SIDA em África, não a falta de dinheiro". Por conseguinte, referiu que a sua fundação se tem concentrado cada vez mais em formas rentáveis de melhorar os sistemas nacionais de saúde.

Em concordância com as palavras do Presidente Clinton, BuveL et al, (2003) observaram que "Aumentar o acesso ao tratamento antirretroviral coloca desafios formidáveis às autoridades sanitárias dos países em desenvolvimento. Os recursos adicionais destinados à prevenção da infeção pelo VIH e à prestação de cuidados às pessoas infectadas pelo VIH podem não ter o impacto desejado se os sistemas de saúde dos países em desenvolvimento não forem reforçados". Tal como muitos proponentes do desenvolvimento dos sistemas de saúde, consideram que: "...qualquer atividade na área da prevenção e dos cuidados do VIH/SIDA, levada a cabo no âmbito dos serviços de saúde, pode ter um efeito de arrastamento positivo noutras actividades de cuidados de saúde e vice-versa" (Ibid).

Os sistemas de saúde nos países em desenvolvimento não podem ser discutidos separadamente dos conceitos de cooperação internacional para o desenvolvimento; isto porque muito do que é atualmente constituído pelos sistemas de saúde é altamente apoiado pelos doadores. Desde a cooperação para o desenvolvimento bilateral nacional entre os países em desenvolvimento e os países desenvolvidos, o Fundo Mundial, a Fundação Bill Gates, a Fundação Bill Clinton e o PEPFAR do Governo dos EUA, etc., muitos destes apoios são garantidos para promover a saúde das populações através do desenvolvimento de infra-estruturas de saúde. Os sistemas de saúde deficientes que se manifestam em muitos países em desenvolvimento provaram ser os principais desafios que impedem a expansão da TARV nos países pobres que foram adversamente afectados pelo VIH/SIDA.

O PEPFAR dos EUA (2009) fornece um quadro para a cooperação bilateral na luta contra o VIH/SIDA; a ideologia subjacente a este quadro é apresentada na declaração de que "Os esforços para reforçar os sistemas de saúde no contexto dos Quadros de Parceria PEPFAR e, mais amplamente, através da Iniciativa de Saúde Global reconhecem que os sistemas de saúde que funcionam bem e são liderados pelos governos parceiros podem prevenir, cuidar e tratar eficazmente o VIH/SIDA; que existem intervenções eficazes para reforçar os sistemas de saúde e que sistemas de saúde fortes podem sustentar a resposta ao VIH/SIDA ao longo do tempo".

Os desafios que se colocam aos sistemas de saúde nos países de baixo rendimento, tal como referido por Travis et al, (2004), Bartlett & Shao, (2009) e Clinton, (2008), podem ser analisados mais uma vez a partir da definição de prioridades para o reforço dos sistemas de saúde, tal como descrito pelo PEPFAR, (2009). Esta definição de prioridades para o desenvolvimento dos sistemas de saúde foi criada com o entendimento tácito de que: "As fraquezas específicas dos sistemas de saúde constituem obstáculos críticos à realização dos objectivos nacionais e do Governo dos EUA, incluindo o PEPFAR, e à garantia da capacidade do país para manter a resposta ao VIH/SIDA ao longo do tempo. Estas deficiências variam consoante os países e têm um impacto diferente na prevenção, nos cuidados e no tratamento. Os Planos de Implementação do Quadro de Parceria baseiam-se numa estratégia que assenta numa avaliação das questões relacionadas com a prestação de serviços, a mão de obra, a informação, os produtos e tecnologias médicas, o financiamento e a liderança e governação" (Ibid).

Assim, com base nos seis elementos constitutivos dos sistemas de saúde, OMS, (2007), o quadro do PEPFAR oferece as seguintes questões ilustrativas como diretrizes de boas práticas para a definição de prioridades no que diz respeito aos pontos fracos e fortes dos sistemas de saúde de cada país. Embora estas questões sejam bastante específicas do VIH/SIDA, em muitos casos estarão também relacionadas com outros serviços de saúde pública no contexto de um programa integrado" PEPFAR, (2009).

Estes guias, em versão resumida, são apresentados da seguinte forma (Ibid):

• Questões relacionadas com a prestação de serviços: Quais são os papéis dos sectores público, privado e das ONG no apoio à prestação de serviços? Qual o nível de funcionamento das redes de cuidados? Existem sistemas de encaminhamento? Os serviços de VIH/SIDA estão efetivamente integrados nos cuidados de saúde? Que ligações com a comunidade funcionam? Que disposições garantem o acesso a populações especiais? Como é que a descentralização influencia a prestação de serviços? Os funcionários distritais e o pessoal de gestão das clínicas e dos hospitais têm competências de supervisão e de planeamento? Qual é a situação dos esforços para melhorar o fornecimento/segurança do sangue? Aumentar a PMTCT através da integração e do reforço da SMI? Adotar e aumentar os serviços de prevenção baseados em provas, tais como a circuncisão masculina, o tratamento do alcoolismo, a prevenção com positivos, as IST, os ARV?

• Questões relacionadas com os recursos humanos no sector da saúde: Existe um plano estratégico nacional de recursos humanos para a saúde? Como é que a transferência de tarefas está a ser utilizada para desenvolver um número suficiente de prestadores de serviços ARV? Como é que os sistemas de recursos humanos estão a ser tornados eficientes? Quais são as disposições relativas à formação em serviço, à formação antes da entrada em serviço e ao reforço das capacidades das instituições de formação? O que está a ser feito para reforçar a capacidade das instituições de ensino médico e de enfermagem para responder às exigências futuras em matéria de cuidados de saúde e para melhorar a qualidade do ensino clínico e dos cuidados clínicos? Qual é o estado do planeamento estratégico, das mudanças de política, das intervenções para aumentar as competências nacionais em matéria de prevenção, as competências em matéria de circuncisão, os peritos/conselheiros em matéria de toxicodependência, os conselheiros para a prevenção com resultados positivos, os prestadores de serviços de IST, etc.?

•	Questões de informação sobre saúde: Quais são os planos existentes para reforçar os sistemas de planeamento, monitorização e melhoria dos serviços de fornecimento de ARV, incluindo a M&A dos ARV, a vigilância da resistência aos medicamentos, os registos de óbitos, a melhoria contínua da qualidade e os cursos de dados para a tomada de decisões? Qual é a situação dos sistemas de planeamento, monitorização e melhoria dos serviços de prevenção do VIH através de sistemas de vigilância do VIH, dados para cursos de tomada de decisões, etc.?

•	Questões relativas aos produtos médicos e à tecnologia: Qual é a situação da cadeia de abastecimento geral, dos sistemas de aquisição e de previsão em geral e, mais especificamente, dos medicamentos para as IST, dos kits de teste do VIH e dos medicamentos para a PTV? Qual é a situação do desenvolvimento de sistemas de cadeia de abastecimento de ARV, CD4 e outros testes laboratoriais para monitorizar o tratamento com ARV? Os ARV estão integrados na cadeia de abastecimento geral, nas aquisições e nos sistemas de previsão? Qual é a situação da cadeia de abastecimento e dos sistemas de aquisição de preservativos gratuitos e comercializados socialmente?

•	Questões de financiamento da saúde: O que é que foi feito para criar um financiamento sustentável dos ARV? Discutir a situação das negociações sobre os custos dos ARV, a modelização dos custos dos ARV, os esforços para ajudar o governo a financiar os ARV, a promoção de tratamentos ARV acessíveis no sector privado, a otimização dos custos por pessoa tratada (por exemplo, através da orçamentação baseada no desempenho dos parceiros de tratamento)? De que apoio necessita o governo para promover a eficiência e a sustentabilidade dos custos através do financiamento dos esforços de prevenção do VIH, promover serviços de prevenção do VIH do sector privado a preços acessíveis (PTV, circuncisão masculina, tratamento das IST), introduzir a orçamentação baseada no desempenho dos parceiros de prevenção do VIH, etc.?

•	Questões de liderança e governação no domínio da saúde: Qual é a situação do planeamento estratégico multissectorial para o VIH/SIDA em geral e para a expansão dos ARV, o desenvolvimento de políticas em matéria de direitos dos doentes/anti-estigma, as orientações nacionais em matéria de ARV, a regulamentação do sector público/privado (acreditação do VIH), a comunicação/integração de parceiros/doadores? Qual é a eficácia do planeamento estratégico multissectorial e da implementação da prevenção do VIH? Qual é a importância do papel da sociedade civil nos esforços de prevenção do VIH? Na liderança nacional relacionada com a fidelidade, a utilização de preservativos e o abuso do álcool? Qual é a força das diretrizes de prevenção do VIH no contexto da descentralização?

2.5.2 Desafios dos sistemas de saúde à luz da terapia antirretroviral

Tendo analisado o quadro dos sistemas de saúde acima referido no contexto da rede de apoio internacional, vale a pena analisar o quadro real dos sistemas de saúde em funcionamento em contextos de recursos limitados.

Apesar de tantos recursos terem sido canalizados para o tratamento, os cuidados e a prevenção do VIH/SIDA, o aspeto do tratamento para o acesso universal aos medicamentos contra o VIH/SIDA ficou claramente para trás; a AVERT, (2010a) observou que, "No entanto, o acesso ao tratamento é baixo em muitos países em desenvolvimento e em transição. Nestas zonas do mundo, no final de 2008, apenas 42% das pessoas que necessitavam de tratamento estavam a recebê-lo (ver Fig. 5), embora se trate de um aumento substancial mesmo em relação à cobertura de 33% do ano anterior". Em apoio a esta observação, Travis et al, (2004) acrescentaram a sua voz ao argumento de que: "Existem intervenções eficazes para muitos problemas de saúde prioritários nos países de baixo rendimento; os preços estão a baixar e os fundos estão a aumentar. No entanto, os progressos na consecução dos objectivos de saúde acordados continuam a ser lentos. É cada vez mais consensual que a existência de sistemas de saúde mais fortes é fundamental para alcançar melhores resultados no domínio da saúde".

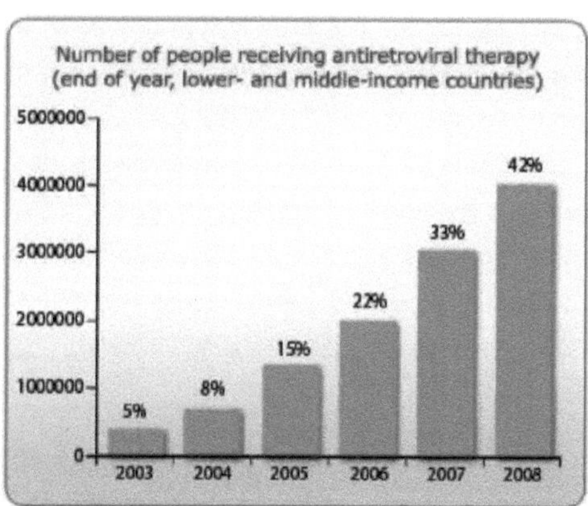

Figura 5: Número de pessoas em TARV, no final do ano, em países de rendimento baixo e médio. Fonte: AVERT 2010a.

AVERT, (2008) também afirma que, "Aumentar o número de pessoas em tratamento envolve grandes desafios, incluindo a necessidade de:

• compromisso ao longo da vida com os medicamentos anti-retrovirais (ARV) e apoio aos doentes para aderirem a um regime diário

• infra-estruturas sanitárias adequadas, incluindo pessoal de saúde

• cadeias de abastecimento de medicamentos eficazes

- sensibilização generalizada para o valor dos testes e do tratamento subsequente".

Bartlett e Shao (2009) apresentam uma análise pormenorizada dos principais desafios ou obstáculos à expansão do TARV nos países de baixo e médio rendimento, tal como referido por AVERT (2008), em termos de 4 factores importantes

Questões económicas:

O custo direto da medicação continua a ser a barreira mais substancial para o sucesso do tratamento se a TAR não for fornecida gratuitamente. No entanto, mesmo que os pacientes recebam a medicação sem custos, a pobreza extrema continua a afetar o seu acesso aos cuidados. Os custos associados à dispensa do trabalho para ir às clínicas, o transporte para os centros de tratamento e os testes laboratoriais afectam o acesso, a adesão ou ambos os casos de TAR.

Questões sociais e ambientais:

O estigma social e o medo do isolamento e da discriminação constituem grandes desafios ao rastreio, ao diagnóstico e ao tratamento. Ultrapassar o estigma social e o receio de revelação pode afetar substancialmente o êxito do tratamento; a revelação do estado de infeção pelo VIH de um indivíduo a familiares ou outras pessoas pode ajudar a proteger contra o insucesso virológico.

A localização e os factores ambientais também afectam substancialmente o acesso ao TARV. Muitas pessoas infectadas com o VIH vivem em zonas rurais, onde o acesso à TAR pode ser difícil. Além disso, os ambientes em que ocorrem migrações em massa (por exemplo, devido à procura de emprego ou à fuga de guerras ou conflitos) também representam um grande desafio. O acesso à TAR é particularmente difícil para as populações vulneráveis, incluindo os órfãos, os prisioneiros e os indivíduos com níveis de educação mais baixos e, em muitos países, existe um preconceito sexual substancial contra as mulheres, o que pode impedir o rastreio e o tratamento adequados.

Questões relacionadas com os recursos humanos:

Nos países de baixo e médio rendimento, o número de pessoal de saúde altamente qualificado a todos os níveis é reduzido e os custos de formação e remuneração podem afetar seriamente a prestação de cuidados. Um tema de debate recente diz respeito aos méritos das abordagens verticais (direcionadas) e horizontais (gerais) da prestação de cuidados de saúde. Embora uma abordagem específica e orientada para uma doença tenha aumentado o acesso de milhões de pessoas em todo o mundo à TARV, está agora a ser dada uma ênfase crescente ao investimento geral nos sistemas de saúde, nas infra-estruturas e nos recursos humanos para tratar um espetro mais vasto de doenças. A descentralização do acesso aos serviços de saúde, com uma mudança para os cuidados baseados na comunidade e a transferência de tarefas dos médicos para enfermeiros formados e trabalhadores leigos no sector da saúde, também demonstrou aumentar o acesso à TAR e melhorar a adesão e o acompanhamento.

Questões logísticas:

Devido ao número insuficiente de laboratórios, à má qualidade do equipamento e à falta de acesso e aos custos substanciais dos testes laboratoriais, as decisões sobre o momento de iniciar ou mudar de TARV baseiam-se em grande medida apenas na avaliação clínica, o que pode atrasar o tratamento e conduzir a uma maior morbilidade e mortalidade. Outras preocupações importantes são a incoerência do abastecimento de medicamentos e as rupturas na cadeia de abastecimento devido à logística e aos custos de distribuição, nomeadamente nas zonas rurais, e a manutenção da cadeia de frio para garantir que os medicamentos sensíveis à temperatura, nomeadamente os inibidores da protease potenciados, sejam mantidos em condições controladas. A disponibilidade de co-formulações estáveis ao calor, como o novo comprimido de dose fixa de lopinavir® e ritonavir® , que não requer refrigeração, é particularmente atractiva nos países de baixo e médio rendimento.

Em apoio à observação acima sobre os obstáculos aos serviços de VIH/SIDA, AVERT, (2010a) e Clinton, (2008) defendem a revisão dos sistemas de saúde para uma expansão adequada dos serviços globais de VIH/SIDA; no entanto, Bartlett & Shao, (2009) argumentam que, apesar de todos os recursos e dos progressos na disponibilidade do programa de TARV nos contextos de recursos limitados, a OMS, 2007, estima que apenas 27 a 34% das pessoas que necessitam de TARV o recebem.

Um desafio específico para a expansão do TARV é mais inerente à própria comunidade, que é a falta de conhecimento do estado do VIH; isto corresponde à necessidade dos sistemas de saúde de aumentar o nível de aconselhamento e testes voluntários para permitir que as pessoas sejam diagnosticadas precocemente e recebam tratamento a tempo. Bartlett & Shao, (2009) observam ainda que: "As estimativas dos inquéritos realizados na África Subsariana indicam que apenas 12-25% das pessoas infectadas com o VIH têm conhecimento do seu estado. Embora isto represente um aumento substancial em relação a uma década atrás, a maioria das pessoas infectadas com o VIH nos países de rendimento baixo e médio continua a não saber que está infetada. Este e outros obstáculos substanciais à TAR, incluindo questões económicas, sociais, logísticas e de recursos humanos, têm de ser resolvidos de forma agressiva antes de se concretizar o objetivo de aumentar os cuidados de saúde para o VIH".

Uma nova preocupação sobre a expansão da TARV é notada entre os Actores Globais da Saúde (GHA), na medida em que, com a atual depressão financeira, a fadiga dos doadores também se está a instalar, o que está a causar preocupação sobre como os novos casos de infecções por VIH vão ser tratados, para não falar dos que já estão a tomar medicamentos. Koole & Colebunders, (2010) recordam-nos este novo desafio:

"Os desafios para tratar todos os doentes com infeção pelo VIH são enormes. Enquanto o peso da doença está a aumentar, os fundos permanecem os mesmos ou estão a diminuir. Não só temos de tratar mais doentes, tratá-los mais cedo e fornecer melhores medicamentos, como também temos de tratar um número crescente de doentes com vírus resistentes (não só devido à fraca adesão, mas também devido ao esgotamento das reservas de anti-retrovirais)".

Koole & Colebunders, (2010) alertam ainda para o facto de que: "Existe um pessimismo crescente entre os doadores quanto à forma de lidar com a dificuldade do tratamento do VIH em contextos de escassez de recursos. Há um movimento no sentido do controlo de outras doenças com terapias menos dispendiosas e de duração limitada e do reforço dos sistemas de saúde em vez do fornecimento de anti-retrovirais. O financiamento do tratamento do VIH deve ser novamente inscrito na agenda internacional, caso contrário os esforços do passado terão sido em vão".

Estas preocupações, tal como acima referidas, foram eloquentemente reveladas pelo último relatório da International Treatment Preparedness Coalition, (ITPC), "Missing the Target 8"; este relatório alerta para o atual retrocesso dos países do G8 no seu compromisso de disponibilizar fundos para apoiar os programas de VIH/SIDA, incluindo os aspectos relacionados com o tratamento. O relatório refere que:

"O financiamento dos principais doadores, como o Fundo Mundial de Luta contra a SIDA, a Tuberculose e a Malária e o Plano de Emergência do Presidente dos Estados Unidos para o Alívio da SIDA (PEPFAR), está a estagnar ou a diminuir, e os relatórios de vários países africanos no ano passado (República Democrática do Congo, Moçambique, África do Sul, Uganda e Zâmbia, por exemplo) indicam que os seus programas governamentais de tratamento antirretroviral (TARV) estão a recusar pacientes devido a cortes no financiamento interno e externo", ITPC, (2010).

Esta experiência atual de cortes no financiamento e a situação em cada país exigem uma melhor análise dos progressos em curso em matéria de tratamento, caso contrário, pode haver muita retórica por parte das agências governamentais de saúde, mas, na realidade, não se vêem grandes progressos. De facto, no que diz respeito à criação de um sistema de saúde, o relatório refere ainda que

"A paralisação da resposta à SIDA condena o esforço de reforço dos sistemas de saúde que é agora popular entre os principais doadores. Não será possível construir sistemas de saúde sustentáveis e credíveis enquanto as filas de espera para os medicamentos contra a SIDA aumentam. As conclusões do relatório demonstram claramente que os programas que obtiveram êxitos duramente conquistados contra a SIDA estão agora a ser privados de apoio financeiro - um desenvolvimento que os impede de se aproximarem do objetivo de proporcionar o acesso universal ao tratamento, à prevenção e aos cuidados do VIH até 2010",

(Ibid).

O debate sobre o financiamento do programa VIH/SIDA através dos intervenientes na saúde mundial e de muitas das agências internacionais continuará a ser travado enquanto a doença continuar a propagar-se e não for descoberta uma cura adequada num futuro próximo.

A ideia de que o investimento no sistema de saúde, como forma de travar o flagelo do VIH e aumentar o tratamento, está a funcionar é explicada nos mitos e realidades actuais apontados pelo ITPC, (2010), o que também é defendido por Piot et al, (2009), apresentados abaixo:

MITOS	REALIDADES
Está a ser gasto demasiado dinheiro com a SIDA	O financiamento da luta contra a SIDA é inferior em milhares de milhões de dólares ao que é necessário: • necessário em 2010: 25,1 mil milhões de dólares • investidos em 2008: 13,7 mil milhões de dólares • défice de financiamento para 2010: 11,4 mil milhões de dólares - partindo do princípio de que o mundo mantém o seu compromisso com a SIDA anterior à crise económica.
O dinheiro gasto com a SIDA é gasto em detrimento de outras necessidades de saúde ou do investimento em sistema de saúde	O montante total da ajuda ao desenvolvimento quadruplicou de 5,6 mil milhões de dólares em 1990 para 21,8 mil milhões de dólares em 2007, em grande parte devido ao aumento do financiamento e dos compromissos em matéria de VIH/SIDA. Embora o Fundo Mundial e o PEPFAR se encontrem entre os maiores financiadores mundiais da luta contra a SIDA, são também alguns dos maiores investidores em sistemas de saúde, com 35% e 32% dos respectivos financiamentos dedicados especificamente ao reforço dos sistemas de saúde.
O reforço do sistema de saúde, por si só, ajudará a resolver os problemas de saúde, incluindo a SIDA.	Sistemas de saúde fortes, por si só, não garantem cuidados de saúde equitativos e universais. As abordagens de saúde pública do passado não conseguiram chegar aos mais marginalizados - mulheres, HSH, trabalhadores do sexo, UDI, os muito pobres e os que vivem nas zonas rurais. Os sistemas de saúde precisam de ter fôlego e atenção.
A prevenção é mais importante do que o tratamento.	Os activistas nunca colocam a prevenção e o tratamento uns contra os outros - no terreno, trabalham em conjunto. O tratamento pode permitir uma prevenção mais eficaz, reduzindo a transmissão e encorajando a realização de testes, e a prevenção torna o tratamento acessível.
A SIDA foi abordada ao contrário da saúde materna e	A crise da SIDA ainda não terminou. Os activistas da SIDA têm sido os mais eficazes para a saúde na história. A energia e a paixão dos activistas da SIDA podem ser

outras doenças.	utilizados para construir sistemas de saúde mais fortes e para resolver o problema da saúde materna e infantil - uma vez que todas estas questões estão interligadas. Deixemos de pôr as doenças umas contra as outras.

Alguns dos constrangimentos dos sistemas de saúde e possíveis respostas, tal como referido por Travis et al (2004), são apresentados em seguida:

	Resposta específica da doença	**Resposta do sistema de saúde**
Restrições		
Inacessibilidade financeira: incapacidade de pagar; taxa informal	Isenções/preços reduzidos para doenças focais	Desenvolvimento de estratégias de partilha de riscos.
Inacessibilidade física: distância das instalações.	Divulgação das doenças focais	Reconsideração do plano a longo prazo para o investimento de capital e para a instalação de instalações.
Pessoal com competências inadequadas	Workshops de educação e formação contínuas para desenvolver competências em doenças focais.	Revisão dos currículos básicos de formação médica e de enfermagem para garantir que as competências adequadas sejam incluídas na formação básica
Pessoal pouco motivado	Incentivos financeiros para recompensar a prestação de serviços prioritários específicos.	Instituição de sistemas adequados de avaliação do desempenho, criando uma maior clareza das funções e das expectativas em relação ao desempenho das funções, revisão das estruturas salariais e dos procedimentos de promoção.
Planeamento e gestão deficientes	Workshops de educação e formação contínuas para desenvolver competências em matéria de planeamento e gestão	Reestruturação dos ministérios da saúde, recrutamento e desenvolvimento de um quadro de gestores especializados
Falta de ação e de parceria intersectorial.	Criação de comités e grupos de trabalho intersectoriais especiais, centrados na doença, a nível nacional.	Criar sistemas de governo local que integrem representantes da educação, da saúde e da agricultura e promovam a responsabilização das estruturas de governação local perante a população.
Má qualidade dos cuidados	Formação para os prestadores do	Desenvolvimento de sistemas de

prestados pelos prestadores do sector privado.	sector privado.	acreditação e de regulamentação.

Quadro 2: Constrangimentos típicos dos sistemas e possíveis respostas específicas para cada doença e para os sistemas de saúde. Fonte: Travis et al, (2004).

Uma vez que a construção para promover uma melhor saúde está consagrada nos ODM, Singh (2006) cita o relatório do PNUD de 2005 sobre os objectivos de desenvolvimento do milénio que "adverte que os objectivos não serão atingidos até 2015 nos países mais necessitados e, de facto, avisa que a situação em África pode mesmo piorar". Colocou as seguintes questões:

"O que é que pode ser feito para garantir alguma medida de sucesso no esforço dos ODM no domínio da saúde? Deverá o reforço dos sistemas de saúde ser considerado um objetivo de "primeira ordem" no âmbito dos ODM de "ordem superior" para garantir, pelo menos, os pré-requisitos institucionais e de sistema de uma melhor saúde para todos no futuro, talvez depois de 2015 - um "segundo melhor" resultado na ausência de um "primeiro melhor" resultado dos ODM?

A essência da questão aqui é como podem os países pobres aproveitar a dinâmica dos ODM para melhorar a saúde nos seus respectivos países? Singh, (2006) disse:

"A sugestão aqui é que uma orientação política a favor dos pobres para garantir os ODM no domínio da saúde para os quintis mais baixos deve ser acompanhada por uma estratégia de reforço dos sistemas de saúde. E, para isso, é necessário aproveitar a oportunidade proporcionada pela dinâmica global em torno dos ODM para reforçar os sistemas...".

No entanto, o apelo a uma maior despesa com o VIH/SIDA está a ser questionado no que diz respeito ao desenvolvimento dos sistemas de saúde, na medida em que o seu efeito pode ter os possíveis efeitos deletérios noutros serviços de saúde, El-Sadr & Abrams, (2007); embora reconheçam que: "A rápida expansão dos cuidados e do tratamento do VIH em contextos de recursos limitados irá, sem dúvida, melhorar as condições das comunidades devastadas por esta epidemia em todo o mundo e permitir que as pessoas que vivem com o VIH tenham uma vida mais longa e mais produtiva".

Na era dos recursos cada vez mais escassos para as actividades de saúde, como podemos fazer mais com menos recursos disponíveis? El-Sadr & Abrams, (2007) argumentam que: "os esforços para aumentar os cuidados e o tratamento do VIH em países com recursos limitados, se forem concebidos e implementados com o objetivo adicional de alcançar amplos benefícios para a saúde, podem servir de catalisador para o estabelecimento de sistemas de saúde mais eficazes e reactivos. Para determinar estes efeitos mais amplos, é necessário estabelecer mecanismos que permitam responder a questões pertinentes de investigação e avaliação".

Embora o argumento para a construção de sistemas de saúde mais fortes persista, a crise económica não está a abrandar facilmente e, tal como sugere o relatório "Missing the Target 8", os compromissos para com o VIH/SIDA a partir de 2010 não foram realmente cumpridos como prometido; por isso, no seu discurso de apresentação deste relatório, o Dr. Peter Mugyenyi, Diretor Executivo do Joint Clinical Research Centre em Kampala, Uganda, uma das organizações mais conceituadas que prestam serviços clínicos e de investigação na luta contra o VIH/SIDA, afirmou

"No meu país, o Uganda, o apoio financeiro do PEPFAR e de outras entidades doadoras, nos últimos dois anos, foi inferior ao previsto, o que obrigou muitas instalações a recusar novos doentes seropositivos que procuravam tratamento antiretroviral. As pessoas que já estão a receber tratamento e os seus prestadores de cuidados de saúde estão preocupados com o facto de o financiamento insuficiente poder forçar um racionamento dos cuidados de saúde que levaria a que o acesso de alguns pacientes à TAR fosse totalmente revogado, a não ser que pagassem por ela - se os medicamentos estiverem sequer disponíveis nas farmácias e nas clínicas - do seu próprio bolso. Dados os custos dos ARVs e os altos níveis de pobreza, essa não é uma opção para a maioria das pessoas em Uganda ou em qualquer outro lugar do mundo em desenvolvimento".

A declaração supra mostra que os intervenientes internacionais no domínio da saúde mundial desempenham um papel extremamente importante no apoio à saúde frágil nos países em desenvolvimento, mas também salienta que esses mesmos países em desenvolvimento dão prioridade às iniciativas de desenvolvimento, incluindo a saúde, na sua própria estrutura nacional. É indubitável que, em todos estes debates, houve muitos argumentos a favor e contra a profundidade e a penetração de todos os esforços dedicados financeiramente ou de outra forma à saúde mundial, incluindo a pandemia de VIH/SIDA.

Marchal et al, (2009), na sua análise dos actores da saúde mundial, admitem que houve recentemente explosões nas iniciativas mundiais que alteraram drasticamente o panorama da saúde pública e da ajuda internacional. Observaram que estas iniciativas se concentraram inicialmente em actividades relacionadas com doenças específicas, sem ter em conta o grande problema mais vasto da fragilidade dos sistemas de saúde nos países de baixo rendimento, especialmente na África Subsariana.

De facto, Coovadia e Hadingham, (2005), observaram que: "Uma das principais razões para a aparente ineficácia das intervenções a nível mundial são as deficiências históricas dos sistemas de saúde dos países subdesenvolvidos, que contribuem para estrangulamentos na distribuição e utilização dos fundos. O reforço destes sistemas de saúde, embora constitua uma componente vital da luta contra a epidemia mundial, deve, no entanto, ser acompanhado da atenuação de outros factores determinantes. Estes são intrinsecamente complexos e incluem factores sociais e ambientais, comportamentos sexuais, questões de direitos humanos e factores biológicos, que contribuem todos para a transmissão, a progressão e a mortalidade do VIH. Um fator igualmente importante é a garantia de um equilíbrio equitativo entre os programas de prevenção e de tratamento, a fim de enfrentar de forma holística os desafios colocados pela epidemia".

Em retrospetiva, Marchal et al, (2009) fizeram as seguintes observações em relação a estes actores da saúde mundial que estão a defender as iniciativas de saúde mundial:

• O reforço do sistema de saúde (HSS), a nova palavra de ordem nos debates sobre a saúde internacional, corre o risco de se tornar um conceito de contentor que é utilizado para rotular intervenções muito diferentes.

• Muitas iniciativas e agências de saúde mundiais (que designamos por "actores da saúde mundial") afirmam que as suas actividades apoiam o reforço dos sistemas de saúde.

• A maior parte das actuais estratégias de HSS são, de facto, intervenções selectivas, específicas para cada doença, e os seus efeitos podem prejudicar o progresso em direção ao objetivo a longo prazo de um sistema de saúde eficaz, de alta qualidade e inclusivo.

• Para aproveitar a janela de oportunidade para redefinir o reforço do sistema de saúde, é necessário ultrapassar uma série de obstáculos. Estes incluem a definição do objetivo exato das estratégias de reforço dos sistemas de saúde e a procura do equilíbrio certo entre os papéis dos sistemas de saúde na prevenção e no tratamento das doenças.

Embora as observações acima referidas se destinem a funcionar como um equilíbrio crítico e a controlar as actividades dos intervenientes na saúde mundial, trata-se, de facto, de um apelo a uma maior responsabilização pelos fundos que estão a ser gastos, com ou sem razão, em nome da promoção de uma melhor saúde no mundo.

Por conseguinte, os debates actuais sobre a disponibilidade de financiamento para apoiar os programas de VIH/SIDA no âmbito dos sistemas de saúde, incluindo a expansão do tratamento através da terapia antirretroviral, apelam a que se chegue aos grupos que são marginalizados. O relatório recente do ITPC, 2010, fornece uma avaliação generalizada dos desafios e oportunidades do tratamento; no entanto, não é feita qualquer menção clara ao destino das crianças que sempre foram a "face ausente da SIDA" UNICEF, (2005). Por conseguinte, a secção seguinte tenta destacar a situação das crianças em matéria de TAR, no contexto global, mas com um enfoque específico no Uganda, país que acolhe o trabalho de investigação.

2.5.3 Desafios da terapia antirretroviral pediátrica no quadro dos sistemas de saúde

2.5.3.1 A análise da situação global

Mais de 90% dos 2,3 milhões de crianças infectadas pelo VIH vivem na África Subsariana (ONUSIDA/OMS 2006). Na África Subsariana (SSA), a região mais devastada pelo VIH/SIDA, calcula-se que apenas 3-4% das crianças infectadas pelo VIH que necessitam de tratamento imediato o recebem efetivamente, ONUSIDA/OMS (2005).

A UNICEF (2005) afirma explicitamente que "todos os dias, há cerca de 1 800 infecções em crianças com menos de 15 anos, a maior parte das quais resulta da transmissão de mãe para filho; 1 400 crianças com menos de 15 anos morrem de doenças relacionadas com a SIDA. Além disso, passados 20 anos, menos de 10% das mulheres grávidas estão a receber serviços para prevenir a transmissão do VIH aos seus filhos. Eley & Nuttall, (2007) observam que "menos de 10% de todas as crianças infectadas pelo VIH que necessitam de terapia antirretroviral na África Subsariana estão efetivamente a receber terapia" (ver também AVERT, 2008). O grande desafio na expansão da TARV para as crianças resulta do facto de que, apesar do grande esforço feito para combater a doença, as crianças continuam a ser a "face ausente" do esforço UNICEF, (2005).

Segundo estimativas da ONUSIDA/OMS, o número de crianças infectadas pelo VIH que morrem por hora é de 40. Calcula-se que haja 1500 novas infecções pediátricas por dia (ONUSIDA/OMS 2006) atribuídas em grande parte à transmissão vertical, com taxas de transmissão nos países em desenvolvimento que variam entre 25-40% devido ao acesso limitado a intervenções para a PTV (Prendergast et al. 2007: 68).

O outro desafio sério para os países em desenvolvimento é a transmissão do VIH através da amamentação prolongada, embora haja atualmente debates sobre a questão do equilíbrio entre o risco de transmissão do VIH através do leite materno e o "aumento da morbilidade por gastroenterite e desnutrição na ausência de amamentação", (Coovadia et al, 2007) citado por Prendergast et al. (2008); ver também Onyango et al, (2007). Vários estudos destacaram uma série de desafios específicos de controlo imunitário que afectam a geração eficaz de respostas imunitárias por crianças infectadas pelo VIH, ver Kourtis et al, (1996) e Kiepiela et al, (2004).

Prendergast et al, (2007) resume as desvantagens da infeção pediátrica no que diz respeito ao sistema imunitário. Estas incluem o facto de que: a infeção ocorre antes de o sistema imunitário estar completamente desenvolvido, o que está associado à destruição do sistema imunitário em desenvolvimento pelo VIH; existe uma elevada frequência de genes do *antigénio leucocitário humano* (HLA) associada a um controlo deficiente do VIH; o vírus transmitido adapta-se aos alelos HLA maternos (e paternos) e, por conseguinte, é pré-adicionado ao HLA da criança; a prevenção da transmissão de mãe para filho (por exemplo, nevirapina em dose única) aumenta a proporção de crianças infectadas que progridem rapidamente para o VIH.por exemplo, nevirapina em dose única[®]) aumenta a proporção de bebés infectados que progridem rapidamente para a doença (embora as taxas de transmissão sejam reduzidas); presença de anticorpos anti-HIV passivos de origem materna e não neutralizantes (que podem inibir o desenvolvimento de respostas imunitárias específicas do VIH na criança). Estas desvantagens implicam que, sem um diagnóstico precoce e sem o início da TARV para as crianças infectadas pelo VIH, a progressão das infecções oportunistas em crianças com um sistema imunitário fraco ou não desenvolvido é rápida, conduzindo a muitos casos mortais.

A tendência do TARV pediátrico no Uganda é caraterística do que está a acontecer noutros países da África subsariana. Um artigo escrito por Juliet Waswa publicado pelo jornal New Vision no Uganda a 15 de outubro de 2007 afirmava que:

"De acordo com um relatório do Ministério da Saúde, atualmente, menos de uma em cada cinco crianças que necessitam de TAR está a recebê-la. Estima-se que existam mais de 100.000 crianças a viver com VIH/SIDA no Uganda; 47.000 crianças necessitam de tratamento e apenas 8.000 estão a receber TAR. Na realidade, mais de 50.000 crianças que vivem com o VIH têm necessidade imediata de terapia antirretroviral (TAR)".

Estudos anteriores mostraram que, sem acesso à TAR, a mortalidade relacionada com o VIH entre as crianças na ASS foi estimada em 60% e 75% aos 2 e 5 anos de idade, respetivamente, ver Nicoll et al, (1994); Spira et al, (1999); Obimbo et al, (2004); Dabis et al, (2001), bem como Song et al, (2007). Esta taxa é muito elevada em comparação com as taxas de mortalidade dos seus congéneres na Europa e nos EUA, que se situam entre 10-20%, Blanche, (1990).

Prendergast et al. (2007) observaram ainda que:

"Os factores que contribuem para esta diferença incluem uma taxa mais elevada de outras infecções, má nutrição e deficiências de micronutrientes nos países em desenvolvimento"; (ver também Tindyebwa et al, (2004). As crianças infectadas pelo VIH em zonas hiperendémicas de malária têm uma maior suscetibilidade à malária, níveis mais elevados de parasitemia e anemia malárica mais grave em comparação com os seus pares que são seronegativos; ver Whiteworth et al, (2000) e Otieno et al, (2006).

Apesar das elevadas taxas de mortalidade infantil devido ao acesso muito limitado à TAR, estudos realizados pelo Instituto Nacional de Alergia e Doenças Infecciosas (NIAID) concluíram que os bebés seropositivos têm mais hipóteses de sobreviver se lhes forem administrados ARV imediatamente (Henry Kaiser Family Foundation, (2008). Este estudo do NIAID, realizado na África do Sul e que envolveu 337 bebés com idades compreendidas entre as 6 e as 12 semanas, e que procurou determinar se a terapia precoce com medicamentos ARV durante um período de tempo limitado adiaria a progressão do VIH, revelou que 96% dos bebés que receberam tratamento ARV imediato estavam vivos dois anos após o nascimento, em comparação com 84% dos que receberam tratamento mais tarde (Ibid).

Durante a 4th Conferência da IAS sobre Patogénese, Tratamento e Prevenção do VIH, realizada em 25 de julho de 2007 em Sydney, Annette Sohn, citada em (Henry Kaiser Family Foundation 2008), observou que

"As crianças que vivem com o VIH/SIDA nos países em desenvolvimento precisam de ter acesso a medicamentos anti-retrovirais especializados e a outros tratamentos... Estas conclusões (do NIAID) têm implicações para as diretrizes sobre o momento da terapia antirretroviral na primeira infância e apoiam a necessidade de um melhor diagnóstico precoce dos bebés e de uma transição eficaz para os cuidados de saúde. Por isso, só sabemos que estão infectados quando já estão muito doentes. Nessa altura, é frequentemente demasiado tarde para prevenir infecções oportunistas e maximizar os benefícios da terapia antirretroviral".

Outro estudo sobre a eficácia da Terapia Antirretroviral Altamente Ativa (HAART) em crianças infectadas pelo VIH-I em Mombaça, no Quénia, concluiu que

"Uma abordagem de saúde pública para a utilização de um regime de tratamento na forma genérica mostrou uma excelente eficácia entre crianças infectadas pelo VIH, sem tratamento prévio, num país com recursos limitados. Ocorreu uma melhoria clínica e imunológica em todos os doentes, mas 9 meses após o início da terapêutica, apenas 55% das crianças tinham uma carga viral indetetável" Song et al, (2007).

Além disso, um estudo efectuado por Fassinou et al, (2004) em Abidjan, na Costa do Marfim, concluiu que 50% das crianças atingiram uma carga viral indetetável depois de lhes ter sido administrada HAART durante uma média de 756 dias. O mesmo estudo observou também uma diminuição significativa da incidência de pneumonia e de diarreia aguda, e as pontuações de peso para a idade melhoraram significativamente durante o período em que as crianças estiveram sob tratamento, indicando a aceitabilidade e a tolerância da HAART entre as crianças envolvidas nesta investigação clínica. Do mesmo modo, um estudo de coorte realizado no Uganda, no Mulago National Referral Hospital, entre julho de 2003 e março de 2006, por Kabue et al. (2008) para avaliar os factores clínicos associados ao crescimento em 749 crianças infectadas pelo VIH, com uma idade média de 7,5 anos sob TARV, concluiu que os percentis de peso para a idade e a pontuação z melhoraram significativamente após o início da TARV. As conclusões destes estudos traçam um quadro otimista no que respeita ao aumento do acesso e da utilização da TARV para o grande número de bebés e crianças infectados pelo VIH na África Subsariana, utilizando uma abordagem de saúde pública. No entanto, continuam a existir vários desafios para aumentar o acesso à TAR aos bebés e crianças infectados pelo VIH que vivem com SIDA nos países em desenvolvimento.

Eley & Nuttall, (2007) afirmam que existem muitos constrangimentos que impedem estas crianças de terem acesso a cuidados adequados, e citam os seguintes como alguns dos principais constrangimentos, entre outros:

"A magnitude da epidemia pediátrica, os interesses concorrentes dos cuidados para adultos, as inadequações do sistema de saúde, os desafios técnicos e os factores relacionados com os doentes".

No mesmo contexto dos sistemas de saúde, Michaels et al, (2006) observaram que: "A falta de pessoal, as infra-estruturas deficientes, as políticas e os procedimentos, as condições socioeconómicas e, em menor grau, o financiamento dominaram as respostas".

Além disso, Zachariah et al. (2007) observaram que:

"Apesar da intensidade crescente dos esforços actuais para oferecer TAR às crianças que vivem em contextos de recursos limitados, subsistem obstáculos substanciais, tais como a formação e a experiência limitadas dos prestadores de serviços no tratamento de crianças; a falta de formulações anti-retrovirais pediátricas praticáveis e fáceis de utilizar; a inexistência de combinações de doses fixas, o que torna o tratamento mais difícil de administrar e de aderir; o elevado custo dos medicamentos anti-retrovirais pediátricos, que podem ser até dez vezes mais caros do que as formulações correspondentes para adultos; e a falta de tecnologias simples e acessíveis para confirmar a infeção pelo VIH em crianças com menos de 18 meses de idade"; (ver também (Curran et al. 2005: 113).

Muitos estudos de investigação e experiências práticas no terreno no domínio do tratamento do VIH/SIDA, tanto em adultos como em crianças, sugerem uma série de desafios na expansão da TAR em contextos de recursos limitados.

Estes desafios vão desde a gestão, monitorização e tratamento de crianças infectadas pelo VIH e constituem sérios impedimentos aos esforços das diferentes partes interessadas para tomar medidas para o bem-estar das crianças seropositivas. O estatuto das crianças no âmbito dos sistemas de saúde enfrenta muitos desafios, tal como recapitulado por Prendergast et al (2007) da seguinte forma:

"...dados farmacocinéticos inadequados; não existem formulações pediátricas disponíveis, as doses têm de ser ajustadas à medida que as crianças crescem; a adesão é difícil devido à natureza das formulações (má palatabilidade do xarope, comprimidos grandes para crianças) e às restrições alimentares; menos opções de medicamentos (por exemplo amprenavir® , efavirenz® não aprovado para crianças com menos de três anos de idade; menos dados sobre a toxicidade dos medicamentos nas crianças; a apresentação dos efeitos tóxicos pode ser inespecífica para as crianças pequenas; os efeitos tóxicos a longo prazo podem ser maiores devido à maior duração da terapêutica iniciada na infância do que na idade adulta; as crianças pequenas dependem de prestadores de cuidados que podem estar doentes para administrar os medicamentos; a adesão pode ser difícil em determinadas idades (por exemplo, infância, adolescência); a adesão pode ser difícil em determinadas idades (por exemplo, infância, adolescência).por exemplo, infância, adolescência); e as crianças podem não ter conhecimento do seu estado de VIH, o que agrava as dificuldades de adesão..."

Embora estes desafios possam não ser intransponíveis nos países desenvolvidos, constituem barreiras importantes nos sistemas de saúde com poucos recursos dos países em desenvolvimento e afectaram negativamente a capacidade das partes interessadas a diferentes níveis para melhorar o acesso das crianças seropositivas ao TARV.

Por exemplo, Winter, (2004) fez uma observação semelhante: durante muito tempo, a principal política no Uganda era que as crianças seropositivas não podiam ser testadas. O principal argumento era que as crianças seropositivas seriam discriminadas pelos prestadores de cuidados e outras pessoas.

Rujumba et al, (2010), num estudo recente sobre as experiências dos prestadores de cuidados de saúde nos cuidados pediátricos do VIH/SIDA, afirmaram que

"Os principais desafios na prestação de serviços pediátricos de VIH estão relacionados com a falta de conhecimentos em matéria de cuidados pediátricos para o VIH, a falta de competências de aconselhamento entre os prestadores de serviços e as limitações relacionadas com o sistema de saúde. Para melhorar os cuidados pediátricos em matéria de VIH, é necessário formar os profissionais de saúde no aconselhamento de crianças, incluindo questões de revelação, sexualidade e abuso sexual, e abordar os medos relacionados com a morte e um futuro incerto. Os profissionais de saúde devem também receber formação para desenvolverem competências que permitam estabelecer relações benéficas com os prestadores de cuidados às crianças, a fim de melhorar os serviços de cuidados. A disponibilização de serviços, diretrizes e fórmulas ARV adaptadas às crianças pode constituir uma janela de esperança para a melhoria dos serviços de aconselhamento e despistagem do VIH para crianças".

Alguns dos desafios específicos para o aumento do TARV em crianças são referidos a seguir:

Formulações de medicamentos contra o VIH para crianças: um estudo realizado por Hardon e Daniels (2006) chegou a conclusões semelhantes na sua avaliação rápida: "A maioria dos países refere a falta de formulações pediátricas como um problema específico. Os pais são assim obrigados a partir ou a esmagar comprimidos para adultos, o que pode levar a uma sobredosagem e/ou subdosagem..." Isto mostra que existe uma lacuna nos aspectos políticos e terapêuticos relacionados com o TARV. É necessária mais investigação para testar a segurança e a eficácia dos ARV de primeira e segunda linha para crianças, e para desenvolver combinações de doses fixas para crianças (Ibid).

Revelação do estado serológico das crianças relativamente ao VIH: Prendergast et al, (2007) observaram que, "A revelação do diagnóstico de uma criança pode ser difícil devido ao efeito sobre os outros membros da família, à incerteza quanto ao futuro e à estigmatização. Os pais preocupam-se frequentemente com o facto de a revelação poder ter efeitos psicossociais negativos na criança". Acrescentam ainda a preocupação de como a incerteza sobre o futuro das crianças e a estigmatização do ambiente social podem afetar a revelação do estado de VIH das crianças infectadas pelo VIH, afectando assim a eficácia da TAR e a adesão, (Ibid). De facto, este sentimento é agravado se os pais não tiverem meios para dar aos seus filhos o tratamento e a nutrição necessários.

Nalgumas circunstâncias, alguns pais podem não estar dispostos a levar os seus filhos para fazer o teste do VIH se suspeitarem que os resultados do teste serão positivos. Existe muita fobia à estigmatização gerada pela SIDA, pelo que as pessoas que cuidam de crianças suspeitas de serem seropositivas receiam que a sua criança e toda a sua família sofram preconceitos se a criança for diagnosticada como seropositiva.

Numa nota semelhante, Reddington et al, (2000) citado em Henry Kaiser Family Foundation (fevereiro de 2008) observou que:

"Devido ao estigma em torno do VIH, os pais e os prestadores de cuidados não estão muitas vezes dispostos a tornar público que a criança a seu cargo é seropositiva. E este facto pode, por vezes, levar a problemas de adesão. Por exemplo, os prestadores de cuidados podem ter relutância em preencher os formulários de prescrição na sua comunidade local ou podem não informar a escola da criança sobre o seu estado, o que pode levá-la a não tomar as doses do medicamento durante o dia de escola."

Adesão à TARV em crianças infectadas pelo VIH: Boni et al, (2000) observaram que muitas variáveis influenciam a adesão a um único medicamento ou a um regime mais complexo. Estas incluem a formulação dos medicamentos, o número de comprimidos, o horário de administração, o sabor, a interferência dos alimentos na absorção, a duração do tratamento, os acontecimentos adversos (qualidade, quantidade e frequência), o estado clínico e a eficácia. Além disso, o sabor, a palatabilidade, a formulação líquida, a facilidade de administração, o número de comprimidos e a interação com os alimentos constituem factores determinantes da adesão ao tratamento entre as crianças (ibid).

(Curan et al. 2005: 116) também observaram que o regime de doses complexas e os efeitos secundários dos medicamentos constituem alguns dos factores mais importantes na adesão. Outros factores determinantes da adesão, especialmente nas zonas rurais, incluem as restrições financeiras, a disponibilidade do doente para iniciar e manter o tratamento, a educação do doente e o aspeto da supervisão direta da ingestão de medicamentos (ibid).

Wakabi, (2008), observou que: "embora a introdução de medicamentos genéricos e o aumento do financiamento dos programas de VIH/SIDA tenham permitido que mais doentes nos países africanos tivessem acesso à TARV, a preocupação com o baixo nível de adesão em vários países é cada vez maior".

Afirma ainda que as causas da baixa adesão são o custo elevado do TARV, as longas distâncias até às clínicas, a falta de transporte para as instalações de distribuição, o fornecimento intermitente de medicamentos, o medo da estigmatização, a documentação deficiente e a falta de acesso a informações corretas. Para além disso, os medicamentos têm efeitos secundários que podem levar os pacientes a não tomar ou a interromper as doses (ibid).

Alguns académicos sugeriram que os programas de cuidados domiciliários têm potencial para reduzir os problemas de adesão entre os pobres das zonas rurais e urbanas. Weidle et al. (2006), no seu estudo sobre a adesão à TARV em cuidados domiciliários de doentes com SIDA, observaram que

"O programa de cuidados ao domicílio eliminou as restrições económicas externas à retenção nos cuidados e à adesão, fornecendo terapia antirretroviral gratuita ao domicílio."

Co-infecções de malária e tuberculose: Nas zonas rurais e nos meios pobres do Uganda, a prevalência da malária, da tuberculose e da pneumonia são problemas graves de saúde infantil. Bates et al, (2004) descobriram que "até 70% dos indivíduos seropositivos em África foram co-infectados com *Mycobacterium tuberculosis*. A imunossupressão associada à infeção por VIH é um forte fator de risco para a progressão da infeção latente por TB para doença ativa e morte."

Nutrição e TARV entre crianças infectadas pelo VIH: neste importante aspeto da saúde, especialmente a resposta ao VIH/SIDA, Bates et al, (2004) também observaram que

"A malária influencia negativamente a nutrição ao restringir a ingestão de alimentos através da anorexia e dos vómitos; as crianças pequenas que sofrem ataques frequentes de malária não ganham peso e têm um crescimento retardado e um desenvolvimento cognitivo deficiente... um mau estado nutricional está associado à vulnerabilidade à progressão da infeção por tuberculose para a doença. A baixa massa corporal e a escassez de alimentos têm sido associadas a aumentos na infeção e mortalidade por tuberculose".

Collins et al, (2006) observaram que "na África subsariana, uma elevada proporção de crianças gravemente subnutridas admitidas em unidades de reabilitação nutricional são agora também seropositivas, particularmente aquelas com marasmo".

Note-se também que as complicações relacionadas com a infeção que levam à desnutrição incluem anorexia, sintomas orais e esofágicos, como a dor, que limitam a ingestão de alimentos, má absorção e diarreia. O estado de subnutrição resultante em pessoas com VIH/SIDA prejudica ainda mais as funções imunitárias e pode acelerar a progressão da doença (Kiure et al, 2002), citado em Curan et al. 2005: 114-115). A este respeito, Heikens et al, (2008) também observou que:

"No passado, as unidades de reabilitação nutricional admitiam normalmente crianças doentes gravemente desnutridas durante períodos de insegurança alimentar ou no período pós-desmame (6-36 meses de idade), mas na África subsariana admitimos agora crianças gravemente desnutridas infectadas pelo VIH fora deste intervalo".

Insuficiências do sistema de saúde: os debates sobre a situação dos sistemas de saúde foram muito bem discutidos acima e reconheceram, sem dúvida, que o desenvolvimento dos sistemas de saúde é fundamental para o diagnóstico, a gestão e a monitorização eficazes dos resultados do tratamento. Devido ao fraco investimento nas infra-estruturas de apoio ao aumento da TARV pediátrica em países com escassez de recursos, é de esperar que o equipamento, o pessoal bem formado e confiante e o fornecimento de medicamentos sejam inadequados para fazer face às crescentes exigências do flagelo da SIDA para o sistema de saúde.

Em 'tratamento para crianças com VIH e SIDA', a AVERT, (2010b) observou que as principais barreiras ao teste e tratamento de crianças estão intimamente relacionadas com:

• problemas com os testes, em que as autoridades de saúde podem não ter capacidade técnica, sistemas deficientes de análise laboratorial, problemas de transporte de espécimes e resultados e pouca confiança na prestação de cuidados às crianças.

• falta de tratamento adequado; muitas das formulações de medicamentos pediátricos disponíveis são frequentemente inacessíveis nas zonas que mais necessitam deles. As formulações pediátricas disponíveis podem ser significativamente mais caras do que as equivalentes para adultos, pelo que é extremamente necessário alargar o desenvolvimento de combinações de dose fixa baratas para crianças.

• Problemas de adesão; o estigma em torno do VIH também pode levar a problemas de adesão se os pais e os prestadores de cuidados não estiverem dispostos a tornar publicamente conhecido que a criança a seu cargo é seropositiva. Por exemplo, os prestadores de cuidados podem ter relutância em aviar receitas médicas na sua comunidade local ou podem não informar a escola da criança sobre o seu estado, o que pode levar a que esta não tome as doses de medicamentos durante o dia de escola. Podem também hesitar em administrar os ARV se estiverem presentes outras pessoas quando a criança os vai receber.

2.5.4 Perspetiva da UNICEF sobre os desafios aos serviços de saúde para crianças com VIH/SIDA

Um Fórum de Parceiros Globais sobre Órfãos e Crianças Vulneráveis sob a égide da UNICEF, em 2006, forneceu mais informações sobre os desafios para as crianças com VIH/SIDA:

Reforço da PMTCT

Embora nos últimos sete anos tenham sido iniciadas intervenções para a prevenção da transmissão do VIH de mãe para filho num número crescente de países, a cobertura global é ainda relativamente baixa. Enquanto não houver um acesso universal aos serviços de prevenção da transmissão vertical (PMTCT), um objetivo fixado no Fórum dos Parceiros

Globais da PMTCT realizado em Abuja, na Nigéria, em dezembro de 2005, as crianças continuarão a ser infectadas pelo VIH. Por conseguinte, são necessários mais investimentos para garantir o acesso universal aos serviços de PTV.

Mas mesmo quando os serviços de PTV estão disponíveis e são bem sucedidos, haverá sempre um pequeno número de crianças que continuam a ser infectadas pelo VIH. Embora, em teoria, as intervenções de PTV ofereçam uma oportunidade única para uma continuidade de serviços de prevenção, cuidados e tratamento para a mãe e a criança, na realidade, esta continuidade não está muitas vezes presente e as mulheres e crianças que receberam serviços de PTV perdem-se antes de os serviços de cuidados, apoio e tratamento serem iniciados.

Diagnóstico do VIH em crianças pequenas

Um dos desafios críticos na prestação de cuidados a crianças infectadas pelo VIH com menos de 18 meses de idade é a falta de diagnósticos específicos e acessíveis. Embora os testes de anticorpos contra o VIH habitualmente utilizados sejam baratos e fáceis de utilizar, não são fiáveis quando utilizados em crianças com menos de 18 meses de idade. Os testes de carga viral poderiam ser utilizados para detetar o VIH nestas crianças, mas estes testes são relativamente caros (entre 25 e 125 dólares) e menos fáceis de utilizar, pelo que não estão disponíveis na maioria das unidades de saúde dos países com recursos limitados. Dado que o diagnóstico do VIH nas crianças é o primeiro passo para a prestação de cuidados, apoio e tratamento, é essencial que os preços dos testes de diagnóstico e, em especial, dos testes de carga viral sejam significativamente reduzidos e que sejam desenvolvidos novos testes de diagnóstico mais fáceis de utilizar para crianças com menos de 18 meses de idade.

Acesso a tratamentos pediátricos

No início desta década, grupos de ação para o tratamento, grupos de pessoas que vivem com o VIH/SIDA e outros começaram a exigir o acesso ao tratamento ARV para as pessoas que vivem com o VIH em contextos de recursos limitados. O acesso aos ARV está a melhorar lentamente, em parte devido a iniciativas como a Iniciativa 3 por 5 da OMS e o trabalho da Fundação Clinton. Inicialmente, estas iniciativas têm-se centrado no tratamento de adultos e não no tratamento pediátrico. No entanto, foi visível uma mudança durante o último ano, por exemplo, com a implementação da Iniciativa 3 por 5, em que em vários países são agora também estabelecidos objectivos para aumentar o acesso ao tratamento pediátrico e programas apoiados pela Fundação Clinton, PEPFAR, UNICEF e outros para a implantação de ARV pediátricos.

A experiência no terreno mostra que, quando os ARV pediátricos estão disponíveis, a resposta das crianças em países com recursos limitados é tão boa como a observada nos países industrializados.

Existem no mercado formulações pediátricas de ARV sob a forma de xarope, mas são caras em comparação com as apresentações para adultos. Enquanto o tratamento antirretroviral combinado de dose fixa de primeira linha para adultos custa atualmente apenas 140 dólares por pessoa e por ano, as formulações pediátricas comparáveis custam quatro a oito vezes mais. O tratamento de segunda linha adequado para crianças pequenas é ainda menos acessível; além disso, os medicamentos são difíceis de manusear e os prestadores de cuidados a crianças pequenas têm frequentemente de partir e esmagar as formulações para adultos para as administrar às crianças, correndo o risco de subdosagem ou sobredosagem

Mas não é só o acesso aos ARV pediátricos que tem de ser assegurado; a administração de profilaxia com cotrimoxazol® (que custa apenas 0,03 dólares por criança e por dia) ajuda a prevenir as infecções oportunistas comummente adquiridas em crianças infectadas pelo VIH e pode reduzir o internamento e a estadia no hospital e a mortalidade até 43% (aos 24 meses de acompanhamento) em populações onde a terapia antirretroviral não está disponível. No entanto, até à data, apenas 1% das crianças que necessitam de profilaxia com cotrimoxazol® têm acesso a essa profilaxia.

Disponibilidade de infra-estruturas de cuidados, apoio e tratamento pediátricos

Em muitos contextos de escassez de recursos, não existe uma boa infraestrutura de cuidados, apoio e tratamento pediátricos e, em muitos casos, existem apenas algumas unidades de saúde que prestam cuidados, apoio e tratamento pediátricos. Um dos desafios inclui sistemas de encaminhamento deficientes entre, por exemplo, as intervenções de PTV e os cuidados e apoio de acompanhamento, o que faz com que muitas das crianças expostas ao VIH não recebam testes de VIH e cuidados, apoio e tratamento de acompanhamento.

Muitos países debatem-se também com a falta de pessoal médico com formação para tratar as crianças. Para resolver a crise do pessoal de saúde, alguns países com recursos limitados introduziram taxas de utilização dos serviços de saúde. No entanto, estas taxas restringem frequentemente o acesso das pessoas pobres aos serviços de saúde. Outro desafio é o facto de a atenção se centrar frequentemente no fornecimento de ARV, ignorando as necessidades das crianças infectadas pelo VIH em termos de alimentos nutritivos, suplementos nutricionais, incluindo vitamina A, acesso a água potável e saneamento, diagnóstico precoce e tratamento imediato das infecções oportunistas.

2.5.5 Programa ARTP no Uganda

No Uganda, os programas formais de TARV para pessoas que vivem com SIDA começaram em agosto de 1998 através de um projeto-piloto conjunto com a ONUSIDA e a Iniciativa de Acesso aos Medicamentos para o VIH (DAI) do Ministério da Saúde do Uganda. Este foi um dos primeiros programas-piloto de TAR em África em que os doentes e as suas famílias eram responsáveis pelo pagamento de todos os seus cuidados médicos, medicamentos e análises laboratoriais Weidle et al, (2002). Weidle e colegas referem ainda que:

"Durante o período piloto, o custo de 30 dias de terapia foi de 214-406 dólares para os inibidores nucleósidos da transcriptase reversa (2NRTI), 440-660 dólares para a Terapia Antirretroviral Altamente Ativa (HAART) com um NNRTI, e 531-708 dólares para a HAART incluindo um inibidor da protease", (Ibid).

A DAI estabeleceu diretrizes nacionais de tratamento, desenvolveu materiais informativos, formou e educou os prestadores de cuidados de saúde nos cuidados da SIDA. Cinco estabelecimentos de saúde foram acreditados para fornecer TAR e estavam todos situados na capital, Kampala, ou nas suas imediações. Até ao final de 2000, a DAI tinha levado cerca de 1000 clientes a receberem TAR, Ochola et al, (2003).

Uma avaliação deste programa-piloto mostrou que, através de aumentos modestos dos recursos existentes, era possível implementar e manter um sistema eficaz de aquisição, distribuição e responsabilização pelos medicamentos. Constatou-se também que os doentes que regressavam para as consultas apresentavam uma boa adesão ao tratamento, ver Ochola et al, (2003) e Weidle et al, (2002). Foi estabelecido que as respostas virológicas e imunológicas aos medicamentos anti-retrovirais eram semelhantes às observadas na América do Norte e na Europa. Assim, o programa-piloto mostrou que os doentes com SIDA num país em desenvolvimento podiam ser tratados com sucesso com TAR.

Weidle et al, (2002) observaram que, embora muitas lições aprendidas com esta experiência ajudem a expandir os programas no Uganda, continuam a existir diferentes desafios para alargar o acesso em áreas com infra-estruturas e recursos financeiros mais limitados.

No final de 2004, a ONUSIDA/OMS, (2005) estimou que 40.000-50.000 pessoas estavam a ser tratadas. O Ministério da Saúde (MISAU) do Uganda informou então que a ART já estava operacional em mais de vinte instalações de saúde. Estas instalações incluem um hospital nacional de referência (Mulago) e 10 hospitais regionais. Os restantes estabelecimentos são estabelecimentos de saúde privados acreditados pelo Ministério da Saúde para fornecer (especificar o que são ARVs) ARVs. O Fundo Mundial foi citado como um dos factores que impulsionaram a expansão do TARV ao disponibilizar fundos para aumentar o TARV.

Uma das realizações importantes do Uganda foi o desenvolvimento e a implementação da política de TARV desde 2003, (ver MOH 2003). A política fornece um quadro para os implementadores usarem na expansão e prestação de serviços de TARV a adultos e crianças elegíveis. Procura normalizar a prestação de TARV e os serviços de apoio relacionados para adultos e crianças; fornecer orientação sobre os requisitos mínimos de capacidade necessários para fornecer TARV; reforçar a capacidade dos trabalhadores da saúde e das infra-estruturas físicas para a prestação de TARV de uma forma segura, eficaz e integrada; e finalmente, assegura o fornecimento ininterrupto de medicamentos ARV, reagentes de laboratório e material médico.

Ao avaliar os êxitos e os desafios da expansão do TARV em contextos de recursos limitados, com especial incidência no Uganda, Katabira & Oelrichs (2007) observaram que alguns dos contributos e ou êxitos da expansão do TARV incluíam, entre outros o aumento do número de utentes que tomam o TARV, com uma diminuição do número de casos de internamento em hospitais por doenças relacionadas com a SIDA; houve também programas de formação acelerada para o pessoal que prestava apoio ao VIH/SIDA nos serviços, bem como esforços para os manter no seu posto de trabalho; a reabilitação das infra-estruturas de saúde e o reforço dos sistemas de aquisição; e, por último, a redução dos preços dos medicamentos e de outros custos conexos.

Sobre a questão dos desafios, notaram que ainda há muito trabalho a fazer nas áreas de formação de mais profissionais de saúde especializados para satisfazer as novas exigências dos serviços de saúde; esforço ativo para reter os profissionais de saúde formados e colocar os formados onde são mais necessários; reabilitar e manter as infra-estruturas do sistema de saúde; sustentar a aquisição de medicamentos e suprimentos; bem como sustentar a adesão adequada dos clientes inscritos no programa de TARV, (Ibid).

Ao considerar os desafios do tratamento pediátrico do VIH/SIDA, as National ART Treatment and Care Guidelines for Adults and Children in Uganda, Katabira et al (Eds.), (2008), resumem os desafios da seguinte forma

As crianças, que têm de iniciar a TAR, especialmente quando são muito jovens, enfrentam múltiplos desafios. Os desafios são ainda maiores quando um ou ambos os pais morrem antes do início do TARV ou quando já estão a fazer terapia. Alguns destes desafios incluem;

• Falta ou limitação de formulações adequadas de medicamentos para grupos etários específicos

• Aumento das despesas com medicamentos à medida que a criança cresce. Necessidade de ajustar os orçamentos dos medicamentos em alta para satisfazer as necessidades de quem os compra

• Falta ou diminuição de recursos e apoio para as crianças devido à morte de um dos pais ou ao esgotamento de um tutor ou de familiares e amigos que prestam cuidados.

• Momento da revelação do estado serológico do VIH e aconselhamento relacionado com a medicação crónica.

• Medo e stress associado a procedimentos dolorosos repetidos por parte das crianças e dos seus pais ou tutores

• Envolvimento de outras pessoas e prestadores de cuidados (por exemplo, enfermeiros escolares) na distribuição de medicamentos quando se está fora de casa durante longos períodos ou quando se frequenta a escola. O desafio de manter a confidencialidade e minimizar o estigma.

Bukuluki & Loum (2009) apresentam uma análise mais aprofundada dos desafios que se colocam ao TARV pediátrico; um intercâmbio direto com alguns dos prestadores de serviços médicos no Uganda permitiu obter uma experiência em primeira mão dos desafios que afectam os sistemas de saúde, as fórmulas dos medicamentos, a adesão, a divulgação, etc. No entanto, também observam que, com base na sua experiência no terreno, as crianças não beneficiaram muito no que respeita à expansão do TARV.

2.5.5.1 *Análise da situação do VIH/SIDA em Gulu e expansão do TARV.*

O distrito de Gulu, tal como outros distritos do Uganda, tem sofrido com a pandemia de VIH/SIDA há mais de 20 anos e a magnitude é agora muito preocupante, não havendo nenhuma parte do distrito intocada. O contexto da situação do VIH/SIDA associado à pobreza e ao conflito é bem observado em Gulu, Westerhaus, (2007). O relatório dos locais de PTV de dezembro de 2006 mostra uma taxa de seroprevalência do VIH de 11,9% entre as mães grávidas, o que é suficientemente representativo da população total, ver MOH, 2006.

Uma prevalência do VIH de 11,9% traduz-se em cerca de 42.086 pessoas infectadas com o VIH na população em geral; se as mães grávidas esperadas forem 17.683, isso significa que 2.104 das infecções ocorrem apenas em mulheres grávidas, o que implica que 25% destas mães grávidas seropositivas poderão transmitir o vírus aos seus bebés e que cerca de 526 bebés poderão ser infectados com o VIH anualmente se não forem oferecidos serviços de PTV às mães grávidas seropositivas", GDLA, (2009).

O VIH/SIDA continua a ser um grande problema no Distrito. A taxa de prevalência diminuiu de cerca de 27% em 1993 para cerca de 11,9% em 2006 e está projectada para 12% em 2009. Tem havido um declínio tremendo na taxa de prevalência, embora Gulu ainda apresente uma prevalência estagnada de 11,9% desde 2005; de facto, o inquérito sobre saúde e mortalidade realizado pela OMS e por outras agências de saúde na região norte, incluindo Gulu, mostra que o VIH/SIDA foi a segunda maior causa de mortalidade na região afetada pela guerra, OMS/MOH, (2005). A tendência decrescente é fruto dos esforços concertados de todas as partes interessadas, especialmente nas áreas da educação para o VIH/SIDA. A taxa de prevalência de 12% é ainda muito elevada quando comparada com a média nacional de 6,5%. Isto significa, portanto, que Gulu enfrenta desafios maiores para reduzir ainda mais a taxa de infeção. Por conseguinte, o VIH/SIDA não é apenas uma doença, mas também uma questão transversal que possui um problema de desenvolvimento que o distrito não pode ignorar, e já não pode ser abordado apenas pelo sector da saúde, ou por um departamento, ou por algumas Organizações Sociais Comunitárias. Exige um plano integrado e a longo prazo que forneça um quadro para esforços eficazes e colectivos.

2.5.5.2 Factores que aumentam o risco de incidência do VIH/SIDA

Westerhaus, (2007) e a OMS/MOH, (2005) observaram que, entre a população urbana pobre de Gulu, se verificou que as práticas e condições seguintes proporcionam um ambiente propício à propagação do VIH/SIDA: Sexo de alto risco - (sexo com múltiplos parceiros); sexo não conjugal, não consensual, inconsistente ou sem uso de preservativo, sexo comercial, transacional e entre gerações, incluindo sexo para sobrevivência, consumo de álcool antes do sexo e abuso de drogas antes do sexo, sexo desprotegido com alguém cujo estado é desconhecido, sexo antes de fazer o teste e não revelação nas relações matrimoniais, e iniciação sexual precoce; o sexo extraconjugal tem sido uma prática tradicional tolerada pelos homens, como uma forma de poligamia; transmissão de mãe para filho; infecções sexualmente transmissíveis simultâneas; discordância e não divulgação do VIH; bem como factores económicos, em que a pobreza é o principal fator económico do VIH/SIDA. Todos estes problemas, de uma forma ou de outra, agravaram-se com a insurreição de quase duas décadas. Isto também é confirmado por Anderson et al, (2005) num relatório para a World Vision International que:

"Com cerca de 80% da população das zonas afectadas pela guerra deslocada, as taxas de VIH/SIDA estão a subir em flecha. A deslocação, a pobreza, a falta de cuidados de saúde e a elevada prevalência da violação como arma de guerra contribuem para as elevadas taxas. A pobreza, em resultado da deslocação, obrigou muitas mulheres a praticar "sexo de sobrevivência" sem proteção, trocando sexo por comida, sabão ou dinheiro".

Os problemas potenciais e reais que podem aumentar a propagação do VIH/SIDA são a pobreza, que agrava os problemas sociais; o consumo excessivo de álcool, que leva à perda de controlo; as crenças e práticas culturais negativas, por exemplo, a herança das viúvas, os últimos ritos funerários e a promiscuidade.

2.5.5.3 Análise da situação do TARV no Norte do Uganda.

A expansão do TARV pediátrico no Norte do Uganda continua a enfrentar uma série de desafios, tal como refletido no relatório sobre a situação de fundo no Norte do Uganda, com base na história da desordem civil e na situação de pobreza desenfreada que a acompanha. Informações recentes recolhidas e analisadas pelo gabinete nacional de cuidados pediátricos do VIH/SIDA para a região norte mostram que os principais desafios à expansão do TAR, entre outros, são

- a transmissão contínua do VIH nas mulheres;

- pequeno número de mulheres que recebem profilaxia ARV combinada;

- problema técnico de coordenação e apresentação de relatórios;

- perda de seguimento do bebé; tempo médio mais longo entre a recolha da mancha de sangue seco (DBS) e a receção dos resultados pelo prestador de cuidados;

• receio de iniciar a TARV devido a toxicidade;

• falta de conhecimentos, relacionada com a dificuldade de divulgar amplamente a informação em rápida mutação sobre o tratamento e os cuidados do VIH/SIDA;

• disponibilidade limitada de apoio psicossocial;

• financiamento inadequado e motivação dos recursos humanos;

• desafios na gestão da cadeia de abastecimento de medicamentos, testes laboratoriais e suplementos nutricionais;

• E, para além da longa distância até aos pontos de serviço, Elyanu, (2010).

As figuras seguintes apresentam informações estatísticas para a sub-região Acholi, incluindo Gulu, o local da pesquisa. Apresentam um resumo das actividades empregues para o aumento do ART na região:

Availability of ART services by level of Facility- Acholi Sub Region

Coverage of ART Services by level of Facility as of Sept 2009:

Health Facility Level	Total	Providing ART	
	N	n	%
Regional Referral Hospitals	1	1	100%
District Level Hospitals	7	7	100%
Health Centre IV	7	7	100%
Health Centre III	50	7	14%
Total	66	23	
18 providing Paed ART			

Quadro 3: Disponibilidade de serviçosART por nível de instalação na sub-região de Acholi. Fonte: Elyanu, (2010);

Ministério da Saúde do Uganda.

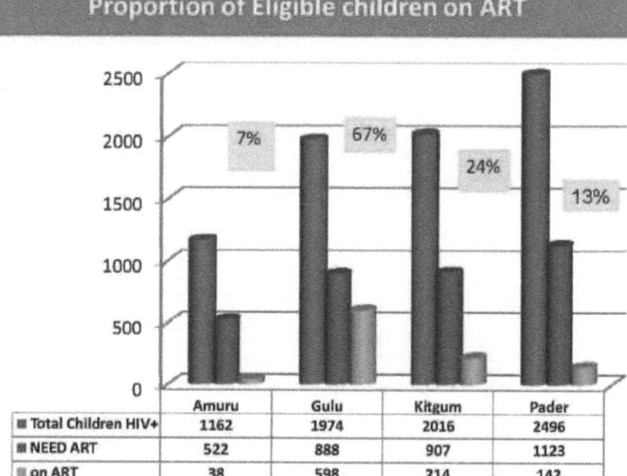

	Amuru	Gulu	Kitgum	Pader
Total Children HIV+	1162	1974	2016	2496
NEED ART	522	888	907	1123
on ART	38	598	214	142

Figura 6: Proporção de crianças elegíveis para o TARV na sub-região de Acholi. Fonte: Elyanu, (2010); Ministério da Saúde do Uganda.

A informação no quadro 6 acima mostra as lacunas na provisão do TARV para as crianças que realmente precisam dele; como mencionado anteriormente, o financiamento que é necessário para ajudar a aumentar o programa até agora não tem estado disponível para os pontos de serviço nacionais e apoiados por doadores para atender às demandas, conforme indicado por este relatório. A necessidade gritante de mais anti-retrovirais levou o governo dos EUA, no âmbito do programa PEPFAR no país, a doar um pacote de emergência ao Ministério da Saúde para apoiar as pessoas que já tomam ARV e absorver novos casos que estão em lista de espera para iniciar a TAR (ver 'US donates ARVs to Uganda', Miti, 2010, The Daily Monitor Paper, 8th September 2010). O artigo referia que:

De acordo com uma declaração da missão dos EUA, o donativo ajudará a colmatar a lacuna na disponibilidade de ARV no país e a evitar rupturas de stock dos medicamentos para o VIH/SIDA que salvam vidas. "O Ministério distribuirá imediatamente os medicamentos às clínicas e aos hospitais sem fins lucrativos, a fim de reabastecer as reservas cada vez mais escassas", refere o comunicado. A doação surge numa altura em que o país está a sofrer uma escassez de medicamentos. Este elevado nível de financiamento é particularmente significativo hoje em dia, numa altura de orçamentos apertados e de restrições económicas".

O tipo de apoio acima referido do governo dos EUA e de outros doadores foi responsável, em parte, pelo aumento do nível de serviço na região norte, por exemplo, o aumento dos testes em crianças, como se mostra abaixo:

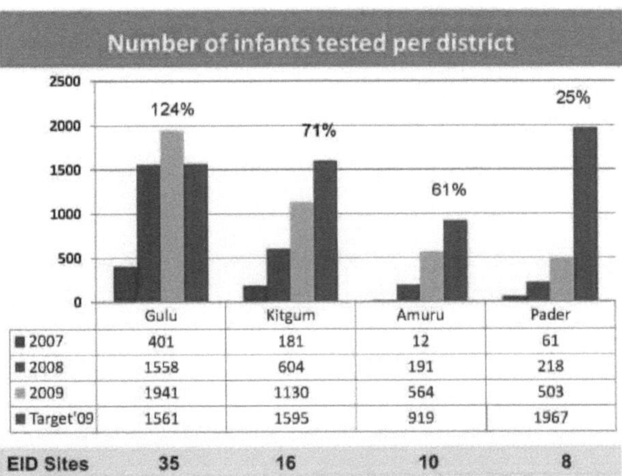

	Gulu	Kitgum	Amuru	Pader
■ 2007	401	181	12	61
■ 2008	1558	604	191	218
▓ 2009	1941	1130	564	503
■ Target'09	1561	1595	919	1967
EID Sites	35	16	10	8

Figura 7: Número de crianças testadas para o VIH na sub-região de Acholi. Fonte: Elyanu, (2010); Ministério da Saúde do Uganda.

2.6 Resiliência social do agregado familiar na adoção da vida com o VIH/SIDA

2.6.1 O que é a resiliência?

O conceito de resiliência é, sem dúvida, apropriado quando se lida com questões relacionadas com o choque da doença e, mais ainda, com o VIH/SIDA. Na literatura, a palavra resiliência tem sido definida de muitas formas variadas, dependendo da perspetiva em que se está a situar. As seguintes definições de termos provenientes da Estratégia Internacional das Nações Unidas para a Redução de Catástrofes, UN/ISDR, (2004) preparam o terreno para discutir a resiliência social das famílias afectadas pelo VIH/SIDA:

Capacidade: Uma combinação de todos os pontos fortes e recursos disponíveis numa comunidade, sociedade ou organização que podem reduzir o nível de risco ou os efeitos de uma catástrofe. A capacidade pode incluir meios físicos, institucionais, sociais ou económicos, bem como atributos pessoais ou colectivos qualificados, como a liderança e a gestão. A capacidade também pode ser descrita como aptidão.

Capacidade de resposta: Os meios pelos quais as pessoas ou organizações utilizam os recursos e capacidades disponíveis para enfrentar as consequências adversas que podem conduzir a uma catástrofe.

Em geral, isto implica a gestão de recursos, tanto em tempos normais como durante crises ou condições adversas. O reforço das capacidades de resposta permite, em geral, criar resiliência para resistir aos efeitos dos riscos naturais e de origem humana.

Vulnerabilidade: As condições determinadas por factores ou processos físicos, sociais, económicos e ambientais, que aumentam a suscetibilidade de uma comunidade ao impacto dos perigos.

Resiliência/resiliente: A capacidade de um sistema, comunidade ou sociedade potencialmente exposta a perigos para se adaptar, resistindo ou mudando, a fim de alcançar e manter um nível aceitável de funcionamento e estrutura. Isto é determinado pelo grau em que o sistema social é capaz de se organizar para aumentar a sua capacidade de aprender com as catástrofes passadas para uma melhor proteção futura e para melhorar as medidas de redução dos riscos.

A partir dos termos acima, é claramente visto que eles estão ligados uns aos outros, especialmente quando se considera a vulnerabilidade e a capacidade de lidar com o desastre, daí o conceito de resiliência; de facto Niehof, (2008) observou que:

"A resiliência parece ser um fenómeno com várias camadas que se manifesta como um processo. O conceito de resiliência sobrepõe-se ao de vulnerabilidade. O contexto de vulnerabilidade é um fator importante na capacidade das pessoas para "recuperar" quando confrontadas com adversidades e problemas de saúde, e é o contexto em que devem ser identificados os pontos de entrada para políticas e programas de apoio".

O conceito de resiliência é citado em muita literatura, como Ahmed, (2006); Maguire & Cartwright, (2008) etc. No entanto, a primeira utilização da palavra resiliência no contexto ecológico foi feita por Holling, (1973: 17) e passou a ser recitada em muitas publicações, incluindo as duas anteriores. No seu artigo seminal, Holling reflectiu sobre o comportamento dos sistemas ecológicos, que observou possuírem duas propriedades: resiliência e estabilidade. Ele observou que:

"A resiliência determina a persistência das relações dentro de um sistema e é uma medida da capacidade destes sistemas para absorverem alterações das variáveis de estado, variáveis motrizes e parâmetros, e ainda persistirem. Nesta definição, a resiliência é a propriedade do sistema e a persistência ou a probabilidade de extinção é o resultado. A estabilidade, por outro lado, é a capacidade de um sistema regressar a um estado de equilíbrio após uma perturbação temporária".

Holling, (1973) defendeu que a aplicação deste conceito está ciente do facto de que: "Os pontos de vista da resiliência e da estabilidade do comportamento dos sistemas ecológicos podem produzir abordagens muito diferentes para a gestão dos recursos. O ponto de vista da estabilidade enfatiza o equilíbrio, a manutenção de um mundo previsível e a recolha do excesso de produção da natureza com o mínimo de flutuação possível. O ponto de vista da resiliência enfatiza os domínios de atração e a necessidade de persistência".

É deste ponto de vista que muitas aplicações da resiliência estão a ser utilizadas até à data em muitas disciplinas, incluindo a saúde, em resposta a qualquer evento potencial que possa aumentar a vulnerabilidade de uma comunidade ou de agregados familiares, no caso do flagelo do VIH/SIDA aqui em consideração.

2.6.2 O conceito de resiliência social.

Ao avaliar a capacidade da comunidade para gerir a mudança na Austrália, Maguire & Cartwright, (2008) observaram que: "A abordagem da resiliência identifica os recursos e a capacidade de adaptação que uma comunidade pode utilizar para ultrapassar os problemas que podem resultar da mudança. A abordagem baseia-se nas capacidades inerentes de uma comunidade, em vez de depender apenas de intervenções externas para ultrapassar as vulnerabilidades". Folke (2006), na sua análise aprofundada do desenvolvimento do conceito de resiliência, sugere que a abordagem da resiliência proporciona um contexto valioso para a análise dos sistemas socioecológicos, por exemplo, em áreas como a investigação da vulnerabilidade, a economia ecológica, a ciência da sustentabilidade, etc.

A este respeito, o conceito de resiliência social também surgiu para definir a forma como a comunidade responde às catástrofes, tal como no caso da saúde. *A resiliência social* é definida por Adger, (2000) como: "a capacidade de grupos ou comunidades para lidar com tensões e perturbações externas em resultado de mudanças sociais, políticas e ambientais". A definição, segundo ele, também "destaca a resiliência social em relação ao conceito de resiliência ecológica, que é uma caraterística dos ecossistemas para se manterem face a perturbações", (Ibid). Maguire & Hagan, (2007), afirmam igualmente que a resiliência social é a capacidade dos grupos sociais e das comunidades de recuperarem ou responderem positivamente às crises.

Relativamente à vulnerabilidade, Adger (2000) volta a definir *a vulnerabilidade social* como "a exposição de grupos de pessoas ou indivíduos ao stress em resultado dos impactos das alterações ambientais. O stress, no sentido social, engloba a perturbação dos meios de subsistência de grupos ou indivíduos e a adaptação forçada ao ambiente físico em mudança. A vulnerabilidade social em geral engloba a perturbação dos meios de subsistência e a perda de segurança. Para os grupos vulneráveis, essas tensões são muitas vezes generalizadas e estão relacionadas com a situação económica e social subjacente, tanto de falta de rendimentos e recursos, como de guerra, conflitos civis e outros factores".

A natureza da vulnerabilidade no que diz respeito ao VIH/SIDA é o que Bloom, (2005) referiu como 'choque relacionado com a saúde'; ele afirmou que:

"A doença pode prejudicar seriamente a subsistência de um agregado familiar. Diminui o bem-estar e a produtividade da pessoa afetada, desvia o esforço do agregado familiar do trabalho produtivo e impõe pesados encargos financeiros. Os efeitos podem ser de longo prazo, contribuindo para uma sequência de acontecimentos que conduzem à miséria. A pobreza grave, por sua vez, pode prejudicar a capacidade de um agregado familiar para prevenir e atenuar o impacto dos choques relacionados com a saúde, reforçando assim a armadilha doença-pobreza".

O impacto do VIH/SIDA a nível dos agregados familiares está bem elaborado em muitos contextos, especialmente na África Subsariana, que é duramente atingida pela pandemia; desde os efeitos na segurança nutricional dos agregados familiares e nos sistemas de produção alimentar, ver Sauerborn et al, (1996); Egal & Valstar, (1999); Drinkwater et al, (2006); Baier, (1997), até às perturbações económicas disruptivas, bem como ao sofrimento emocional e psicológico nos agregados familiares, ver Barnnett et al, (2001); Bachman & Booysen, (2003); Seeley et al, (2008); Mukiza-Gapere & Ntozi, (1995); Baylies, (2002) e Russell e Seeley, (2010), é evidente que é necessário envidar esforços para atenuar este fardo da doença e oferecer o potencial de recuperação marginal e total enquanto se vive com o VIH/SIDA, ver Russell e Seeley, (2010). Especificamente no que diz respeito aos cuidados infantis e ao impacto do VIH/SIDA no papel da família alargada na prestação de cuidados a crianças/órfãos, Abebe & Aase, (2007) descrevem, recorrendo à teoria da rutura social versus a flexibilidade e a força da prática informal de cuidados infantis, a forma como a análise crítica pode ajudar a proteger os agregados familiares de não conseguirem cuidar das crianças em ambientes rurais pobres que enfrentam o flagelo da SIDA.

Com o advento da terapia antirretroviral, a estratégia de sobrevivência destes muitos agregados familiares em contextos de recursos limitados torna-se de grande interesse para os decisores políticos e as agências com interesse em oferecer apoio para estabilizar os seus meios de subsistência. Sauerborn et al, (1996) e Russell e Seeley, (2010) analisaram alguns dos mecanismos de sobrevivência dos agregados familiares para lidar com a doença e, em alguns casos, com a transição para viver com a doença como uma doença crónica. Estes estudos analisam a substituição do trabalho intra-agregado familiar como uma estratégia para compensar o trabalho perdido devido à doença, como a venda de gado e outras propriedades familiares, Sauerborn et al, (1996); e estes são focos típicos do trabalho produtivo e da capacidade de mobilização de recursos por indivíduos e agregados familiares afectados pelo VIH/SIDA, Russell & Seeley, (2010).

Tendo revisto alguma informação sobre a adversidade do VIH/SIDA nos agregados familiares, e como alguns deles lidam com a situação e estabelecem um novo padrão de vida, o de viver com o VIH/SIDA como uma doença crónica, vale a pena revisitar o conceito de resiliência social em relação à capacidade dos agregados familiares para lidarem com a dupla tragédia do fardo da doença e da pobreza que, infelizmente, também estão fortemente interligados e funcionam num ciclo vicioso.

Ao analisar o papel do capital social na resiliência das famílias ao VIH/SIDA na Tanzânia, Nombo & Niehof, (2008) desconsideraram o papel do capital social de uma forma que ecoa a teoria da rutura social analisada por Abebe & Aase, (2007). Observaram que é verdade que a morbilidade e a mortalidade do VIH/SIDA reduzem a capacidade dos agregados familiares para gerar meios de subsistência e amortecer outros choques. As suas conclusões mostraram que:

"A importância do capital social para ajudar os indivíduos e as famílias a enfrentar o choque do VIH/SIDA não se aplica numa situação de pobreza generalizada. Além disso, o VIH/SIDA mina a reciprocidade ao diminuir os recursos que poderiam ter sido investidos nas relações sociais...".

Um argumento adicional sobre este assunto é oferecido por Wiegers, (2008) que argumenta que a resiliência, que no que diz respeito ao VIH/SIDA é 'as respostas que permitem aos agregados familiares persistirem ou adoptarem as dificuldades causadas pela SIDA', é um fenómeno complexo que não é nem totalmente material nem apenas emocional. Ela observou que:

A capacidade de mobilizar recursos e de se adaptar a novas circunstâncias não é apenas o resultado do acesso de um indivíduo aos activos, mas os aspectos imateriais também desempenham um papel importante, como a flexibilidade emocional e a personalidade dos indivíduos".

As experiências dos autores acima referidos sobre a resiliência versus o impacto do VIH/SIDA no agregado familiar fornecem uma narrativa rica sobre a natureza complexa do problema, que exige uma avaliação cuidadosa da situação, numa base de contexto a contexto, para permitir um melhor planeamento do apoio aos agregados familiares que estão sobrecarregados pelo fardo da doença. Embora o capital social possa, de facto, melhorar a resiliência social, só pode funcionar melhor num ambiente que dê apoio; como Wiegers, (2008) citando Moser, (1998) observou:

"A resiliência dos agregados familiares pode ser melhorada se estes funcionarem num ambiente de apoio que constitua um amortecedor contra ameaças externas e que ofereça oportunidades para melhorar a sua capacidade de resposta".

2.6.3 Concepts and Opportunitiesfor building social resilience versus HIV/AIDS CCE, (2000), define uma comunidade resiliente como aquela que toma medidas intencionais para melhorar a capacidade pessoal e colectiva dos seus cidadãos e instituições para responder e influenciar o curso da mudança social e económica.

É importante no debate sobre a forma de apoiar os indivíduos e os agregados familiares afectados pelo VIH/SIDA para melhorar os seus meios de subsistência e, consequentemente, a qualidade de vida não só dos membros adultos mas também das crianças que vivem agora com o VIH/SIDA.

Um modelo de resiliência comunitária proposto pela CCE (2000) sugere que existem quatro dimensões de resiliência, sendo cada uma delas expressa em termos de várias caraterísticas mais pormenorizadas, ou seja, pessoas, organizações, recursos e processos comunitários dentro das comunidades.

Apresenta-se de seguida uma breve descrição do modelo que pode informar como a resiliência do agregado familiar pode ser melhorada no contexto da comunidade:

As quatro dimensões estão ligadas, reflectindo a realidade de que as partes da comunidade estão todas relacionadas e são independentes. As três primeiras descrevem a natureza e a variedade de recursos disponíveis para o desenvolvimento de uma comunidade. A quarta dimensão, o processo comunitário, descreve as abordagens e estruturas disponíveis a uma comunidade para organizar e usar esses recursos de forma produtiva. As quatro dimensões são explicadas a seguir.

As pessoas da sua comunidade: As crenças e atitudes fortemente defendidas e o comportamento resultante de indivíduos e grupos criam normas comunitárias que podem promover a resiliência ou dificultá-la. Esta dimensão ajudá-lo-á a explorar atitudes e comportamentos relacionados com a liderança, a iniciativa, a educação e o otimismo.

Organizações na sua comunidade: O âmbito das organizações públicas e privadas, instituições, agências e redes na sua comunidade pode ser um trunfo em tempos de mudança social e económica. As comunidades resilientes trabalham para garantir que tenham capacidade organizacional de influência suficiente em cada uma das cinco funções (acesso à equidade e ao crédito, desenvolvimento de recursos humanos, pesquisa e planejamento e defesa de direitos) para fornecer a liderança e os recursos necessários para que as coisas sejam feitas. As organizações de desenvolvimento social e económico em comunidades resilientes trabalham para informar e envolver o público e demonstram elevados níveis de colaboração entre si.

Recursos na sua comunidade: esta dimensão ajuda a sensibilizar e a utilizar os recursos disponíveis na comunidade em benefício dos membros vulneráveis. No entanto, a presença de recursos por si só não é suficiente para garantir a resiliência. Mais importante é a forma como os recursos são vistos e utilizados pela comunidade.

Processo comunitário: Inclui pensamento estratégico, participação e ação; a dimensão examina o processo local de planeamento, participação e implementação.

Olhando para o modelo de resiliência da CCE, é claro que alguns dos estudos de resiliência da comunidade que se concentram em estratégias de enfrentamento para o choque social, tais como Sauerborn et al, (1996); Russell e Seeley, (2010); Wiegers, (2008) e Nombo & Niehof, (2008) podem facilmente aplicá-lo para ajudar na análise e programação para apoiar as famílias em situação de coação com o impacto do HIV/SIDA. Outro conjunto de ferramentas útil que pode ser usado em programas semelhantes é o de Hegney et al, (2008) em 'Building resilience in rural communities'.

Uma estrutura programática por Adato, (2007), fornece ideias adicionais sobre proteção social no que diz respeito à melhoria da resiliência social das comunidades. O seu tema central é sobre os papéis e a parceria entre o Estado, as comunidades e as ONGs para maximizar a resistência à SIDA através da garantia de uma proteção social eficaz e fiável. Ela argumenta que o Estado geralmente tem mais recursos e capacidades, daí a necessidade de aumentar a pressão para agir, mas a comunidade tem melhor informação sobre a diversidade e o contexto, transparência e responsabilidade, bem como incentivo para agir, (Ibid).

Neste quadro, Adato, (2007) argumenta que a proteção social pode alcançar diferentes tipos de objectivos ao longo de um continuum que vai desde a garantia do consumo básico, evitando que as pessoas reduzam os seus activos face a choques (HIV/SIDA), reduzindo o risco e permitindo a poupança e o investimento, dirigindo a construção e/ou melhorando a utilização de activos e transformando instituições.

O quadro esquemático é apresentado na página seguinte.

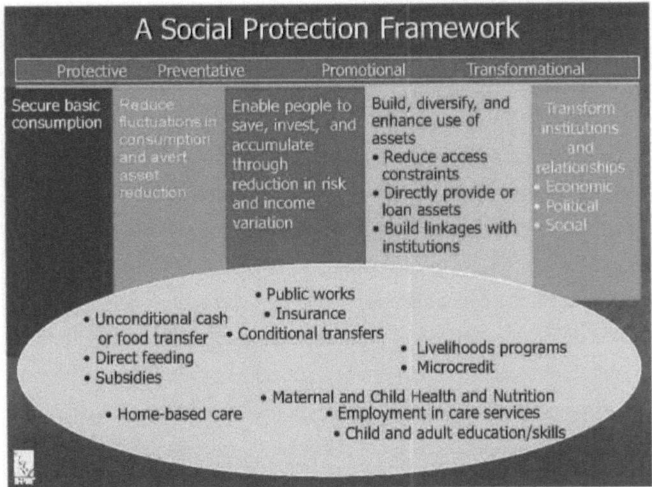

Figura 8: Quadro de proteção social: Fonte: Adato, (2007).

As intervenções típicas no âmbito deste quadro incluem, entre outras, transferências de dinheiro, transferências alimentares e nutricionais, obras públicas, emprego e formação, saúde e nutrição materno-infantil, educação e competências de adultos e crianças, meios de subsistência e microcrédito, seguros e subsídios.

Como declaração final sobre o conceito de resiliência social, nota-se que, a partir do modelo de resiliência comunitária da CCE, (2000), do kit de ferramentas de construção de resiliência de Hegney et al, (2008), e do quadro de proteção social para o VIH/SIDA de Adato, (2007), uma coisa é clara: a necessidade de mobilizar recursos para a coordenação da comunidade com uma liderança e um compromisso claros para garantir que os agregados familiares vulneráveis possam resistir ao choque da doença. Ao defender a equidade na saúde, Bloom, (2001) argumenta que, a nível político, os governos com um elevado nível de desigualdade na sociedade devem apoiar a organização dos serviços de saúde utilizados por diferentes grupos sociais e devem negociar estratégias para reduzir o peso da doença e da morte prematura; e que os governos empenhados no desenvolvimento da saúde que promova a equidade devem aumentar a sua capacidade para facilitar a formação de coligações e gerir a mudança.

Portanto, a partir destes conceitos de resiliência, vemos que os agregados familiares afectados pelo VIH/SIDA que lutam sob o fardo da pandemia podem, de facto, ser apoiados para viverem uma vida melhor, de modo a garantir uma melhor qualidade de vida para os membros dos agregados familiares, incluindo as crianças que estão a fazer terapia antirretroviral.

2.7 Qualidade de vida como medida de resultados de saúde para crianças em TARV

2.7.1 Definição concetual e operacional de qualidade de vida

O conceito de qualidade de vida tem várias definições nas muitas disciplinas científicas em que tem sido utilizado, por exemplo, na economia, na psicologia, na saúde, etc.; nas ciências da enfermagem, este facto foi habilmente analisado por Padilla et al, (1992) e Plummer & Molzahn, (2009); ver também Spieth & Harris, (1996). As citações de Padilla et al (1992) oferecem exemplos destas variações, tais como "A sensação de bem-estar de uma pessoa que resulta da satisfação ou insatisfação com as áreas da vida que são importantes para ela"; ou é "uma declaração pessoal de positividade ou negatividade de atributos que caracterizam a vida de uma pessoa", e outros analisaram as dimensões subjectivas da qualidade de vida em termos de aspirações, frustrações, atitudes e percepções individuais; outros ainda associaram a qualidade de vida ao controlo pessoal. Utilizando informações do domínio público, Shackman et al, (2005), também oferecem uma visão alternativa da qualidade de vida em termos de apreciação da vida e das condições de vida dos indivíduos. De facto, Plummer & Molzahn, (2009), na sua busca de uma definição clara de qualidade de vida para obter consistência no campo da enfermagem, observaram que: A qualidade de vida é omnipresente na literatura das ciências sociais e da saúde". Outras definições no contexto da saúde são oferecidas por Parmet et al, (2002) e Donald, (2008), em que se referem à qualidade de vida como "o bem-estar emocional, social e físico das pessoas, e a sua capacidade de funcionar nas tarefas normais da vida".

Como referido por Plummer & Molzahn, (2009) na investigação em enfermagem, a preocupação com a definição clara de qualidade de vida foi também observada pelo grupo de trabalho de qualidade de vida da OMS, WHOQOL; WHOQOL, (1998) apresenta também um entendimento generalizado de qualidade de vida como: "As percepções dos indivíduos sobre a sua posição na vida no contexto da cultura e sistemas de valores em que vivem e em relação aos seus objectivos, expectativas, padrões e preocupações", também citado por Singh & Dixit, (2010).

A partir desta definição, a WHOQOL assinala uma série de questões incorporadas no conceito que:

• Trata-se de um conceito abrangente que incorpora, de forma complexa, a saúde física, o estado psicológico, o nível de independência, as relações sociais, as crenças pessoais e as relações da pessoa com as caraterísticas salientes do ambiente.

• Esta definição reflecte o ponto de vista de que a qualidade de vida se refere a uma avaliação subjectiva, que está inserida num contexto cultural, social e ambiental. (Como tal, a qualidade de vida não pode ser equiparada simplesmente aos termos "estado de saúde", "estilo de vida", "satisfação com a vida", "estado mental" ou "bem-estar").

• Uma vez que o WHOQOL se centra na qualidade de vida "percebida" pelos inquiridos, não se espera que forneça um meio de medir de forma pormenorizada os sintomas, as doenças ou afecções, nem a incapacidade avaliada objetivamente, mas sim os efeitos percebidos da doença e das intervenções de saúde na qualidade de vida do indivíduo.

• O WHOQOL é, portanto, uma avaliação de um conceito multidimensional que incorpora a perceção individual do estado de saúde, do estado psicossocial e de outros aspectos da vida.

É, de facto, neste contexto que este estudo baseou os seus objectivos para captar o bem-estar das crianças que vivem com VIH/SIDA e têm acesso à terapia antirretroviral.

Citando (Bennett, 1977), Leventhal & Colman, (1997) sublinham que: 'as doenças crónicas incuráveis trouxeram para a ribalta a necessidade de avaliar os ganhos e as perdas associados ao tratamento, muitas vezes dispendioso e nocivo, para o seu controlo'; a razão pela qual a qualidade de vida como medida de resultados na saúde, incluindo a do VIH/SIDA, se tornou muito proeminente.

A importância da medição da qualidade de vida também é sublinhada por Kaplan (2003), que comparou o modelo biomédico tradicional e o modelo de resultados, no qual observa que o modelo biomédico dá ênfase ao diagnóstico e aos resultados específicos da doença, ao passo que o modelo de resultados dá ênfase à esperança de vida e à qualidade de vida relacionada com a saúde e, sobretudo, "dá-se grande valor aos auto-relatos dos doentes"; também se dá maior ênfase aos dados epidemiológicos e aos factores determinantes dos resultados dos doentes. O modelo de resultados também sugere que "os recursos devem ser utilizados para ajudar as pessoas a viver mais tempo e a sentirem-se melhor" (Ibid). Do mesmo modo, Singh & Dixit (2010), citando (Revicki, 1989; Vallis e McHugh, 1987, 2004), discutiram esta perspetiva da mudança do diagnóstico e tratamento tradicionais para a análise da doença crónica, em que a qualidade de vida é importante.

Relativamente a esta tese, Singh & Dixit, (2010), também aludem à utilidade da qualidade de vida relacionada com a saúde na gestão da doença e da enfermidade, e afirmam que

"A qualidade de vida é também muito importante no domínio da saúde e da doença e tem recebido uma atenção considerável por parte de investigadores e académicos interessados em compreender e definir o conceito de saúde e doença. A aplicação do conceito de qualidade de vida no domínio da saúde e da doença é conhecida como qualidade de vida relacionada com a saúde (QVRS). O estudo da QVRS é importante porque os indicadores clínicos ou objectivos para avaliar o estado de saúde dos pacientes não podem dar uma imagem completa".

Essencialmente, de acordo com Singh & Dixit, (2010), o papel dos factores psicossociais e o reconhecimento de factores não biomédicos, como a perceção da dor, a perceção das consequências sociais, pessoais, físicas, emocionais e financeiras da doença e o apoio social, foram reconhecidos a este respeito e deram uma perspetiva diferente para avaliar o impacto do tratamento médico e das intervenções de saúde nos doentes. Afirmaram ainda que:

"No caso de doenças crónicas ou potencialmente fatais, a medida da QVRS fornece informações sobre a influência do tratamento e da intervenção na QVRS percebida pelo doente. O fenómeno da QVRS sugere que a inclusão de factores psicossociais pode dar mais sucesso à gestão da saúde e à intervenção na saúde", (Ibid).

Ao analisar os factores que afectam a qualidade de vida relacionada com a saúde, Perez, et al, (2005) observaram que: No que diz respeito ao VIH, a incorporação do tratamento antirretroviral altamente ativo (HAART) levou a uma mudança substancial na evolução da infeção, com uma queda acentuada da mortalidade e da incidência de infecções oportunistas".

Além disso, observaram que: a qualidade de vida é, portanto, duplamente importante, tanto para o impacto dos tratamentos anti-retrovirais como para a importância intrínseca da qualidade de vida de qualquer doente com uma doença crónica. Até à data, a medição da QVRS no contexto da infeção pelo VIH tem sido utilizada sobretudo para fins de avaliação, para verificar o impacto dos tratamentos anti-retrovirais", (Ibid). Isto também foi especificamente observado por Garvie et al, (2009), que observou que:

"A avaliação da qualidade de vida relacionada com a saúde dos indivíduos com VIH/SIDA constitui um meio de obter as percepções dos doentes sobre a sua doença e as suas consequências, que contribuem, em última análise, para a eficácia e a adesão ao tratamento".

Citando (Huba et al, 2000), afirmam que a medição da QVRS pode fornecer aos prestadores de cuidados médicos percepções da eficácia do tratamento baseadas nos doentes, bem como identificar potencialmente os obstáculos à adesão sustentada, incluindo os efeitos secundários do tratamento, o impacto emocional e os efeitos sociais.

2.7.2 Qualidade de vida relacionada com a saúde das crianças que vivem com VIH/SIDA em TARV.

Com o aumento da oferta de terapia antirretroviral para crianças, viver com VIH/SIDA é agora considerado um estado crónico, pelo que se espera que a qualidade de vida das crianças também melhore no contexto destes medicamentos que salvam vidas. [th]Newacheck & Taylor, (1992) observaram o declínio de muitas doenças infecciosas infantis que ceifaram milhares de vidas no início do século XX devido à melhoria do controlo das doenças infecciosas, do saneamento, da habitação e dos cuidados médicos. É claro que uma tendência semelhante também se está a verificar em contextos de recursos limitados, embora lentamente. No que diz respeito às doenças crónicas, "...os progressos médicos dramáticos das últimas décadas levaram a que muitas crianças com doenças crónicas, que anteriormente teriam morrido muito mais cedo devido à sua doença, sobrevivam agora até à idade adulta", (Ibid). Da mesma forma, Pantell & Lewis, (1987), fizeram anteriormente esta observação: "o programa de prevenção e tratamento conseguiu reduzir a taxa de ataque e as consequências da maioria das doenças infecciosas formidáveis, ajudou a reduzir drasticamente a taxa de mortalidade neonatal e a prolongar o período de sobrevivência de crianças com muitas doenças congénitas e adquiridas".

Citando Newacheck & Taylor, (1992) e Pantell & Lewis, (1987), Spieth & Harris, (1996) observaram que, como as taxas de sobrevivência melhoraram drasticamente, as doenças pediátricas anteriormente consideradas terminais são agora tratadas como doenças crónicas; e que: "a avaliação da qualidade de vida (QV) em crianças e adolescentes com doenças crónicas tornou-se cada vez mais importante à medida que as taxas de mortalidade associadas a várias doenças crónicas diminuíram e as taxas de sobrevivência aumentaram"; ver também Oberdorfer et al, (2008) e Garvie et al, (2009).

Em retrospetiva, Pantell & Lewis, (1987), observaram que: A saúde da criança é vista como a capacidade de participar plenamente em actividades adequadas ao seu desenvolvimento e requer energia física, psicológica e social e que os sistemas médicos influenciam a saúde através de intervenções que abordam estes domínios".

A este respeito, a definição de qualidade de vida relacionada com a saúde de Spieth & Harris, (1996), oferece uma perspetiva sobre a forma como os resultados da saúde infantil podem ser vistos. Estes autores afirmam que: "A QVRS refere-se ao impacto subjetivo e objetivo da disfunção associada a uma doença ou lesão, ao tratamento médico e à política de cuidados de saúde"; ou é "uma construção psicológica que descreve o aspeto físico, mental, social, psicológico e funcional do bem-estar e da função na perspetiva do doente", Ravens-Sieberer & Bullinger, (1998).

Spieth e Harris também observaram que existe um consenso geral na literatura sobre a qualidade de vida como uma construção multidimensional que inclui vários domínios. Citando a definição de saúde (OMS, 1947), Spieth & Harris, (1996) observaram também que a dimensão central da qualidade de vida inclui quatro itens: estado da doença e sintomas físicos; estado funcional, funcionamento psicológico e funcionamento social.

Entretanto, a estrutura (Wilson & Cleary, 1995) citada em Phaladze et al, (2005) inclui cinco domínios de variáveis de resultados dos doentes, ou seja, factores biológicos e fisiológicos; sintomas; funcionamento; percepções gerais de saúde e qualidade de vida global, como se mostra numa representação esquemática abaixo:

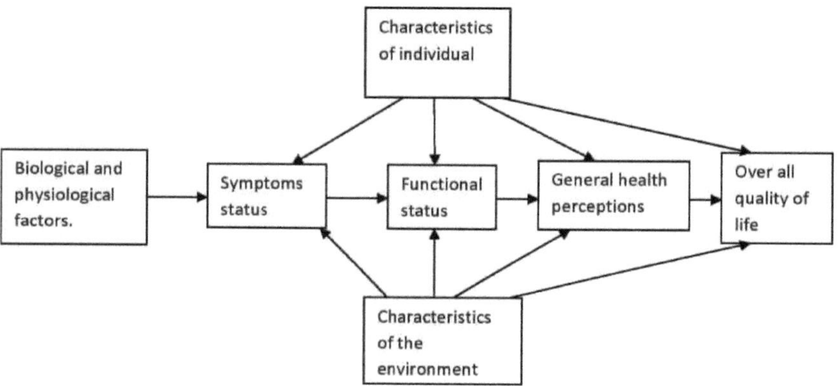

Figura 9: O modelo de Wilson e Cleary dos correlatos da qualidade de vida. Fonte: Phaladze et al, (2005).

Seguindo este discurso sobre a qualidade de vida (relacionada com a saúde), verifica-se que, a partir das suas dimensões centrais, conhecer os resultados de saúde no que diz respeito ao VIH/SIDA e, neste caso, às crianças, é de facto viável e possível; e a oportunidade de melhorar a qualidade de vida destas pessoas é um empreendimento que não pode ser tratado apenas com retórica.

Com base nas dimensões fundamentais da qualidade de vida, a operacionalização da qualidade de vida relacionada com a saúde das crianças pode ser analisada na perspetiva destes domínios-chave, tal como apresentados também de forma genérica no formato WHOQOL-100 desenvolvido pela equipa da OMS que trabalha na área da saúde mental e da prevenção da toxicodependência, WHOQOL, (1998). A estrutura final do WHOQOL tem seis domínios com quatro itens em cada um; os domínios são enumerados a seguir:

- *Capacidade física*: inclui a dor e o desconforto; a energia e a fadiga; o sono e o repouso.

- *Psicológicos*: sentimentos positivos; pensamento, aprendizagem, memória e concentração; autoestima; imagem corporal e aparência; sentimentos negativos.

- *Nível de independência*: mobilidade; actividades da vida diária; dependência de medicação ou tratamento; capacidade de trabalho.

- *Relações sociais*: relações pessoais; apoio social; e atividade sexual.

- *Ambiente*: segurança física e proteção; ambiente doméstico; recursos financeiros; cuidados de saúde e sociais: acessibilidade e qualidade; oportunidades de adquirir novas informações e competências; participação e oportunidades de actividades de recreio/lazer; ambiente físico (poluição/ruído/tráfego/clima); transportes.

- Espiritualidade/Religião/Crenças *pessoais*

- Qualidade de vida global e percepções gerais de saúde.

O instrumento WHOQOL-100 acima referido é genérico e só pode ser adaptado às necessidades das crianças que sofrem de doenças crónicas. A este respeito, Ravens-Sieberer & Bullinger, (1998), apresentam um instrumento típico centrado na criança para estudar a qualidade de vida relacionada com a saúde das crianças com doenças crónicas, o Questionário KINDL, que é uma medida genérica alemã de auto-relato, de base psicométrica, para crianças, já amplamente utilizada na Alemanha e noutros países.

De facto, Ravens-Sieberer & Bullinger (1998), ao sublinharem a necessidade de instrumentos específicos para a qualidade de vida das crianças, referiram que

"Uma vez que a avaliação da qualidade de vida nos adultos só pode ser transferida cautelosamente para as experiências de qualidade de vida das crianças, a investigação pediátrica tem de se debruçar sobre os efeitos psicossociais da doença e do tratamento, especificamente para que possam ser prestados melhores cuidados às crianças com doenças crónicas. Um pré-requisito para essa avaliação é o desenvolvimento e o teste de instrumentos para avaliar a qualidade de vida relacionada com a saúde das crianças, como o questionário KINDL".

Um ponto importante da observação de Ravens-Sieberer & Bullinger, (1998), que reflecte a abordagem metodológica desta tese, e que pode ser considerado uma limitação, é o facto de ter sido adoptada uma abordagem etnográfica para examinar a experiência vivida pelas crianças na perspetiva dos pais; neste caso, não foi examinada a perspetiva das crianças sobre a sua doença crónica, o que poderia constituir a próxima fase dos estudos sobre a qualidade de vida em contextos de recursos limitados, centrados na experiência das crianças. Ravens-Sieberer & Bullinger, (1998), afirmam que:

"Além disso, o papel da avaliação externa (ou seja, da família e da equipa) da qualidade de vida das crianças precisa de ser mais explorado. No presente estudo, foram recolhidos os dados das mães, o que reflecte que as percepções das mães sobre a qualidade de vida das crianças não são uma validação convergente dos pontos de vista das crianças, mas sim os seus próprios pontos de vista independentes. Embora não tenham sido relatados, os resultados indicam que não é contraditório perguntar à mãe e à criança sobre a qualidade de vida da criança, se for claro que o ponto de vista da mãe não pode ser tomado como substituto da experiência da criança".

No entanto, especificamente para as crianças com VIH/SIDA, um estudo de Oberdorfer et al, (2008) na Tailândia talvez ofereça a oportunidade de aprofundar os estudos sobre a qualidade de vida das crianças. Basearam a sua avaliação no auto-relato dos principais prestadores de cuidados de crianças com 5 anos ou mais que são seropositivas; e o instrumento típico de qualidade de vida é a Avaliação Geral da Saúde das Crianças (GHAC), a ferramenta normalizada desenvolvida pelo Grupo de Ensaios Clínicos Pediátricos da SIDA (PACTG).

O estudo transversal também aplicou este instrumento, que tem seis domínios apresentados sob a forma de questionário; estes incluem percepções de saúde, estado funcional (funcionamento físico, psicológico, social e de papéis) e sintomas de VIH. Citando o relatório do Paediatric AIDS Clinical Trial Group relativamente ao instrumento GHAC, Oberdorfer et al, (2008) referem que:

A ferramenta tinha uma fiabilidade de consistência interna muito boa e discriminava entre crianças infectadas pelo VIH com SIDA e crianças infectadas pelo VIH sem SIDA. Encontraram diferenças entre crianças infectadas pelo VIH com e sem sintomas de SIDA, na resistência física, nas percepções de saúde e nas limitações sociais e de papéis. Além disso, os módulos GHAC parecem ser medidas de QV relativamente pouco dispendiosas, mas abrangentes, que se centram nas manifestações do VIH. No entanto, os autores referem que não encontraram diferenças nas medidas de funcionamento físico das crianças com e sem SIDA'.

Num estudo anterior relacionado com a aplicação do instrumento GHAC, Storm et al, (2005), também mostram como os instrumentos podem ser utilizados para avaliar a qualidade de vida de crianças com idades compreendidas entre os 5 e os 18 anos num estudo transversal dos resultados do tratamento do vírus VIH-1. Um aspeto importante deste estudo é o facto de a informação analisada se basear também na informação sobre a qualidade de vida comunicada pelo prestador de cuidados, extraída do PACTG Late Outcomes Protocol 219, um estudo de coorte prospetivo. Foi também efectuada uma comparação entre a gravidade da doença e a qualidade de vida, que mostrou que a relação entre os indicadores de gravidade da doença e a qualidade de vida é consistente com os efeitos a longo prazo da progressão da doença. Nas suas conclusões, observaram que:

"As crianças com infeção pelo VIH permanecem em risco sanitário e social devido à cronicidade da doença. Muitas crianças apresentam uma constelação de deficiências funcionais indicadas por problemas comportamentais e sintomas clínicos, com limitações nas actividades e no desempenho escolar. Continuarão a ser necessários serviços de saúde abrangentes para minimizar a doença e a incapacidade a longo prazo e para maximizar o potencial das crianças à medida que entram na adolescência e na idade adulta".

Os exemplos acima referidos de estudos sobre a qualidade de vida de crianças com VIH/SIDA mostram que é possível efetuar uma análise exaustiva dos resultados em termos de saúde destas crianças e desenvolver estratégias para melhorar os resultados em termos de saúde destas crianças. No que diz respeito aos instrumentos de avaliação, também é claro que os domínios para fazer essa avaliação são flexíveis, especialmente se forem adoptados a partir de genéricos originais, como o GHAC nos EUA e o KINDL na Alemanha; um bom exemplo de uma tentativa de analisar os resultados da qualidade de vida dos idosos chineses foi feito utilizando entrevistas de grupos de discussão, Leung et al, (2004).

Consciente de que a maioria destes estudos sobre a qualidade de vida pediátrica no que diz respeito a uma série de doenças crónicas, como a asma, a diabetes, etc., foram realizados principalmente nos países desenvolvidos, os estudos sobre a qualidade de vida no âmbito do VIH/SIDA, com exceção de Oberdorfer et al, (2008) na Tailândia, são muito escassos nos países em desenvolvimento com poucos recursos; a necessidade de efetuar estudos exaustivos em contextos com recursos limitados, tal como proposto nesta tese, é claramente muito urgente, uma vez que, tal como Storm et al, (2005) advertiu, é necessário melhorar e aperfeiçoar os serviços de saúde para minimizar as doenças e as incapacidades a longo prazo e maximizar o potencial das crianças à medida que avançam para a adolescência e a idade adulta.

CAPÍTULO 3

3 Metodologia de investigação

3.1 Introdução

Este capítulo é apresentado com o requisito inerente à investigação de clarificar o processo/método utilizado para gerar dados para este estudo; a sua importância não pode ser subestimada, na medida em que, para que o estudo tenha fiabilidade, credibilidade, validade ou veracidade, é necessária uma descrição e justificação transparentes da metodologia e da conceção da investigação. O capítulo é apresentado nas secções seguintes: O problema de investigação e as questões-chave, que destacam o que o estudo pretende investigar com base no método de investigação proposto; o caso da conceção etnográfica, que são os instrumentos ou procedimentos antropológicos propostos para a investigação; consideração ética nos estudos sobre o VIH/SIDA, que é muito importante num estudo deste tipo, na medida em que cria confiança entre o investigador, os guardiões do terreno e, acima de tudo, os participantes, e também compromete o investigador com o valor da confidencialidade; cenário do estudo (local de campo) e os sujeitos, que explicam onde o estudo teve lugar e as pessoas que participaram; o processo de amostragem mostra como os participantes foram recrutados para este estudo; os métodos e procedimentos de recolha de dados, que são as ferramentas e os instrumentos de campo utilizados para obter as informações desejadas, que incluíram a observação participante, entrevistas etnográficas, discussões em grupos de discussão e análises de documentos secundários/arquivos; o método e os procedimentos de análise de dados, que apresentam a forma como os dados foram fragmentados para obter significados e conclusões que os participantes ofereceram a partir da análise inicial dos dados, através do processo de codificação e da geração de temas e conclusões e, finalmente, a medida de validade/confiabilidade do estudo, que fornece acções nos procedimentos que permitiram a fiabilidade do estudo.

3.2 O problema de investigação e as questões-chave

No início da década de 1980, quando surgiram os primeiros casos de SIDA, a maior parte destes casos eram, obviamente, de adultos: suspeitos de serem homossexuais nos EUA, Gottlieb et al, (1981) e no Uganda, entre homens e mulheres heterossexuais, Serwadda et al, (1985), as crianças não estavam no quadro da doença. No entanto, à medida que a doença foi aumentando entre os casais heterossexuais, as crianças tornaram-se vítimas involuntárias através da transmissão de mãe para filho UNICEF, (2005). A constatação de que as crianças estavam a ser infectadas em massa através da via materna trouxe novos desafios. À medida que se faziam esforços para obter medicamentos para os adultos infectados, ver Fischl et al, (1987), tornou-se necessário pensar na forma de resolver o problema do número crescente de crianças nascidas com VIH/SIDA. Isto explica, em parte, porque é que as crianças têm sido o rosto ausente da SIDA, UNICEF, (2005).

Este estudo teve como objetivo explorar o impacto da expansão da TAR, avaliando a qualidade de vida relacionada com a saúde (QVRS) entre as crianças que vivem com o VIH/SIDA no contexto da insurreição civil. Analisando a literatura relevante, verifica-se que, apesar do aumento dos conhecimentos sobre a gestão de crianças com VIH/SIDA, milhares de crianças continuam a não beneficiar da expansão do tratamento, especialmente em contextos de recursos limitados. A QVRS é agora considerada como um dos melhores critérios para avaliar os resultados do tratamento, especialmente no caso do VIH/SIDA, mas, a este respeito, os estudos sobre a qualidade de vida das crianças com VIH/SIDA são ainda escassos; ver Ravens-Sieberer & Bullinger, (1998) & Garvie et al, (2009). O apelo a esta melhoria foi claramente feito por um estudo na Tailândia que se centrou especificamente nas crianças; ver Oberdorfer et al, (2008). No entanto, no Uganda, as tentativas de QV em relação ao VIH/SIDA só têm sido feitas até agora com adultos; ver Nuwagaba-Biribonwoha et al, (2006) & Bajunirwe et al, (2009).

3.3 O caso da conceção etnográfica

Este inquérito analisou a experiência vivida por crianças e suas famílias afectadas pelo VIH/SIDA num ambiente que tinha sido afetado durante um longo período por um conflito civil; como Phaladze et al, (2005) indicam, *"A qualidade de vida das pessoas com VIH/SIDA é uma constelação complexa de doença, pobreza, estigma, discriminação e falta de tratamento combinada com a vida familiar, o trabalho e as actividades sociais. O VIH/SIDA afecta não só a pessoa infetada, mas também a sua família, a sua comunidade e o seu país"*.

A citação acima apresenta algumas das variáveis-chave que o estudo pretendia analisar, tal como foram apresentadas pelas famílias afectadas. Assim, tal como explicado no capítulo introdutório, para captar o que as pessoas sentem, ver o que as pessoas fazem, ouvir as "vozes" das pessoas afectadas e sentir a emoção das pessoas, uma forma qualitativa de investigação que aplica um desenho etnográfico é, portanto, apropriada para este estudo, ver Frankfort-Nachmias & Nachmias, (1996: 280-281) & Herdt & Boxer, (1991). A natureza caraterística do inquérito etnográfico para este tipo de estudo é também assinalada, entre outros, por Angrosino, (2005: 4), LeCompte & Shensul, (1999a: 1), e Reeves et al, (2008); no entanto, para este estudo específico sobre a saúde, a utilidade do desenho etnográfico é distintamente captada por Savage, (2000) e Herdt & Boxer, (1991), em que o comportamento em torno da saúde e da doença é bem compreendido através da atuação física e da conversa com o grupo-alvo.

A visão do mundo que ressoa com os métodos de investigação acima referidos é o paradigma interpretativo, porque os proponentes partilham o objetivo de "compreender o mundo complexo da experiência vivida do ponto de vista daqueles que a vivem", Schwandt, (1994: 118), ver também LeCompte & Shensul, (1999a: 48).

Como já foi visto no primeiro capítulo, os cenários de conflito na área de investigação (Gulu), Westerhaus et al, (2007), e a falta de informação empírica sobre a QVRS em crianças com VIH/SIDA, Garvie et al, (2009), apoiam a pretensão de investigação apresentada neste estudo.

Assim, a principal questão de investigação que se coloca nesta tese é a seguinte

Quais são os resultados do tratamento para as crianças que vivem com o VIH/SIDA em zonas de conflito (norte do Uganda) na era da expansão da TAR que se traduzem na sua QV? Por outras palavras, como é que as crianças infectadas pelo VIH/SIDA respondem à TAR em situações afectadas por conflitos para garantir uma QVRS positiva? (Ver capítulo 1 para as questões de investigação específicas).

A perspetiva/pressuposto do investigador em relação a esta questão é que a situação de conflito, com os factores negativos que a acompanham, não proporciona um ambiente propício à implementação do programa de TARV, bem intencionado para a população afetada, especialmente para as crianças; o ambiente de guerra diminuiu a resiliência das famílias para gerir o impacto negativo do VIH/SIDA.

3.4 *Considerações éticas nos estudos sobre o VIH/SIDA*

Para cumprir o requisito ético de uma investigação deste tipo realizada sob a égide da Universidade de Viena, e também a necessidade de validação e aprovação no Uganda, o investigador obteve cartas de apoio dos dois principais supervisores da investigação em nome da Universidade de Viena; isto proporcionou uma carta introdutória ao órgão estatutário substantivo no Uganda, que se ocupa da aprovação ética de estudos de campo de investigação no Uganda, ou seja, o Conselho Nacional de Ciência e Tecnologia do Uganda (UNCST). Uma vez que o estudo de investigação foi aprovado pelo UNCST através de uma carta autorizada, serviu então como instrumento oficial para obter acesso a instituições, organizações e pessoas que são partes interessadas fundamentais na prevenção, cuidados e tratamento do VIH/SIDA em Gulu.

O investigador também concebeu um instrumento de investigação normalizado para obter o consentimento informado das pessoas que participaram nas entrevistas, nas discussões dos grupos de discussão, nas observações dos participantes, etc., na área de campo. Assim, munido de todos estes instrumentos éticos, o investigador recebeu luz verde para ter acesso mais fácil às pessoas e aos locais de interesse para o estudo. (Ver anexos para cópias destes documentos).

3.5 *Local do estudo (sítio de campo) e sujeitos*

O local do campo de investigação situa-se na cidade/município de Gulu, no distrito de Gulu. Em 2006, o distrito de Amuru foi criado a partir do distrito de Gulu, o que faz com que o distrito de Gulu faça atualmente fronteira com o distrito de Kitgum a norte, a noroeste e a oeste com o distrito de Amuru, a sul com o distrito de Oyam, a sudeste com Lira e a leste com o distrito de Pader. A cidade de Gulu fica a cerca de 320 km de Kampala, a capital do Uganda, ou seja, 3 a 4 horas de carro.

O distrito de Gulu, como qualquer outro distrito da região norte, esteve no centro da insurreição do norte durante a maior parte das últimas duas décadas. Em toda a região norte, cerca de 2 milhões de pessoas foram deslocadas pelo conflito civil; a população da cidade de Gulu é de cerca de 143.000 pessoas, mais de metade das quais são refugiados internos.

Foi entre os residentes da cidade e os colonos das redondezas que se localizou o estudo; a população-alvo *teórica* do estudo eram as mães seropositivas para o VIH e as crianças entre os 6 meses e os 60 meses (5 anos) de idade que estão a fazer a terapia antirretroviral no distrito de Gulu; a população de estudo *acessível* provinha de duas organizações de base comunitária (OBC), nomeadamente a Comboni Samaritan de Gulu e a Health Alert Uganda em Gulu.e. Comboni Samaritan of Gulu e Health Alert Uganda em Gulu, embora também se tenha trabalhado com a TASO Gulu; a partir desta população de estudo acessível, foi elaborada a lista (*base de amostragem*) de participantes (*amostra*) dos quais foram obtidos dados diretamente. Outras fontes de informação visadas foram as organizações não governamentais (ONG) que operam no domínio da prevenção, dos cuidados e do tratamento do VIH/SIDA, as pessoas-chave envolvidas diretamente nas actividades em causa, bem como os serviços distritais de saúde e os estabelecimentos de saúde.

A unidade de análise foram as ONG participantes, as famílias das crianças afectadas pelo VIH/SIDA, as crianças e os sistemas de saúde nos distritos.

3.6 *Processo de amostragem*

A amostragem é o processo de seleção sistemática daquilo que vai ser examinado no decurso de um estudo, Cohen & Crabtree, (2006); ou "é um processo de seleção de unidades (por exemplo, pessoas ou organizações) de uma população de interesse, de modo a que, através do estudo da amostra, os resultados possam ser generalizados de forma justa para a população de onde foram escolhidos", *(www.socialresearchmethods.net.)* . Embora os benefícios da investigação qualitativa nos cuidados de saúde sejam cada vez mais conhecidos, tanto pelos académicos como pelos clínicos, Marshall (1996) refere que "continuam a existir mal-entendidos sobre a base filosófica e a abordagem metodológica". Isto é igualmente verdade no que diz respeito ao processo de amostragem; de facto, Coyne, (1997) opina que "a amostragem é uma questão muito complexa na investigação qualitativa "; e muitas escolas de pensamento de investigadores qualitativos continuam a considerar que a dimensão da amostra e a amostragem não têm grande valor, Onwuegbuzie & Leech, (2005); enquanto em alguns discursos, a amostragem parece frequentemente receber menos atenção nos debates metodológicos do que as questões relativas à forma como os dados são recolhidos ou analisados, Curtis et al, (2000). Miles & Huberman, (1994: 27) observam que; "a amostragem é crucial na análise posterior... As suas escolhas - com quem olhar ou com quem falar, onde, quando, sobre o quê e porquê - impõem limites às conclusões que pode tirar, e à confiança que você e os outros sentem sobre elas". Hammersley & Atkinson, (1983: 45) afirmam que: "na etnografia, é necessário tomar decisões sobre onde observar e quando, com quem falar e o que perguntar, bem como sobre o que registar e como... é importante tornar os critérios (amostragem) utilizados tão explícitos e sistemáticos quanto possível, de modo a tentar garantir que o caso foi adequadamente amostrado". Além disso, LeCompte & Shensul, (1999a: 110-111) salientam que o primeiro passo na seleção da população de estudo envolve determinar por que razão o grupo deve ser selecionado, estabelecer um conjunto de critérios de inclusão e, em seguida, o investigador vai para o terreno em busca de clientes que satisfaçam estes critérios; isto significa que a seleção aborda critérios logísticos (recursos para o estudo); critérios de definição (como o grupo é delimitado e os membros incluídos); e critérios conceptuais (se o grupo pode fornecer a saturação ou a informação necessária).

Curtis et al, (2000), sugerem também caraterísticas-chave das amostras qualitativas, entre outras, como sendo constituídas por critérios de amostragem intencionais ou teóricos; pequenas, mas que geram uma grande quantidade de informação; concetualmente orientadas por um quadro teórico ou por uma teoria em evolução derivada indutivamente dos dados; utilizam a reflexividade e a explicitação da fundamentação da seleção de casos, tendo em conta as implicações éticas e teóricas; e são concebidas para possibilitar generalizações analíticas (aplicadas a uma teoria mais vasta com base na forma como os casos selecionados se "encaixam" em construções gerais), mas não generalizações estatísticas (aplicadas a populações mais vastas com base em amostras estatísticas representativas).

Este estudo adoptou os critérios de amostragem qualitativa 'lista de verificação' de Curtis et al, (2000) com base nos critérios de Miles & Huberman, (1994: 34) que:

- A estratégia de amostragem deve ser relevante para o quadro concetual e as questões de investigação abordadas pela investigação

- A amostra deve ser suscetível de gerar informações ricas sobre o tipo de fenómeno que é necessário estudar.

- A amostra deve reforçar a "generalização" dos resultados.

- A amostra deve ser capaz de produzir descrições/explicações credíveis (no sentido de serem fiéis à vida real).

- A estratégia de amostragem deve ser ética e

- O plano de amostragem deve ser exequível.

No entanto, para além da lista de verificação acima referida, foram utilizados critérios práticos para selecionar efetivamente os participantes no estudo:

- Organizações (agências internacionais)/pessoas que representavam os doadores na implementação de programas de apoio direto a pessoas que vivem com VIH/SIDA no distrito de Gulu

- Pessoas focais nos serviços distritais de saúde responsáveis pelas questões do VIH/SIDA.

- Organizações (OBC) a nível das bases que apoiam diretamente as PVVS

- Através das OCB, o acesso aos clientes foi gerido através de explicações de consentimento informado sobre os objectivos do estudo e a sua subsequente vontade de participar.

- Os clientes devem empenhar-se ativamente na realização do programa ART com os seus filhos.

3.7 Métodos e procedimentos de recolha de dados

A recolha de dados na tradição etnográfica está intimamente relacionada com a consideração de pessoas e acontecimentos no seu ambiente natural, LeCompte & Shensul, (1999a: 84-85); e todos os etnógrafos e outros estudos de caso utilizam a observação participante e várias formas de entrevista aprofundada e presencial como principais formas de recolha de dados (ibid). Outras técnicas de apoio incluem entrevistas formais e informais, gravações áudio e vídeo, fotografias fixas, registos de arquivo, etc. Angrosino, (2005: 10) nota que as técnicas de recolha de dados etnográficos são variantes da observação, da entrevista e da análise de arquivos.

O processo de recolha de informações da investigação foi iniciado no terreno através de uma reunião das partes interessadas organizada pelo investigador para sensibilizar as pessoas em causa para os objectivos da investigação e, no processo, também criar uma rede para facilitar a eventual recolha de dados na sua instituição, caso fosse necessário.

A reunião de sensibilização teve lugar no final de novembro de 2008, quando a primeira fase do trabalho de campo foi iniciada; felizmente, o Gabinete de Campo da UNICEF em Gulu ofereceu gratuitamente o local para a reunião nas suas instalações. De facto, a pessoa focal da UNICEF para o VIH/SIDA estava presente, bem como participantes de outras agências; as duas organizações comunitárias locais, através das quais foi recolhida a maior parte dos dados da investigação, também estavam presentes, o que permitiu um arranjo mais rápido para que fizessem a mobilização em nome do investigador, ou seja, para contactar os clientes que seriam os inquiridos da investigação. A partir dessa reunião, o assistente de investigação também foi procurado e confirmado para ajudar no trabalho; uma vez que, através da sua organização comunitária, ele trabalhava com famílias afectadas pelo VIH/SIDA, foi uma oportunidade ideal para discutir possibilidades de trabalhar com ele, o que ele aceitou de bom grado.

Todas as actividades acima referidas foram realizadas após o que Shensul et al, (1999: 69) designaram por etapas conceptuais de preparação para a investigação etnográfica, ou seja, o desenvolvimento das principais questões de investigação; a revisão de ideias retiradas de estudos anteriores relatados na literatura; a análise de dados secundários disponíveis; a conversa com outras pessoas que tiveram experiência de investigação no contexto escolhido; a construção de um quadro concetual inicial para orientar a investigação; e a identificação de domínios e factores iniciais para uma análise exploratória mais aprofundada. Na verdade, tudo isto foi feito como preparação para entrar no terreno, que é o ambiente natural não laboratorial ou o local onde se realizam as actividades em que o investigador está interessado, (Ibid).

Shensul et al, (1999: 69), também descrevem a entrada no terreno como 'o processo de desenvolvimento da presença e da relação no ambiente de investigação designado que torna possível ao investigador recolher dados'.

Entrar no terreno não deve parecer uma tarefa fácil; como no caso desta investigação, foi um processo longo; por exemplo, a carta de aprovação ética atrasou-se quase dois meses desde o momento do pedido; e, como tal, tornou-se um pouco difícil apresentar-me oficialmente a instituições que estão conscientes da necessidade deste tipo de procedimentos. Depois, o interesse em apresentar esta investigação às partes interessadas, o que era essencial, foi também adiado; a essência desta reunião era o facto de alguns destes participantes serem os guardiões do acesso à informação e aos clientes que se esperava que participassem neste estudo de investigação. Sem dúvida que, tal como Shensul et al, (1999: 70) observou mais uma vez, o processo de entrada é complicado, uma vez que os investigadores têm de aprender uma série de coisas ao mesmo tempo, tais como a forma de localizar e construir relações com pessoas que têm acesso a informações importantes e outros recursos relevantes para o estudo; como recolher e registar informações no local de uma forma que seja discreta e eficiente.

Na tradição etnográfica, o conceito de reflexividade é essencial; Shensul et al, (1999: 72), observam que exige que o investigador separe estereótipos, opiniões e juízos de valor de uma observação rigorosa e de um registo eficaz das palavras, significados e opiniões dos participantes na investigação; exige também que o investigador se transforme nos principais instrumentos de recolha de dados, e o investigador deve ter em conta que o registo das observações é apenas uma componente de uma tarefa mais elaborada que inclui, entre outras, uma reflexão cuidadosa e contínua sobre o significado das experiências, a compreensão do contexto, a reflexão sobre as transformações de personalidade e de comportamento que o investigador é obrigado a fazer devido à sua experiência, (ibid).

A experiência de entrada no terreno para este estudo espelhou quase exatamente o que Shensul et al, (1999: 77) enumerou nas etapas de entrada num ambiente de investigação: a autorização formal foi obtida da comissão de ética depois de duas cartas de recomendação terem acompanhado o pedido formal de aprovação ética do investigador; a aprovação também facilitou muito a abordagem dos guardiões locais, uma vez que estes viram a carta da comissão de ética. O estabelecimento inicial de contacto com pessoas conhecedoras do contexto local foi feito quando o investigador organizou a reunião das partes interessadas para apresentar o conceito de investigação e, posteriormente, ajudou a realizar entrevistas informais com os guardiões locais. Enquanto aguardava a aprovação ética da investigação, o investigador também fez um esforço para estudar (observar) alguns cenários-alvo sem envolver os habitantes locais. O investigador também não só beneficiou da reunião das partes interessadas ao ser apresentado a outros inquiridos importantes no contexto, como também obteve entrada direta nos locais de campo com a ajuda dos guardiões locais, o que facilitou efetivamente o processo de contacto com os participantes.

Ao longo do estudo de campo, o investigador teve de confiar na mobilização dos inquiridos através dos guardiões da comunidade que tinham uma relação íntima com estas pessoas através do trabalho de grupo ou de alguma forma de representação. As tarefas de recolha de informação entre os inquiridos, que exigem que o investigador desenvolva uma reflexão autoconsciente e uma seleção cuidadosa de novos comportamentos apropriados no contexto da investigação, tal como são vistos pelo investigador, implicaram ouvir as mensagens comunicadas; registar e compreender o significado da linguagem utilizada no contexto do campo, observar, registar e interpretar o comportamento, organizar a informação e os conhecimentos de modo a prever cada vez mais os futuros acontecimentos observados e refletir sobre o modo como o que é ouvido e visto afecta o comportamento, as atitudes e os valores, incluindo os seus próprios, ver Shensul et al, (1999: 73).

Fonte de informação dos participantes	Métodos de recolha de dados	Investigação Instrumentos utilizados	Número de participantes.
Mães e/ou prestadores de cuidados a crianças infectadas pelo VIH	Discussões de grupos de foco. Foram realizados quatro FGD.	Guias de discussão dos grupos de discussão.	32
Mães e/ou prestadores de cuidados a crianças infectadas pelo VIH	Entrevistas em profundidade	Guias para entrevistas em profundidade.	19

Pessoas de contacto das agências internacionais, médicos e representantes de organizações locais de base comunitária	Entrevistas com informadores-chave.	Guia de entrevista dos informadores-chave	6
Número total de participantes no estudo.	-	-	57

Tabela 4: Categoria dos participantes da pesquisa e instrumentos utilizados no estudo.

Um resumo da categoria dos inquiridos ou participantes na investigação e dos instrumentos de investigação utilizados para interagir com as pessoas que participaram no estudo é apresentado num quadro acima.

3.7.1 Observação participante

Baszanger & Dodier, (1997) afirmam que os estudos etnográficos são realizados para satisfazer três exigências simultâneas associadas ao estudo das actividades humanas, ou seja, a necessidade de uma abordagem empírica; a necessidade de permanecer aberto a elementos que não podem ser codificados no momento do estudo; e uma preocupação em fundamentar os fenómenos observados no terreno.

A primeira necessidade, acrescentam, "é ditada pelo facto de os fenómenos estudados não poderem ser deduzidos, mas exigirem uma observação empírica". Enquanto a necessidade de abertura exige que "para além de qualquer planificação metodológica das observações, o trabalhador de campo deve permanecer aberto para descobrir os elementos que constituem os marcadores e as ferramentas que as pessoas mobilizam nas suas interações com os outros e, de um modo mais geral, com o mundo; os marcadores são representações do mundo, ou expectativas normativas, mas também os recursos linguísticos e para-linguísticos que são exibidos em contacto com o ambiente", (Ibid).

A este respeito, Kiefer (2007) cita quatro objectivos principais da observação: registar uma variedade representativa de comportamentos culturais, contextos e significados relevantes para o problema de investigação; minimizar a distorção do comportamento normal causada pela observação; registar com exatidão o que se vê e ouve, e manter a relação entre o observador e a comunidade. Isto, acrescenta Kiefer, implica alguns princípios gerais para orientar o investigador. Diz ele:

"Escolha cuidadosamente o seu nível e estilo de participação; use competências sociais para 'ler' cada situação e decidir até que ponto participar; espere o choque cultural e o embaraço como um estranho na vida das pessoas que vivem com o VIH/SIDA neste caso; leve tempo suficiente para estabelecer relações e confiança, mesmo antes de observar abertamente ambientes públicos e especialmente antes de se intrometer em ambientes mais privados como as casas dos agregados familiares afectados pelo VIH; e, finalmente, minimize o registo aberto de dados, a menos que seja uma parte normal da atividade ou depois de consultar as pessoas em causa (ênfase acrescentada)".

Angrosino, (2005: 33) afirma que a primeira técnica-chave na investigação etnográfica é a observação; e que a observação participante (não estruturada) é mais típica da etnografia, uma vez que o investigador está imerso no fluxo dos acontecimentos à medida que estes se desenrolam; ver também Kiefer, (2007: 115). Ou é um processo de aprendizagem através da exposição ou envolvimento nas actividades quotidianas ou de rotina dos participantes no contexto da investigação, Shensul et al, (1999: 91). Estes autores afirmam que a essência da observação participante na etnografia é que:

•	é fundamental para identificar e construir relações importantes para o futuro do projeto de investigação;

•	permite ao investigador ter uma compreensão intuitiva e intelectual da forma como as coisas são organizadas e hierarquizadas, da forma como as pessoas se relacionam entre si e da forma como as fronteiras sociais e físicas são definidas.

•	Demonstra e, ao longo do tempo, pode confirmar padrões de etiqueta, organização política e liderança, competição e cooperação social, estatuto socioeconómico e hierarquias na prática, bem como outros padrões culturais que não são facilmente abordados ou sobre os quais as discussões são proibidas.

•	Apoia a presença do investigador na comunidade

•	Fornece ao investigador experiências culturais que podem ser discutidas com informadores-chave ou participantes no local de estudo e tratadas como dados.

Com base nos constructos acima referidos, a observação dos participantes foi feita em simultâneo com a realização de entrevistas aprofundadas às mães e aos cuidadores das crianças que vivem sob a proteção da terapia antirretroviral. O processo das visitas domiciliárias foi organizado pelo assistente de investigação, que já estava familiarizado com este grupo de inquiridos; interagia quase semanalmente com eles no processo de coordenação do tão necessário apoio aos agregados familiares destes clientes, oferecendo aconselhamento, apoio nutricional, reuniões sobre actividades geradoras de rendimentos e ou apoio no transporte para os hospitais em caso de qualquer emergência relacionada com a saúde das mães ou das crianças que, na maioria dos casos, também estavam a fazer o programa TARV. O assistente de investigação (Fig. 10) que coordenava as actividades também tinha representantes na comunidade sob a forma de mobilizadores comunitários que, através da comunicação por telemóvel, podiam ajudar a organizar a entrevista.

No entanto, houve algumas dificuldades com estes mobilizadores, pois por vezes não estavam disponíveis para os seus contactos telefónicos ou tinham outros compromissos, pelo que se tornou menos consistente o processo de realização das entrevistas e, consequentemente, da observação participante; mas a flexibilidade no terreno também tem de ser uma caraterística dos investigadores, pois, neste caso, vi uma das clientes que era muito ativa na mobilização dos seus colegas para reuniões e outras actividades relacionadas com a vida positiva e contactei-a para saber se podia ajudar a mobilizar mais participantes; ela aceitou de bom grado e provou ser o ponto de viragem para conseguir mais clientes não só para as entrevistas, mas também para as discussões dos grupos de discussão. Embora eu tenha mantido contacto com os mobilizadores oficiais, foi muito mais fácil lidar com o representante dos clientes para ajudar nas reuniões de investigação.

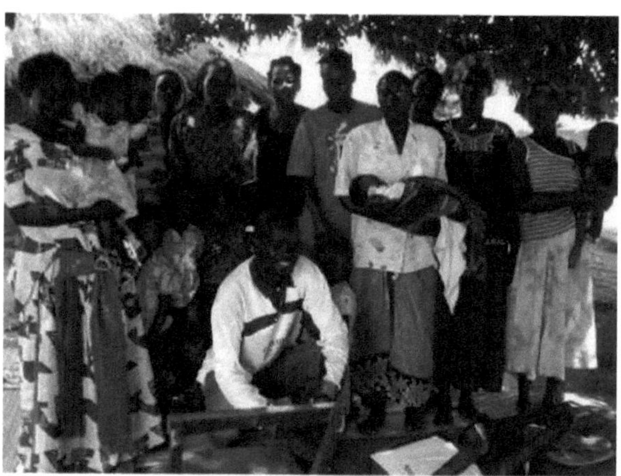

Figura 10: O assistente de investigação (de cócoras) posa com um grupo de mães seropositivas e seus filhos, incluindo um grupo de rapazes gémeos, após uma discussão dos grupos de centragem na Divisão de Layibi, município de Gulu.

Para captar algumas das cenas em casa dos clientes, também foram tiradas algumas fotografias, após obter o consentimento dos clientes; isto foi importante na medida em que, para além da tomada de notas, capta o que Angrosino (2005: 36) advertiu: "A observação pode basear-se naquilo que o etnógrafo consegue ver, mas o que é visto não se torna dados até que seja de alguma forma registado de modo a poder ser recuperado"; essencialmente, não podia confiar inteiramente na minha memória para reconstruir padrões ao longo das sessões de entrevista.

Em conclusão, a experiência de visitar o domicílio dos clientes ofereceu-me a oportunidade de observar intimamente a experiência real dos clientes no seu ambiente de vida; pois é a única forma de o investigador se inserir na vida quotidiana daqueles cujas crenças, estilo de vida e comportamentos vão ser estudados, Angrosino, (2005: 33). Desta forma, pude ver as condições de habitação, o estado de existência socioeconómica e os esforços feitos para apoiar as crianças através da sua própria luta ou de outras intervenções externas. De facto, como Varkervisser et al, (2003) notaram, 'As observações podem dar informações adicionais e mais precisas sobre o comportamento das pessoas do que as entrevistas ou os questionários. Podem também verificar a informação recolhida através de entrevistas, especialmente sobre temas sensíveis como o consumo de álcool ou de drogas, ou doenças estigmatizantes".

3.7.2 Entrevistas etnográficas

Shensul et al, (1999: 121) observaram que a entrevista em profundidade e aberta é a forma de entrevista etnográfica mais desafiante do ponto de vista técnico e, ao mesmo tempo, a mais inovadora e estimulante. Aprofundada, observam, significa explorar um tópico em pormenor para aprofundar o conhecimento do entrevistador sobre o tópico, e aberta refere-se ao facto de o entrevistador estar aberto a toda e qualquer resposta relevante; enquanto exploratória significa o objetivo da entrevista, ou seja, explorar domínios considerados importantes para o estudo e sobre os quais pouco se sabe, (Ibid). Boyce & Neale, (2006) definem a entrevista em profundidade como uma técnica qualitativa que envolve a realização de entrevistas individuais intensivas com um pequeno número de inquiridos para explorar a sua perspetiva sobre uma determinada ideia, programa ou situação; acrescentam que as entrevistas em profundidade são úteis

quando se pretende obter informações pormenorizadas sobre os pensamentos e comportamentos de uma pessoa ou quando se pretende explorar novas questões em profundidade.

A natureza da entrevista em profundidade é explicada por Wengraf (2001: 3): trata-se de uma entrevista de investigação concebida com o objetivo de melhorar os conhecimentos; é um tipo especial de interação conversacional; como as outras conversas, mas com caraterísticas especiais que têm de ser compreendidas; tem de ser planeada e preparada como qualquer outra forma de atividade de investigação; as suas perguntas são apenas parcialmente preparadas com antecedência e serão, portanto, em grande parte improvisadas pelo entrevistador; mas a entrevista no seu conjunto é uma produção conjunta, uma coprodução sua e do seu entrevistado, e os assuntos são tratados em profundidade.

Shensul et al, (1999: 121), descrevem que o principal objetivo da entrevista aprofundada e aberta, entre outros, é explorar domínios indefinidos no modelo concetual formativo; identificar novos domínios, dividir os domínios em componentes, factores e subfactores; obter informações orientadoras sobre o contexto e a história do estudo e o local do estudo; bem como criar uma compreensão e uma relação positiva entre o entrevistador e a pessoa entrevistada.

Uma boa entrevista exploratória exige uma mente alerta, um raciocínio lógico e excelentes capacidades de comunicação, observam Shensul et al, (1999: 121); no entanto, advertem que o entrevistador deve, em todos os momentos,:

*   Tenha em mente a forma como o tópico se relaciona e ilumina as questões mais amplas

colocadas pelo estudo.

• Determinar se a pessoa que está a ser entrevistada se mantém no tópico e, caso contrário, como reintroduzir o tópico.

• Compreender as ligações lógicas que o entrevistado está a fazer na discussão quando essas ligações são provavelmente diferentes das do entrevistador.

• Decidir se deve ou não seguir novas ideias e direcções

• Sondar o significado dos termos e

• Reconhecer quando as ideias do entrevistado estão claramente expressas e quando precisam de ser elaboradas para garantir que podem ser compreendidas por todos os que lêem as notas ou a transcrição.

O instrumento para estas entrevistas foi o guião, que incluía um conjunto de perguntas previamente concebidas com base nos objectivos da investigação e nas revisões da literatura sobre o tema de estudo. A importância do guião de entrevista é sublinhada por um estudo recente de Krauss et al, (2009); observaram que: O desenvolvimento do guião de entrevista é um aspeto integrante do processo de realização da investigação qualitativa, mas que recebe pouca atenção na literatura sobre investigação qualitativa. Parte-se frequentemente do princípio de que os guiões de entrevista são apenas uma lista de perguntas utilizadas para orientar uma entrevista qualitativa". Referem ainda que o guia de entrevista orienta a conversa para os tópicos e questões sobre os quais se pretende aprender; ajuda-o a saber o que perguntar, em que sequência, como colocar as suas questões e como fazer o seguimento. O guia fornece orientações sobre o que fazer ou dizer a seguir, depois de o entrevistado ter respondido à última pergunta.

As entrevistas aprofundadas neste trabalho de campo foram efectuadas em duas partes, uma com os próprios clientes e outra com os informadores-chave. Os clientes foram entrevistados desta forma para ajudar a extrair informações mais úteis que a dinâmica de grupo não permitiria durante as discussões dos grupos de discussão; no entanto, a experiência vivida pelas crianças e pelas suas famílias só poderia ser suficientemente bem captada se se ouvisse a experiência dos cuidadores em relação a estas crianças com VIH/SIDA.

Os participantes informadores-chave foram também selecionados para fornecer informações pormenorizadas em virtude do seu trabalho e conhecimento na área de estudo ou devido à sua experiência na prestação de apoio e/ou tratamento aos clientes; ou são aqueles que são particularmente conhecedores e com quem se pode contar para servirem de guias autorizados para certos aspectos da cultura local, ver Angrosino, (2005: 47).

O processo de entrevista com os clientes foi facilitado pela introdução minuciosa do tópico aos clientes com antecedência; de facto, quando cheguei às suas casas para esta experiência íntima, já havia um ambiente descontraído e eles estavam muito abertos à discussão; utilizando os guias de entrevista, as sessões decorreram sem grandes interrupções, exceto para esclarecimentos ocasionais e quando os inquiridos se desviaram do rumo da discussão. No caso dos informadores-chave, uma combinação da utilização da carta introdutória e da participação na reunião das partes interessadas ajudou a localizar os informadores e, mais uma vez, o processo seguiu o mesmo padrão das entrevistas em profundidade. Os informadores-chave foram muito úteis na discussão de questões relacionadas com a eficiência geral dos sistemas de saúde, os constrangimentos que consideram impedir o progresso da expansão da terapia antirretroviral para os utentes que dela necessitam, bem como na apresentação de sugestões sobre o que poderia ser feito a curto e longo prazo.

3.7.3 Discussões de grupos de foco (FGD)

Este método de recolha de informação foi utilizado como um suplemento às entrevistas em profundidade e à observação dos participantes, ver também Kitzinger, (2005: 56) que diz que oferece uma alternativa ou um suplemento muito valioso a outras técnicas de recolha de dados, tais como entrevistas individuais ou entrevistas aos participantes; de facto, ajudou a determinar o estado de espírito geral do campo utilizando dinâmicas de grupo. Varkervisser et al, (2003) consideram que o objetivo do FGD é "obter informação aprofundada sobre conceitos, percepções e ideias de um grupo, ou como Stewart & Shamdasani, (1998: 505) colocam, estimular uma exploração aprofundada de um tópico sobre o qual pouco se sabe.

Um FGD pretende ser mais do que uma interação pergunta-resposta. A ideia é que os membros do grupo discutam o tópico entre si, com a orientação do facilitador", Varkervisser et al, (2003). Stewart & Shamdasani, (1998: 505) opinam que o grupo de discussão envolve uma discussão em grupo de um tópico que é o "foco" da conversa, e que a entrevista de grupo de discussão contemporânea envolve geralmente 8 a 12 indivíduos que discutem um tópico particular sob a direção de um moderador profissional que promove a interação e assegura que a discussão se mantém no tópico de interesse, e dura entre uma hora e meia a duas horas e meia. Além disso, Kitzinger, (1994) observou que:

O grupo é "focalizado" no sentido de que envolve algum tipo de atividade colectiva - como ver um filme, examinar uma única mensagem de educação para a saúde ou simplesmente debater um determinado conjunto de questões. Fundamentalmente, os grupos de discussão distinguem-se da categoria mais ampla de entrevistas de grupo pela 'utilização explícita da interação do grupo' como dados de investigação".

Varkervisser et al, (2003), no entanto, adverte que é arriscado utilizar as discussões de grupo de centragem por si só, dependendo do tema, mas que estas podem ser um complemento útil de inquéritos ou de outras técnicas qualitativas. A natureza do FGD é tal que:

Nas discussões em grupo, as pessoas tendem a centrar as suas opiniões nas mais comuns, nas "normas sociais". Na realidade, as opiniões e os comportamentos podem ser mais diversificados. Por conseguinte, é aconselhável combinar as discussões dos grupos de centragem com, pelo menos, algumas entrevistas com informadores-chave e entrevistas aprofundadas. A solicitação explícita de outros pontos de vista durante as discussões dos grupos de centragem também deve ser uma rotina. No caso de temas muito sensíveis, como o comportamento sexual ou a forma de lidar com o VIH/SIDA, as discussões dos grupos de centragem podem também ter as suas limitações, uma vez que os membros do grupo podem hesitar em expressar livremente os seus sentimentos e experiências. Uma solução possível é a seleção de participantes que não se conheçam (por exemplo, a seleção de crianças de diferentes escolas em discussões de grupo de centragem sobre o comportamento sexual dos adolescentes), assegurando simultaneamente a confidencialidade absoluta", (Ibid).

Kitzinger, (2005: 57) sobre a adequação dos FGD opina que: "são ideais para explorar o discurso, as experiências, as opiniões, as crenças, os desejos e as preocupações das pessoas. O método é particularmente útil para permitir que os participantes criem as suas próprias questões, enquadramentos e conceitos e procurem as suas próprias prioridades nos seus próprios termos e no seu próprio vocabulário. O trabalho de grupo também ajuda os investigadores a explorar as muitas formas diferentes de comunicação que as pessoas utilizam nas interações do dia a dia - incluindo piadas, anedotas, provocações e discussões".

Um cenário típico de FGD é mais uma vez captado por Kitzinger, (1994) quando observou que:

"O processo de grupo, no entanto, não se resume ao consenso e à articulação das normas e experiências do grupo. As diferenças entre os indivíduos no seio do grupo são igualmente importantes e, de qualquer modo, raramente desaparecem da vista. Independentemente da forma como são selecionados, os participantes na investigação de um grupo nunca são totalmente homogéneos. Os participantes não só concordam uns com os outros, como também se entendem mal, se questionam mutuamente, tentam persuadir-se mutuamente da justiça do seu próprio ponto de vista e, por vezes, discordam veementemente".

A natureza acima referida das discussões de grupo focal também foi observada na experiência de campo para esta investigação; nas quatro discussões de grupo focal realizadas para explorar a experiência vivida pelas várias mães e prestadores de cuidados das crianças com VIH/SIDA, houve opiniões partilhadas, mas também diferenças não só nas suas situações de vida, mas também na forma como vêem as suas vidas actuais no que diz respeito a viver com o VIH.

A composição do grupo, tal como recomendado em muita literatura, ver Kitzinger (2005: 61), mostrou algum tipo de homogeneidade, na medida em que era composto por mães seropositivas ou cuidadoras que perderam as suas filhas ou filhos para a doença e que, por isso, vivem atrás de crianças órfãs infectadas; tinham também um estatuto socioeconómico aparentemente semelhante, sendo que a maioria, infelizmente, vivia sozinha, uma vez que a descoberta da doença na família levou à desintegração das suas famílias. A reunião do grupo era composta por 8 a 12 membros, moderados pelo investigador com a ajuda do assistente; normalmente, os mobilizadores comunitários ajudavam a esclarecer algumas questões relacionadas com o seu bem-estar, mas não participavam no processo de discussão do grupo focal.

Os participantes das discussões dos grupos de centragem levantaram uma série de questões relacionadas com o seu bem-estar, que foram esclarecidas pelo investigador, mas muitas das suas preocupações só podiam ser resolvidas pelas poucas organizações que lhes ofereciam apoio, tal como foi respondido pelo meu assistente que, por acaso, trabalhava com uma dessas organizações. Estas discussões reflectiram tipicamente os sete objectivos principais das discussões dos grupos de centragem, tal como sugerido por Kitzinger (1995), a saber realçar as atitudes, as prioridades, a linguagem e o quadro de compreensão dos inquiridos; encorajar os participantes na investigação a gerar e explorar as suas próprias questões e a desenvolver a sua própria análise de experiências comuns; encorajar uma variedade de comunicação dos participantes - explorando uma vasta gama e forma de compreensão; ajudar a identificar normas de grupo e valores culturais; fornecer informações sobre o funcionamento dos processos sociais do grupo na articulação dos conhecimentos (por exemplo, através da análise das informações que são censuradas ou silenciadas no seio do grupo); incentivar uma conversa aberta sobre assuntos embaraçosos e permitir a expressão de críticas; e Facilitar, de um modo geral, a expressão de ideias e experiências que possam ser deixadas por desenvolver numa entrevista e iluminar as perspectivas dos participantes na investigação através do debate no seio do grupo.

As discussões dos grupos de centragem foram organizadas pelo assistente de investigação em três das divisões do município de Gulu, nas imediações do centro da cidade; foram realizadas no âmbito da rede de apoio da organização de base comunitária que prestava apoio humanitário e psicossocial a estes agregados familiares afectados; uma vez mais, recorrendo ao consentimento informado, o processo das discussões dos grupos de centragem decorreu com grande êxito. Nesta experiência de campo, a utilidade das discussões dos grupos de centragem foi efetivamente comprovada, complementando as situações reais vividas pelos participantes, ao mesmo tempo que oferecia uma visão geral da situação dos agregados familiares afectados pelo VIH no contexto da dinâmica de grupo.

3.7.4 Documento secundário/análises de arquivo

Este processo de recolha de dados foi inevitável na avaliação inicial do campo e na compreensão do que está a acontecer em geral no que diz respeito à informação sobre os serviços prestados aos clientes do VIH/SIDA, os processos de tratamento, os sistemas de saúde e muitos outros. Shensul et al, (1999: 201) define dados de arquivo e secundários como dados qualitativos e quantitativos recolhidos e armazenados para investigação, serviços e outros fins oficiais e não oficiais por investigadores, organizações de serviços e outros. São armazenados no formato em que foram recolhidos ou transformados em dados legíveis por computador. Estão geralmente disponíveis para os investigadores em formas e formatos de dados brutos utilizáveis; referem-se também ao termo "brutos" na medida em que estes conjuntos ou fontes de dados estão disponíveis nas suas formas não analisadas e não interpretadas, tais como registos de casos, questionários, aplicações, formulários ou dados numéricos ou de texto; ver também Angrosino, (2005: 55).

Shensul et al, (1999: 202) também classificam a utilização dos termos dados de arquivo como materiais recolhidos para serviços burocráticos ou fins administrativos e transformados em dados de investigação; os dados secundários são recolhidos por outros investigadores para os seus próprios fins de investigação que o etnógrafo pode obter através de acesso público ou de negociação pessoal.

Há também uma distinção entre dados secundários locais, que são derivados do trabalho de outros investigadores sobre a população em estudo; são úteis para os investigadores na medida em que contribuem para a compreensão da situação local e ajudam a moldar a conceção do estudo e a teoria formativa e a interpretar os resultados do estudo; os dados secundários não locais, por outro lado, são obtidos a partir de investigação realizada noutro local com populações comparáveis sobre tópicos semelhantes, (Ibid).

Angrosino (2005: 57) afirma que a investigação em arquivos é uma investigação não reactiva, no sentido em que o investigador não está em contacto direto com as pessoas em estudo, o que elimina a possibilidade de o investigador influenciar indevidamente o resultado de um inquérito de campo, embora tenha a desvantagem de eliminar a sensação de familiaridade pessoal com o material. Por conseguinte, isto exige a utilização de materiais arquivados em conjunto com outras formas etnográficas de recolha de dados.

Shensul et al, (1999: 203), observam que os investigadores podem encontrar muitas fontes de informação sobre as comunidades locais sob a forma de relatórios, livros de factos e mapas; e que os investigadores têm de os localizar através da agência que os produziu, tais como informadores-chave, outros investigadores que trabalham na área, por exemplo, investigadores políticos. Apesar dos desafios de localizar estes materiais, eles são fontes importantes de informação descritiva e os investigadores etnográficos devem fazer todos os esforços para os obter durante as fases iniciais da sua investigação.

Este estudo obteve uma visão inicial sobre o tema da investigação, analisando os dados iniciais do Ministério da Saúde através da informação eletrónica no sítio Web do Ministério e de visitas diretas aos gabinetes das pessoas focais que trabalham no programa de controlo do VIH/SIDA no país, no que diz respeito à situação no Norte do Uganda; outros organismos nacionais, como a Comissão da SIDA do Uganda (UAC), também fornecem informações valiosas. Outros materiais foram obtidos junto das organizações locais de base comunitária com as quais o investigador teve contacto, incluindo Health Alert Uganda, NUMAT Uganda, Save the Children of Uganda, The Gulu District Planning Unit, The AIDS Support Organisation (TASO), Lacor Hospital e Comboni Samaritan of Gulu.

Estes relatórios foram complementados pela leitura dos jornais locais e internacionais, tanto das folhas largas (impressas) como das versões em linha destes jornais, por exemplo, The New Vision of Uganda, The Monitor of Uganda, a BBC e outros jornais regionais em linha, como The East African e All Africa.

Embora se deva ter muito cuidado com a autenticidade destes jornais e outros relatórios, mesmo os relatórios oficiais do governo podem, nalguns casos, ser adulterados para se adequarem aos interesses políticos do poder vigente e, por isso, tal como Angrosino mencionou anteriormente, estes relatórios têm de ser utilizados em conjunto com outras fontes de informação verificáveis. Ainda na perspetiva deste estudo, eles fornecem pistas para áreas onde o investigador se pode concentrar para descobrir mais informação factual para apoiar o caso do estudo.

Szabo & Strang, (1997) citam que, entre outras, as limitações associadas à análise de dados secundários são a falta de controlo na geração do conjunto de dados para o estudo secundário e a incapacidade de seguir as orientações do método escolhido para a análise de dados. Embora estes possam ser os casos, os dados secundários destinam-se geralmente a informar o investigador da situação no terreno e de outras questões que surjam, pelo que cabe ao investigador verificar o que é realmente útil para o estudo.

Em conclusão, tal como Bowen (2003) referiu, a análise de documentos continua a ser uma parte essencial de um trabalho de investigação:

"No entanto, os documentos foram úteis para dar uma visão dos bastidores de alguns aspectos do projeto e das actividades de acompanhamento que não foram observadas. Além disso, forneceram pistas para fazer perguntas adequadas que não estavam incluídas no guião da entrevista. Assim, por mais incompletos e desiguais que fossem, os documentos analisados complementaram os dados da entrevista e, portanto, serviram um objetivo útil".

3.8 *Método e procedimentos de análise de dados*

A análise dos dados da informação obtida na investigação de campo efectuada no local de estudo (Gulu) seguiu a tradição da análise etnográfica. Sharkey & Larsen, (2005) opinam que: 'O objetivo central da etnografia é a intenção de descrever as vidas e visões do mundo de outras pessoas e culturas. As ajudas analíticas asseguram que as experiências pessoais e as percepções do etnógrafo têm uma validade mais ampla, integrando diferentes perspetivas e fontes de dados num inquérito holístico; e que a análise é contínua e progressiva, entrelaçada com a geração de dados e moldada por eles. A análise não pode ser separada da teoria ou dos objectivos gerais da investigação e é um processo de colocar questões sobre os dados e verificar como as respostas podem ser interpretadas para fazer sentido'.

Neste estudo, a análise dos dados foi intimamente orientada pelos conceitos teóricos recolhidos da literatura e pelos objectivos de investigação subsequentes e pelo quadro concetual definido para aprender sobre a experiência vivida pelas crianças que vivem com o VIH/SIDA. De facto, a análise teve como objetivo trazer à tona questões salientes, tal como declaradas pelos participantes ou observadas no terreno; LeCompte & Shensul, (1999b: 2) dizem o mesmo:

A análise de dados reduz os dados a uma forma mais manejável que permite aos etnógrafos contar uma história sobre as pessoas ou o grupo que é o foco da sua investigação; a interpretação dessa história permite aos etnógrafos descrever a um leitor o que a história significa".

Algumas das questões mais importantes relacionadas com a interpretação que os investigadores e não investigadores colocam incluem, por exemplo: porque é que as pessoas estão a agir assim? O que está a correr bem ou mal no nosso programa ou situação? O que mais precisamos de saber? Qual é o melhor curso de ação a seguir? Esta estratégia ou programa é eficaz? Que tipo de programa seria melhor para implementarmos? Que coisas novas aprendemos ou que novos conhecimentos adquirimos? (Ibid).

Miles & Huberman, (1994: 10) consideram que a análise consiste em três fluxos de atividade simultâneos, ou seja, a redução dos dados, a apresentação dos dados e a elaboração/verificação das conclusões. *A redução dos dados* é o processo de seleção, focalização, simplificação, abstração e transformação dos dados que figuram nas notas de campo escritas ou na transcrição; *a apresentação dos dados* é uma montagem organizada e comprimida da informação que permite tirar conclusões e agir; enquanto que na *conclusão e verificação*, o analista qualitativo começa a decidir, a partir da recolha de dados, o que as coisas significam, registando regularidades, padrões, explicações, configurações possíveis, fluxos causais e proposições. Ver também LeCompte & Shensul, (1999b: 11) com a prática da análise no terreno; eles destacam particularmente o conceito de procura de provas negativas ou instâncias, acontecimentos, comportamentos ou outros factos que parecem desconfirmar o que o etnógrafo já encontrou; assim, o investigador segue este processo fazendo *a inscrição* (o ato de tomar notas mentais antes de escrever as coisas); aprender a reparar no que é importante para as outras pessoas e no que não foi treinado para ver e depois anotar); *descrição* (isto é feito depois da inscrição, escrevendo as coisas em anotações, diários, registos e notas de campo e produzindo uma 'descrição espessa') e, finalmente, *transcrição* que também cria notas de campo através da criação, por vezes palavra por palavra, de texto escrito a partir de um relato gravado em áudio ou vídeo dado por um informador.

3.8.1 Análise inicial dos dados

Tal como já foi demonstrado na revisão, a análise do processamento de dados começou no terreno; o investigador trabalhou sempre com o assistente de investigação para envolver os clientes na recolha de dados, e todas as entrevistas foram gravadas para ajudar a apoiar as notas de campo escritas pelo investigador. Sempre depois de as entrevistas de campo terem terminado, o investigador teve de estudar as notas escritas e compará-las com os dados registados para garantir que nada tinha sido esquecido e que o que estava escrito era o que o informador tinha deixado implícito nas suas declarações; de facto, como LeCompte & Shensul, (1999b: 37) afirmaram, o processo de arrumar os dados teve lugar imediatamente no campo, para que os dados fossem organizados de forma a facilitar a sua recuperação para utilização posterior durante a tarefa analítica.

É de salientar que, embora o objetivo deste estudo não seja explicitamente gerar teoria enquanto tal, o conceito de "teoria fundamentada" foi aplicado tanto na experiência de campo como no processo analítico, juntamente com a abordagem de investigação dedutiva.

Strauss & Corbin, (1998: 12) afirmam que a teoria fundamentada é uma teoria derivada de dados, sistematicamente recolhidos e analisados através do processo de investigação, e que, por ser derivada de dados, é suscetível de oferecer uma visão, melhorar a compreensão e fornecer um guia significativo para a ação.

Assim, enquanto a teoria fundamentada segue os procedimentos analíticos indutivos em que, como Bowen, (2003: 58) citando (Patton, 1980: 306) coloca, "a análise indutiva significa que os padrões, temas e categorias de análise vêm dos dados; eles emergem dos dados, em vez de serem impostos a eles antes da recolha e análise de dados"; ou como Lewins & Silver, (2007: 84) citando (Abrahamson, 1983: 286) coloca: "uma abordagem indutiva começa com a 'imersão' dos investigadores nos documentos - as várias mensagens, a fim de identificar dimensões ou temas que parecem significativos para o produtor de cada mensagem".

A abordagem dedutiva, por outro lado, como LeCompte & Shensul, (1999b:46) observaram, trabalha com o conceito de que o etnógrafo está sensibilizado para itens e ideias específicos devido ao quadro concetual, às questões de investigação, às hipóteses e ou às áreas problemáticas como forma de detetar estes fenómenos nos dados; ver também Lewins & Silver, (2007: 86).

A abordagem analítica deste estudo é sustentada pela disciplina da antropologia social, na qual a etnografia é a metodologia; neste caso, tal como Miles & Huberman, (1994: 8) observaram, os métodos etnográficos tendem para o descritivo, pelo que a tarefa de análise consiste em alcançar múltiplas fontes de dados (gravações, artefactos, diários, etc.) e condensá-los, com uma preocupação um pouco menor com o significado concetual ou teórico destas observações; e como os antropólogos sociais estão interessados em regularidades comportamentais em situações quotidianas: estas regularidades são frequentemente expressas como "padrões" ou "linguagem" ou "regras" e destinam-se a fornecer as chaves inferenciais para a cultura ou sociedade em estudo (Ibid).

Citando (Spradley, 1980), Sharkey & Larsen, (2005: 179), afirmam que o quadro de organização dos dados para identificar o contexto consiste em especificar espaços (físicos/lugares); actores (pessoas); atividade (actos relacionados); objectos (coisas físicas); actos (coisas individuais que as pessoas fazem); eventos (actividades relacionadas que as pessoas realizam); e sentimento (emoções sentidas e expressas); acrescentam ainda, citando (Ryan & Russell, 2003) que, como os dados etnográficos são geralmente capturados como texto, os métodos comuns de análise e gestão de dados trabalham com 'texto de fluxo livre' num processo de codificação, identificando temas e conceitos e construindo modelos conceptuais.

3.8.2 Processo de codificação de dados

A conclusão da limpeza/arrumação dos dados levou ao primeiro processo de redução dos dados através da codificação; Attride-Stirling, (2001), refere que, apesar dos debates sobre a centralidade da utilização de códigos na investigação qualitativa, existe um consenso esmagador de que a redução dos dados é uma estratégia importante para os investigadores qualitativos, daí a utilidade da codificação. Codificar significa organizar os dados em termos de um quadro que os etnógrafos podem utilizar para apoiar os resultados e as conclusões a que chegam no final do seu estudo, ou, mais especificamente, é ler entrevistas, notas de campo e transcrições e atribuir a frases ou parágrafos de texto códigos numéricos ou alfabéticos, representando conceitos, categorias ou temas, LeCompte & Shensul, (1999b: 45); ver também Charmaz, (2006: 43), que observa que a codificação é o primeiro passo para passar das afirmações concretas nos dados para fazer interpretações analíticas. Ryan & Bernard, (2003) observaram que a análise de textos envolve várias tarefas, tais como: descobrir temas e subtemas, reduzir os temas a um número reduzido, ou seja, decidir quais os temas que são importantes em qualquer projeto, construir hierarquias de temas ou livros de códigos e ligar os temas a modelos teóricos.

O trabalho analítico inicial através do processo de codificação foi iniciado através do que Strauss & Corbin, (1998: 57) designaram por microanálise, que é a análise pormenorizada linha a linha necessária no início de um estudo para gerar categorias iniciais (com as suas propriedades e dimensões) e para sugerir relações entre categorias; o que envolve a codificação *aberta* e *axial*.

A geração dos códigos a partir da análise inicial baseou-se na abordagem dedutiva, uma vez que, através das questões de investigação e do quadro concetual, já estavam disponíveis algumas ideias sobre o que estava a ser analisado através da revisão adicional da literatura.

No entanto, é feita uma advertência quanto à utilização de ideias ou conceitos que têm origem na literatura ou no quadro concetual anterior (os conceitos estabelecidos); como Strauss & Corbin, (1998: 115) observam, 'estes conceitos podem colocar problemas sérios; os conceitos ou nomes "emprestados" para fenómenos trazem frequentemente consigo significados e associações comuns; isto é, quando pensamos neles, certas imagens vêm à nossa mente; e estes significados podem enviesar as nossas interpretações dos dados e impedir os analistas e os seus leitores de verem o que há de novo nos dados'.

Assim, a lista de códigos inicial começou por ser escrita à mão com base no guia de instrumentos de campo e, mais tarde, o processo continuou com o software Atlas.ti 6 para análise qualitativa. Em todas estas tarefas, foi aplicada a comparação teórica, tal como referido em Strauss & Corbin (1998: 67), como forma de permitir a identificação de variações nos padrões encontrados nos dados. Os processos de codificação na plataforma Atlas.ti 6 tornaram o processo de codificação muito mais fácil, e foram efectuados nos seguintes passos:

Codificação aberta: esta foi a primeira fase em que pequenos segmentos dos dados, ou seja, uma palavra, uma linha, uma frase ou um parágrafo, foram considerados em pormenor e comparados entre si; neste caso, utilizando os procedimentos de codificação dedutiva, foram utilizados 11 títulos obtidos a partir das entrevistas e dos guias dos GFD para informar o processo de codificação, no qual foram gerados vários códigos extraídos dos dados; alguns dos códigos eram descritivos, outros de natureza concetual e outros foram obtidos a partir dos próprios dados, ou seja, códigos *in vivo*. A codificação aberta fragmenta os dados, "abrindo-os" em todas as formas possíveis de os compreender. Ver Lewins & Silver, (2007: 84) e Strauss & Corbin, (1998: 101).

Codificação axial: trata-se de um processo mais abstrato; refere-se à segunda leitura dos dados, quando o código gerado pela codificação aberta acima referida é reconsiderado. As etiquetas dos códigos e os dados que lhes estão associados são repensados em termos de semelhanças e diferenças; neste caso, códigos semelhantes foram fundidos em categorias de alto nível ou subdivididos em categorias mais pormenorizadas. O processo é efectuado continuamente para permitir a recuperação dos dados fragmentados e explorar melhor as relações. Ver Lewins & Silver, (2007: 86) e Strauss & Corbin, (1998: 123).

Codificação selectiva: esta é a terceira fase da codificação em que os dados e os códigos foram novamente revistos; foram identificadas as instâncias nos dados que ilustram de forma mais pertinente os temas, conceitos e relações. As conclusões são validadas através da ilustração de instâncias representadas e fundamentadas nos dados. Os padrões identificados são testados e as categorias centrais da teoria em desenvolvimento são ilustradas. Este processo conduzirá à seleção de segmentos de dados para citar e discutir no produto final escrito da investigação. Ver Lewins & Silver, (2007: 86) e Strauss & Corbin, (1998: 143).

Tal como referido anteriormente, a abordagem dedutiva informou os procedimentos analíticos do estudo, e Lewins & Silver, (2007: 86) citando (Miles & Huberman, 1994) explicaram os procedimentos de codificação dedutiva da seguinte forma:

Códigos descritivos: são bastante objectivos e de natureza auto-explicativa; são utilizados no início do processo de codificação quando se considera um segmento de texto pela primeira vez. Organizam os dados de acordo com o seu conteúdo descritivo e baseiam-se em áreas de interesse predefinidas, quer sejam de natureza factual, temática ou teórica.

Códigos interpretativos: são utilizados subsequentemente para acrescentar uma camada mais pormenorizada de significado aos dados codificados descritivamente. Os dados codificados são revisitados em relação às grandes áreas de interesse e considerados mais pormenorizadamente.

Códigos de padrões: são utilizados na terceira fase, que passa para um nível mais inferencial e explicativo. Implica considerar a forma como os temas, conceitos, comportamentos ou processos identificados através da codificação descritiva e interpretativa ocorrem ou são relevantes no conjunto de dados.

3.8.3 Medida de validade/confiabilidade do estudo

Na teoria naturalista do conhecimento, afirma Kiefer, (2007: 47), o teste da validade e da fiabilidade dos dados de alguém é se podem ser utilizados para resolver problemas e não se as mesmas relações entre medidas podem ser geradas em momentos diferentes ou por investigadores diferentes, ou em populações diferentes utilizando as mesmas técnicas.

Kiefer afirma ainda que, em matéria de validade e fiabilidade do método antropológico, a força provém de duas questões principais: o investigador mergulha na comunidade em estudo e compara constantemente as observações anteriores com as novas; e, em segundo lugar, o investigador observa as coisas no seu contexto natural e reflecte constantemente sobre as relações entre elas.

Citando (Lincoln & Guba, 1985) sobre o significado de fiabilidade e autenticidade na investigação qualitativa, Holloway, (2005: 276), salienta o valor de verdade da sua investigação na redação; e que o relato não deve conter quaisquer contradições internas. Algumas formas sugeridas de demonstrar a validade e a fiabilidade que cita são a *verificação dos membros* para confirmar o que disseram e que é o significado que apresentaram durante a entrevista; outra é o conceito de *descrição espessa* que retrata de uma forma holística a realidade dos participantes e, ao mesmo tempo, a descrição exacta e detalhada da *pista de auditoria*, ou seja, o registo da tomada de decisões durante o processo de investigação também é importante.

Miles e Huberman (1994: 276-279) apresentam uma descrição pormenorizada das questões de validade, fiabilidade e/ou valor de verdade do processo e dos resultados da investigação;

são apresentadas várias questões relevantes para informar os investigadores sobre os meios de melhorar a fiabilidade do trabalho de investigação. Ver também Shenton, (2004), que, citando (Guba, 1981), descreveu os quatro critérios de fiabilidade, ou seja, credibilidade, transferibilidade, dependabilidade e confirmabilidade.

Holloway, (2005: 277), sugere outras formas de aumentar a validade como a reflexividade, a triangulação, a revisão pelos pares e a procura de casos alternativos. Citando (Finley, 2002: 536), Holloway descreve a reflexividade como "um relato confessional da metodologia ou o exame das próprias reacções pessoais, possivelmente inconscientes. Pode também significar explorar a dinâmica das relações entre o investigador e o investigado e a forma como a investigação é constituída". Enquanto se espera que a triangulação, tal como explicada por Miles & Huberman (1994: 266-267), *corrobore* os resultados da investigação, citando (Denzin, 1978), eles observaram que a triangulação pode ser pensada em termos de *fonte de dados* (pessoas, momentos e locais); *método* (observação, entrevista e documento); *investigador* (por exemplo, investigador A, B e ou C) e *teoria* ou, em alguns casos, *tipo de dados*, tais como qualitativos, quantitativos, registos, etc.

Neste estudo, o investigador fez um esforço para melhorar o valor de verdade do estudo, começando por planear o trabalho de campo da investigação em duas fases de 6 meses cada; a primeira fase consistiu em testar o campo, familiarizar-se com os actores e o terreno físico do local de campo e iniciar a recolha preliminar de dados. Uma vez recolhido o primeiro conjunto de dados, a análise inicial desta informação foi então "verificada pelos membros" durante a segunda fase do trabalho de campo; isto foi útil na medida em que melhorou a confiança entre o investigador e os actores no terreno, e também ajudou a reforçar a convicção do investigador nos instrumentos reais utilizados na extração da informação da investigação.

O segundo método para aumentar a fiabilidade consistiu na triangulação do método de recolha de dados; o investigador recorreu a discussões em grupos de discussão, entrevistas aprofundadas com participantes selecionados, bem como a informadores-chave, visitas reais às casas dos participantes para obter informações para uma "descrição espessa" das experiências vividas observadas pelos participantes, gravações de voz em conjunto com fotografias, tudo isto foi muito útil.

Ao organizar sistematicamente os dados através do processo analítico, desde a transcrição até ao processo de codificação, foi muito prático estabelecer a pista de auditoria do trabalho de campo e da análise dos dados; isto e a descrição pormenorizada das actividades de investigação, de acordo com a experiência do investigador, ofereceram o potencial para explicar as conclusões do estudo tal como foram testemunhadas no terreno.

CAPÍTULO4

4 Vozes do terreno e debate

4.1 Introdução

As vozes do campo representam as conclusões deste estudo, que são apresentadas com base na experiência etnográfica de campo, em que os instrumentos de investigação, ou seja, as discussões de grupo focal, as entrevistas aprofundadas, as observações de campo e as análises de dados secundários de arquivo, produziram informações que descrevem a experiência vivida pelos agregados familiares afectados pelo VIH/SIDA e pelas suas crianças, que são o objeto deste estudo. As conclusões específicas do estudo são analisadas utilizando um conjunto de temas gerados através de um processo de codificação de dados dedutivo e indutivo; o processo analítico inspirou-se profundamente nos trabalhos ilustrativos de Attride-Stirling, (2001) sobre análise de redes temáticas e Beck, (1993) sobre o desenvolvimento de teorias através dos procedimentos da teoria fundamentada. Estes dois estudos ajudaram a demonstrar a pista de auditoria do processo analítico desta investigação e os resultados finais subsequentes *(ver anexo A para ilustrações).*

Os excertos das entrevistas de campo e das vinhetas dos casos são utilizados para anotar os conceitos, as construções e os temas que constituem a visão global dos inquiridos resultante dos dados. Os grandes temas (globais) que resultaram da codificação selectiva ou de terceiro nível são constituídos por sete temas salientes que serão discutidos em relação às questões de investigação que orientaram a recolha de dados para a análise. São eles, nesta sequência 1) a resiliência das famílias ao VIH/SIDA, que ilustra como os factores internos e externos às famílias as expõem à vulnerabilidade do VIH/SIDA; 2) os sistemas de saúde, em que os serviços de saúde são vistos como adequados ou inexistentes para facilitar o aumento da TARV para crianças; 3) a eficácia dos medicamentos na TARV, que por si só é um aspeto importante da TARV que todos os outros componentes dos cuidados relacionam com as suas funções; 4) o comportamento de procura de saúde das famílias envolvidas, em que são exploradas as percepções e crenças; 5) oportunidades para o aumento do TARV, que analisa o que os utentes desejam e o que é visto como as boas práticas que podem fazer com que as expectativas dos utentes sejam satisfeitas; 6) proteção social, que são os meios através dos quais os agregados familiares afectados pelo VIH/SIDA podem ser apoiados para melhorar o seu bem-estar; 7) e, finalmente, a qualidade de vida propriamente dita, que é a experiência destas famílias em relação ao TARV e aos resultados de saúde das crianças.

4.2 Resistência do agregado familiar ao VIH/SIDA

Este tema oferece a oportunidade de examinar a forma como muitos agregados familiares vivem a sua vida quotidiana face ao VIH/SIDA; a partir das discussões elaboradas sobre a resiliência dos agregados familiares nos quadros teóricos pelos proponentes dos estudos de resiliência e VIH/SIDA, tais como Nombo & Niehof, (2008), Abebe & Aase, (2007) e Wiegers, (2008), vê-se claramente que a qualidade de vida das pessoas afectadas e a das crianças em particular, só pode melhorar sob condições de subsistência muito fortes; No entanto, o impacto do VIH/SIDA nos meios de subsistência, tal como mostra a literatura, pode ser muito catastrófico para a família; há perda de produção, a geração de rendimentos é drasticamente reduzida, uma vez que o dinheiro é gasto a cuidar das crianças e dos adultos afectados, há desintegração familiar, uma vez que as mulheres afectadas são ostracizadas e privadas de bens, etc. No estudo de campo, o tema da resiliência da família é visível nos excertos apresentados pelos inquiridos, como se mostra a seguir, nos seguintes temas básicos:

4.2.1 Vulnerabilidade e dificuldades do agregado familiar

Tal como descrito por Adger, (2000), a vulnerabilidade social implica que a exposição dos agregados familiares afectados pelo VIH/SIDA ao stress da doença e aos problemas que a acompanham causa insegurança na família de várias formas; os seus meios de subsistência são interrompidos e são forçados a adotar uma nova situação de vida que é indicativa de insegurança social e económica, bem como de trauma manifestado por stress psicológico e incapacidade de viver a vida da melhor forma possível. Alguns inquiridos demonstraram estas tendências nas seguintes respostas ao estudo de campo:

"O maior desafio é a falta de uma fonte de subsistência clara para gerir a casa; não posso cobrir a casa deixada pelo meu falecido marido devido à falta de dinheiro" *Fonte: Entrevista aprofundada com uma cliente.*

"O maior desafio é a falta de uma fonte de subsistência estável para gerir o lar; não tenho comida suficiente para manter as crianças, se não fosse o meu anfitrião; não há propinas para a Emmy, as visitas de apoio dos profissionais de saúde são fracas e, na clínica, há muito tempo de espera para os clientes, mesmo que ainda consigamos obter medicamentos". *Fonte: Entrevista em profundidade com um cliente.*

Nestes dois primeiros casos, verifica-se que a morte do marido, no primeiro caso, deixou um grande fardo sobre a mulher para cuidar das crianças e, como o dinheiro é agora escasso, não só precisa de procurar dinheiro para a subsistência diária, mas também um aspeto importante dos cuidados, que é um ambiente de vida limpo, tornou-se um desafio para este agregado familiar afetado pelo VIH/SIDA. No segundo caso, um "bom samaritano" deu-lhe um teto para se instalar, uma vez que ela já era uma sem-abrigo, expulsa da casa do marido e deixada à deriva. Isto mostra o nível de desintegração familiar que é provocado pelo diagnóstico de VIH numa família. Abaixo está um exemplo de pobreza e de más condições de vida exibido por uma avó cuja filha e genro morreram ambos de SIDA, deixando para trás uma criança seropositiva para cuidar:

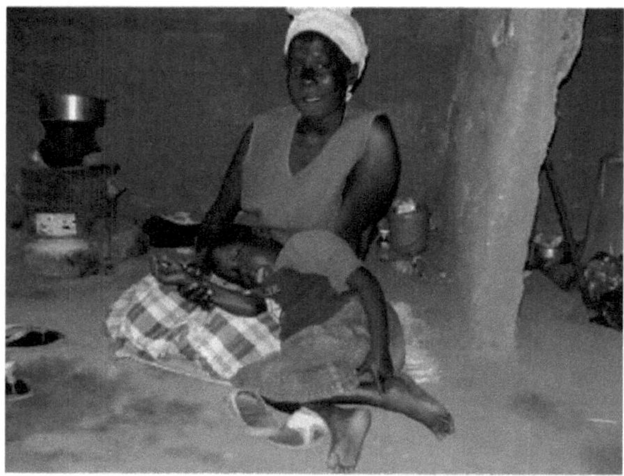

Figura 11: Avó com a sua neta órfã seropositiva, numa casa alugada e pobre nos arredores da cidade de Gulu.

Seguem-se outros testemunhos sobre o bem-estar das famílias:

"Embora os medicamentos estejam disponíveis, tem faltado a alimentação para suportar a ingestão de medicamentos para nós, que estamos doentes, e para o resto dos membros da família; em tempos, a World Vision ajudou um pouco com a alimentação, mas quando deixaram de o fazer, tornou-se muito difícil. A minha filha segue bem o tratamento e, de vez em quando, uma vez por mês, vem o apoio social/visitas da Health Alert". *Fonte: Entrevista em profundidade com um cliente.*

"A alimentação é um problema; separei-me do meu marido, que não dá qualquer apoio às crianças; falta-me dinheiro na maior parte das vezes para ir ao hospital; também me preocupa que, se a doença me levar para a cama do hospital, não haja ninguém para ajudar com o resto das crianças". *Fonte: Entrevista em profundidade com um cliente.*

"O maior desafio é a falta de comida e de dinheiro; é preciso estar no hospital a maior parte das vezes para controlar a doença. Por vezes, falta coragem para controlar a doença, porque os episódios de OI são frequentes. Normalmente, somos bem apoiados no hospital, mas, como há muitos utentes, o tempo de espera é muito longo; ocasionalmente, a septrina® (cotrimoxazol®) fica pronta, mas, de um modo geral, os medicamentos parecem ainda não estar disponíveis". *Fonte: Entrevista aprofundada com um utente.*

Os três casos acima referidos indicam que a falta de alimentos também afecta as famílias da maioria destes clientes; os principais factores para tal são que, em primeiro lugar, são expulsos do seu lar conjugal, onde é suposto viverem com os seus cônjuges; por conseguinte, a fonte de alimentos, que é a terra, já não está disponível; em segundo lugar, têm de encontrar e alugar um local onde possam construir temporariamente uma casa ou utilizar uma que lhes seja oferecida. Neste tema, o problema da insurreição do LRA também se torna muito

116

importante, uma vez que a maioria destas pessoas vive agora em terras que não são suas devido à deslocação no auge do conflito civil; muitas não regressaram desde então à sua casa ancestral, se é que ela ainda existe; nalguns casos, o LRA também pode ter matado alguns membros da família, deixando-os bastante desamparados.

A alimentação, tal como referido por todos os intervenientes na área da saúde do VIH/SIDA, é um elemento importante do TARV para todos os clientes afectados, por isso, como podem as crianças, ou mesmo os adultos, alcançar melhores resultados em termos de saúde sem uma boa nutrição? Este caso de falta de alimentos e de outros factores que podem afetar a ingestão de medicamentos para evitar o fardo do VIH nas crianças tem efeitos negativos, tal como referido por Bates et al. (2004), na medida em que um estado nutricional deficiente pode facilmente levar a que as crianças não consigam prosperar e a um desenvolvimento cognitivo deficiente e, pior ainda, está associado à vulnerabilidade à progressão, por exemplo, da infeção por tuberculose para uma doença completa, bem como a uma massa corporal baixa; e a escassez de alimentos tem sido associada a aumentos da infeção e da mortalidade por tuberculose.

A observação de Collins et al, (2006) de que, na África subsariana, uma elevada proporção de crianças gravemente subnutridas admitidas em unidades de reabilitação nutricional são agora também seropositivas, particularmente aquelas com marasmo, mostra que, com uma nutrição deficiente, as crianças em TAR podem não se desenvolver bem, resultando numa má qualidade de vida ou mesmo na morte.

Num ciclo vicioso de má nutrição e gravidade da doença, a falta de alimentos aumenta a intensidade da doença, enquanto a intensidade da doença prejudica a ingestão de alimentos; nomeadamente as complicações relacionadas com a infeção que levam à má nutrição são, entre outras, a anorexia, os sintomas orais e esofágicos, como a dor, que limitam a ingestão de alimentos, a má absorção e a diarreia. O estado de subnutrição resultante em pessoas com VIH/SIDA prejudica ainda mais as funções imunitárias e pode acelerar a progressão da doença (Kiure et al. 2002), citado em Curan et al. 2005: 114-115).

Assim, pode ver-se que o aumento do número de admissões em muitas unidades de saúde na África Subsariana de crianças que apresentam desnutrição proteico-energética, mesmo durante a época de melhores colheitas de alimentos, é muito indicativo da combinação de factores como o VIH como fator subjacente e a falta de bons alimentos a nível familiar; Isto é também observado por Heikens et al, (2008) que "no passado, as unidades de reabilitação nutricional admitiam tipicamente crianças doentes e gravemente subnutridas durante períodos de insegurança alimentar ou no período pós-desmame (6-36 meses de idade), mas na África subsariana admitimos agora crianças gravemente subnutridas infectadas pelo VIH fora deste intervalo".

No auge das infecções de crianças pelo VIH/SIDA, na África subsariana, as taxas de infeção eram tão elevadas em comparação com as do mundo desenvolvido, como se observa nos estudos de Nicoll et al, (1994); Spira et al, (1999); Obimbo et al, (2004); Dabis et al, (2001), bem como Song et al, (2007); Prendergast et al, (2007) argumentaram que um outro fator que contribuiu para o elevado aumento é a subnutrição inerente e as deficiências de micronutrientes nos países em desenvolvimento.

Um outro desafio que provoca perturbações na administração do TARV para os utentes, especialmente para as crianças, é o problema da falta de dinheiro para o transporte para os pontos de atendimento, tal como referido abaixo por outro utente:

"O maior desafio para mim é a necessidade de transporte para ir ao hospital Lacor buscar os medicamentos; a alimentação é também um grande problema, assim como o dinheiro para as propinas escolares da criança; não tenho apoio de organizações que normalmente ajudam". *Fonte: Entrevista em profundidade com um cliente.*

O cliente acima apresenta o problema que é muito frequente entre as famílias vulneráveis afectadas pelo VIH/SIDA, ou seja, a falta de dinheiro para o transporte para os pontos de serviço de saúde, que por vezes leva à falta de tratamento; devido à perda geral na geração de rendimentos, actividades económicas pobres e falta de apoio social consistente, muitas famílias não conseguem ir ao hospital para atender às necessidades da criança ou mesmo à sua própria necessidade de obter medicamentos. Trata-se de um problema relacionado com a distância aos pontos de atendimento, que pode levar a uma fraca adesão aos medicamentos, uma vez que o tratamento não é feito a tempo e o regime de ingestão de medicamentos planeado é quebrado, com o possível resultado de resistência aos medicamentos. É um problema que está relacionado com o sistema de saúde e com o investimento no sector da saúde por parte do governo; uma vez que os cuidados com o VIH não são descentralizados para as pessoas que deles necessitam, há uma grande probabilidade de não se prestarem cuidados na sequência adequada e recomendada, de modo que os utentes se perdem ao longo do caminho, o que conduz a maus resultados em termos de saúde para as crianças e, eventualmente, à morte.

Este cenário de problema de transporte é descrito por Travis et al (2004) como o problema da inacessibilidade física, que é a distância até às instalações; sugerem que sejam criados mais postos de atendimento para ajudar os clientes difíceis de alcançar, e que os governos e outros parceiros incentivem um plano a longo prazo para o investimento de capital e a instalação de instalações. Com instalações bem distribuídas, os utentes não se queixariam da falta de dinheiro para se deslocarem apenas para comprarem medicamentos ou fazerem exames médicos de rotina.

Este estudo observou, no entanto, que algumas organizações baseadas na comunidade que estão envolvidas com clientes com VIH, ajudam, de forma muito limitada, alguns clientes desesperados com transporte, sob a forma de utilização direta dos meios de transporte da organização ou fornecem algum dinheiro para transportar a criança e a mãe para as clínicas para avaliação e ingestão de medicamentos. Na perspetiva deste estudo, trata-se de uma solução a curto prazo, na medida em que a maior parte deste apoio é também financiado por doadores, o que não é prático e sustentável a longo prazo, uma vez que o número de utentes carenciados continua a aumentar de dia para dia.

Durante uma entrevista com dois informadores-chave de uma organização comunitária local que oferece serviços de cuidados ao VIH/SIDA, estes deram uma ideia das dificuldades que as famílias afectadas pelo VIH/SIDA enfrentam para lidar com o fardo da doença, em que o problema do trauma, a pobreza, a falta de alimentos e a má nutrição, os cuidados inadequados de algumas crianças porque não ficam com os seus pais biológicos, ou são deixadas a cargo das avós.

Com a falta de cuidados nos agregados familiares, não se pode esperar que as crianças obtenham melhores resultados em termos de saúde, o que significa que a qualidade de vida das crianças corre um grande risco de permanecer pobre e aumenta as hipóteses de mortalidade. Os seguintes excertos dos dois informadores-chave mostram a profundidade do problema que testemunham quando efectuam o seu trabalho de apoio comunitário:

"O maior desafio para esta mãe é o facto de também ser seropositiva e não saber como gerir a subsistência, as propinas e a alimentação dos dois e das outras crianças; não tem dinheiro e não tem ninguém que a ajude em caso de emergência; também sinto que a nutrição é um grande problema para os clientes afectados; muitas crianças ficam com quem cuida delas e não com as mães biológicas; há falta de higiene nas casas; e as crianças tomam uma refeição por dia". *Fonte: Entrevista com informador-chave.*

Por exemplo, uma vez uma criança (rapaz) que fica com a madrasta, porque a mãe verdadeira morreu, foi-lhe dito pela madrasta que "eu disse que a tua mãe devia morrer? Não me chateies". Outras famílias não permitem que os seus filhos brinquem com crianças suspeitas de serem seropositivas e dizem-lhes: "Queres que a tua doença passe para os meus filhos?" Alguns pais resistem efetivamente ao acompanhamento: Alguns pais resistem ao acompanhamento: "um dos pais do sexo masculino bateu num voluntário da comunidade com um cutelo/machete". Por isso, a droga é agora escolhida pelos vizinhos para ajudar a criança de 12 anos na escola. *Fonte: Entrevista com informador-chave.*

"As crianças ficam órfãs com as avós; como tal, a adesão é um problema, uma vez que as avós são, na maior parte das vezes, muito idosas; falta de nutrição adequada e de uma dieta equilibrada; ataques frequentes de febre nas crianças; perda de apetite como resultado; pobreza e fraco apoio dos tutores. Poucas pessoas que conheço tentam seguir as instruções; mas quando dependem de outra pessoa, então é um pouco problemático. *Fonte: Entrevista com informador-chave.*

"A mudança aleatória de quem cuida das crianças também causa problemas, uma vez que não há um olhar atento sobre elas, por exemplo, o facto de serem cuidadas por tias e avós, etc., leva à falta de empenhamento; o regresso às aldeias a partir dos centros das cidades também coloca alguns problemas no que diz respeito à ingestão de drogas, uma vez que a distância se torna grande". *Fonte: Entrevista com informador-chave.*

"Os encarregados de educação são, na maior parte das vezes, mal-educados e alguns são bêbedos, o abuso de crianças é comum, as condições das casas são más, por exemplo, não há roupa de cama, há falta de interesse em trazer as crianças ao hospital; por vezes, as crianças com idades compreendidas entre os 9 e os 10 anos são agora enviadas para irem buscar os seus próprios medicamentos ou drogas. Este facto conduziu a um acompanhamento deficiente dos medicamentos: "Uma vez, uma criança foi buscar os medicamentos sozinha, escolheu o medicamento errado e reagiu muito mal ao medicamento". *Fonte: Entrevista com informador-chave.*

"No que diz respeito à adesão, explicamos as questões relativas à hora de tomar os medicamentos, à higiene e à roupa de cama, por exemplo, a utilização de redes, etc. Alguns pais têm tendência para se esquecerem de dar os medicamentos e, nalguns casos, na primeira toma de ARV, as crianças reagem mal aos medicamentos e morrem em consequência disso. Mas o problema são os encarregados de educação, pois são eles que acompanham as crianças na toma dos medicamentos". *Fonte: Entrevista com informador-chave.*

Os desafios acima referidos também foram partilhados pelas mães que participaram num grupo de discussão sobre a sua experiência com o VIH/SIDA; foram novamente assinalados problemas semelhantes de falta de dinheiro e incapacidade de realizar o trabalho de cuidados básicos:

"Mas, por vezes, devido a problemas em casa, não fui buscar os ARV e ele ficou com febre depois de não ter tomado os medicamentos; eu não tinha transporte porque também estava fraca e não havia ninguém disponível para levar a criança à visita mensal ao hospital". *Fonte: Discussão de grupo focal com clientes.*

"Para mim, o maior desafio é a falta de comida para nos sustentar em casa com os meus filhos; esforço-me por trabalhar, mas também estou fraca e não é uma tarefa simples, pois não há apoio externo para nós, doentes com VIH". *Fonte: Discussão de grupo focal com clientes.*

"No meu caso, a pobreza está a dar cabo de mim; não tenho dinheiro na maioria das vezes e tenho de me esforçar para conseguir alguma coisa para comer e transporte para o hospital, no caso de haver dias de visita". *Fonte: Discussão de grupo focal com clientes.*

Numa experiência típica de trabalho de campo, uma visita a casa de um dos clientes proporcionou a oportunidade de ver com os meus próprios olhos as condições de vida de uma família afetada pelo VIH/SIDA:

4.2.1.1 Vinheta #1

Jacky (nome fictício), originária de Namukora, em Kitgum; encontrei-a em casa, num subúrbio pobre da cidade, a beber chá e a comer pão de trigo com a filha; vive num quarto individual com ela e mais 4 pessoas; ela

teve 5 filhos, mas perdeu um; ela está realmente a tentar sobreviver, pois a pobreza está por todo o lado na sua casa. Ela contou-me o seu problema e disse: "Os desafios que enfrento agora é que não posso pagar as propinas dos meus filhos e da Linah (nome fictício), a criança seropositiva; preciso de comida e de dinheiro para ir sempre fazer tratamentos". *Fonte: observação participante de um cliente.*

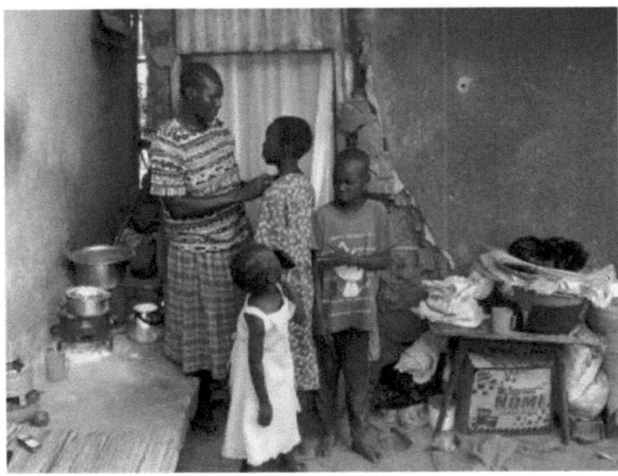

Figura 12: A rapariga do cartaz, "Linah", a sua mãe, o seu irmão e a sua irmã, em frente ao quarto individual em ruínas da casa alugada em que todos vivem; pobreza e sobrevivência!

4.2.2 Rede de apoio à família e inovações nos meios de subsistência

A maior parte das famílias esforça-se por levar uma vida normal, mas face ao fardo da doença do VIH/SIDA as coisas tornam-se um pouco difíceis. A melhor descrição do efeito das doenças é feita por Bloom, (2005) que disse:

"A doença pode prejudicar seriamente a subsistência de um agregado familiar. Diminui o bem-estar e a produtividade da pessoa afetada, desvia o esforço do agregado familiar do trabalho produtivo e impõe pesados encargos financeiros. Os efeitos podem ser de longo prazo, contribuindo para uma sequência de acontecimentos que conduzem à miséria. A pobreza grave, por sua vez, pode prejudicar a capacidade do agregado familiar para prevenir e atenuar o impacto dos choques relacionados com a saúde, reforçando assim a armadilha doença-pobreza".

A experiência das famílias no local de investigação corresponde precisamente a este cenário ainda mais; as dificuldades sociais geradas pelo VIH/SIDA forçaram a maioria das mulheres envolvidas a viver sozinhas; algumas delas tinham sido expulsas pelos seus cônjuges; o conflito civil no norte do Uganda também as tornou mais vulneráveis, uma vez que o apoio familiar diminuiu de facto devido à morte de membros da família e à falta de oportunidade de cultivar nas terras das casas dos seus pais. O papel do capital social, tal como foi avançado por Nombo & Niehof, (2008), e Wiegers, (2008), enquadra-se na situação neste ambiente de estudo, na medida em que, com a pobreza a permear a maioria dos agregados familiares nesta categoria, verifica-se que o apoio dos membros da família se reduziu praticamente a zero, e o pouco que é dado em alguns dos casos, como se mostra a seguir, é tão insignificante que não é de forma alguma sustentável para ajudar a resolver os problemas das famílias afectadas pelo VIH/SIDA. Os estudos de Sauerborn et al, (1996) e Russell e Seeley, (2010) analisaram alguns dos mecanismos de sobrevivência das famílias em resposta ao fardo da doença, e como um esforço para a transição para viver com a doença como uma doença crónica; no entanto, como a maioria destas famílias vive uma vida de privação, esforços como a substituição do trabalho intra-agregado familiar como uma estratégia para compensar o trabalho perdido devido à doença; a venda de gado e de outras propriedades familiares, ou o enfoque típico no trabalho produtivo e na capacidade de mobilização de recursos por parte de indivíduos e agregados familiares afectados pelo VIH/SIDA, não fazem parte da luta da maioria destes clientes; a razão é que quase ficaram sem propriedades e têm de viver da mão para a boca. Esta situação exige proteção social urgente e um programa bem concebido que não permita que as famílias recaiam novamente num estado de desamparo depois de terem conseguido algum progresso na melhoria dos seus meios de subsistência.

Outro grande problema que se tem verificado entre estas famílias é que todos os esforços de subsistência para apoiar os membros da família e particularmente as crianças com VIH/SIDA têm sido repletos de problemas; por exemplo, uma mulher pode começar um pequeno negócio, como a venda de carvão para ganhar algum dinheiro, mas, como se tem verificado, uma série de necessidades de saúde, como o tratamento de infecções oportunistas, o transporte para os pontos de serviço de saúde, o envio das crianças para a escola, etc., esgotam mais frequentemente qualquer pequena margem de lucro realizada, daí a falência do negócio. Desta forma, têm de procurar um doador externo para ajudar novamente com o capital inicial ou simplesmente ficar sem qualquer negócio e viver a vida da forma mais difícil. Muitas destas famílias viram-se nesta situação terrível e não conseguiram lidar muito bem com a situação. É aqui que a necessidade de proteção social se torna muito urgente para reforçar o atual programa de tratamento dos clientes afectados, especialmente no caso das crianças.

Como não existe uma fonte de rendimento adequada, as famílias têm sempre de lutar pelas necessidades básicas da vida para satisfazer as necessidades da criança doente. A experiência da maioria destas 'famílias autónomas' é que recorreram a alguma forma de estratégias de sobrevivência, 'autoajuda', fazendo trabalhos 'estranhos' nas áreas da cidade para ganhar dinheiro para a alimentação e outras necessidades básicas, como vestuário, habitação, água, sabão e outros aspectos dos cuidados; o estudo observou que algumas das famílias se dedicam a mondar jardins de outros proprietários de terras a troco de dinheiro, a lavar roupa a pessoas que podem pagar pelos serviços, a ir buscar água e ou qualquer outro trabalho simples que possa oferecer um salário.

Seguem-se os testemunhos de campo que dão uma ideia da luta das famílias:

4.2.2.1 Apoio familiar e capital social

"Não recebi qualquer apoio da minha família; de qualquer modo, fui expulsa de casa do meu marido". *Fonte: Entrevista em profundidade com uma cliente.*

"Quanto a mim, não tenho qualquer ajuda; a família do meu marido recusou-me e eu vivo apenas com os meus filhos, as raparigas". *Fonte: Entrevista em profundidade com uma cliente.*

"Estou a sofrer da pior maneira possível; se fizer um trabalho qualquer, como ir buscar água, posso comprar leite para o meu filho; é assim que luto; até esta menina voltei a levá-la à escola". *Fonte: Entrevista aprofundada com um cliente*

"Quanto ao meu caso, não há ninguém da minha família a ajudar, tento comercializar, ou lavar roupa e viver assim". *Fonte: Entrevista em profundidade com um cliente*

A família do meu marido desistiu de mim, dizendo que "sou um cadáver vivo", mas estou a lutar para pôr os meus filhos na escola, para que um dia, se eu não estiver lá, eles se possam ajudar a si próprios e aos outros jovens, por isso estou a ser corajosa para os mandar para a frente na vida, porque eu já não sou útil". *Fonte: Entrevista em profundidade com um cliente.*

"Para mim, este tipo de ajuda que se recebe da família não existe; em vez disso, o pouco que recebo é aquilo de que eles realmente dependem". *Fonte: Entrevista em profundidade com um cliente.*

"Para mim, não há qualquer tipo de ajuda e não tenho qualquer pedaço de terra para usar, na minha casa, os meus maridos expulsaram-me e disseram que até os meus filhos são todos raparigas, por isso somos inúteis, e eu não me dedico a qualquer geração de rendimentos". *Fonte: Entrevista em profundidade com uma cliente.*

"Enquanto da minha família, quando eu e a Emmy ficámos doentes, a minha mãe veio ajudar-me a mantê-lo no hospital". *Fonte: Discussão de grupo focal com clientes.*

"Também recebo algum apoio familiar do tio das crianças para as propinas da escola e para a subsistência; mas, no caso da casa dos pais, tenho de os ajudar a eles". *Fonte: Discussão de grupo focal com clientes.*

"Não tenho apoio familiar e estou sempre preocupada com a sobrevivência das crianças". *Fonte: Discussão de grupo focal com clientes.*

"Não tenho qualquer apoio familiar, exceto o meu irmão, cuja mulher a expulsou, que lhe dá ocasionalmente 1000 xelins do Uganda (30 cêntimos de euro)". *Fonte: Discussão de grupo focal com clientes.*

"Para mim, no entanto, o maior apoio até à data é a bondade do meu anfitrião, que não só me dá alojamento, como também me fornece regularmente alguns alimentos. Os meus familiares têm-me evitado desde sempre; não recebo qualquer ajuda. Não tenho apoio familiar, o meu cunhado expulsou-me, os meus próprios irmãos foram mortos na guerra do LRA e os meus pais já morreram há muito tempo". *Fonte: Entrevista aprofundada com um cliente*

"Recebo apoio da família; trazem-me comida, fazem-me visitas e algum dinheiro, se houver". *Fonte: Entrevista em profundidade com um cliente*

4.2.2.2 Empresas de subsistência

Estas são possíveis actividades simples geradoras de rendimentos que as famílias afectadas pelo VIH/SIDA tentam realizar para se sustentarem, uma vez que o apoio adequado de intervenções externas tarda em chegar. Por exemplo, o que se segue é o que os inquiridos afirmam fazer para sobreviver:

"Eu dedico-me à venda simples de géneros alimentícios como simsim (gergelim) e feijão ou carvão, etc.". *Fonte: DGF com clientes.*

O meu também é mais ou menos o mesmo: vender todo o tipo de produtos alimentares ou carvão". *Fonte: DGF com clientes.*

Eu também vendo produtos alimentares e outras mercadorias". *Fonte: DGF com clientes.*

"Recebemos alguma ajuda da Health Alert; da última vez deram-nos algum dinheiro para ajudar com as crianças, por isso usamo-lo para marketing simples e apoiamos as nossas famílias". *Fonte: DGF com clientes.*

"Para mim também faço pão, e é com ele que sobrevivo; não há mais nada, de facto; também comemos disso e pronto". *Fonte: DGF com clientes.*

"Trabalho na creche de Santa Mónica a troco de um salário, e é assim que sobrevivo mesmo". *Fonte: DGF com clientes.*

"Só recentemente é que a Health Alert me deu um pequeno capital de 30.000 xelins do Uganda (30 euros) e é o que estou a fazer atualmente com algum marketing". *Fonte: DGF com clientes.*

"Eu também, moo farinha para as refeições e vendo no mercado local; se obtenho algum lucro, uso-o para a sobrevivência em casa"; *Fonte: DGF com clientes.*

"A Health Alert deu-nos algum dinheiro para usarmos como fundo rotativo para comercializar; usamo-lo para a escola e para a alimentação quando obtemos algum lucro; depois devolvemo-lo e continuamos a usá-lo". *Fonte: DGF com clientes.*

"Ganho a vida a ir buscar água a troco de dinheiro; e também lavo roupa para as pessoas a troco de dinheiro. Recebo alguma ajuda da minha família em Pader; mas, de um modo geral, falta dinheiro e, consequentemente, a comida é escassa e faltam também outros bens básicos". *Fonte: DGF com clientes.*

"Ganho a vida a ir buscar água e a cortar erva para as casas de telhado de erva; também lavo roupa para as pessoas". *Fonte: DGF com clientes.*

"Ganho a vida recolhendo o arroz que sobra dos moinhos para separar o que pode ser comido e, por vezes, vendo-o se conseguir uma boa coleta; tinha uma cabra que morreu e costumava cultivar, mas agora não, porque estou fraco, mas, de um modo geral, não tenho um rendimento adequado para sustentar a família com todas as suas necessidades". *Fonte: DGF com clientes.*

"Ganho a vida vendendo pequenos negócios de carvão e legumes; também vou a casas que oferecem trabalho nas suas hortas e cavo para ganhar um pequeno salário para comer. Há tão pouco dinheiro em casa que os filhos maiores também têm de procurar um trabalho simples para os alimentar; não consigo alimentar os filhos convenientemente e as propinas escolares também são um problema, sem qualquer outra fonte de apoio". *Fonte: DGF com clientes.*

"Ganho a vida através do cultivo nas terras do meu falecido marido; mas também vendo mercadoria mista no mercado local por alguns xelins". *Fonte: DGF com clientes.*

"Ganho a vida a mondar e a fazer jardinagem para outras pessoas, para obter comida e pouco dinheiro; também faço biscates em casa de outras pessoas, recebo bondade de outras pessoas, como a casa onde vivo agora; os baixos rendimentos e a pobreza afectam o seu tratamento com Ojok". *Fonte: DGF com clientes.*

A luta destas famílias é particularmente interessante, como se pode ver abaixo, pela utilização ou envolvimento de crianças mais velhas para ajudar a ganhar salários para a família; as crianças são obrigadas a envolver-se em actividades comerciais simples, como a que se mostra abaixo, a fim de darem as mãos às suas mães, como acontece na maioria dos casos para sobreviverem:

"A minha filha faz pesca, eu vendo carvão às vezes, e ela também ajuda com as crianças pequenas, como podem ver tenho muitos dependentes. Eu também costumava vender peixe no mercado, mas agora estou a ficar fraco". *Entrevista em profundidade com um cliente*

"O meu filho trabalha em biscates e ajuda na alimentação e nas coisas da casa; eu faço pequenas hortas para a alimentação da casa e também vendo carvão em pequenas quantidades". *Entrevista aprofundada com um cliente*

"O meu filho trabalha como vendedor de parafina, e eu trabalho em casa a lavar roupa e a cultivar as hortas das pessoas, e pouco mais". *Entrevista em profundidade com um cliente*

A partir dos testemunhos acima, vemos uma situação em que a maioria dos clientes dificilmente recebe apoio dos seus pais, mesmo depois de terem sido forçados a sair dos seus lares conjugais; isto deve-se especificamente à situação de pobreza prevalecente provocada pelo conflito civil, ou à carga de mortalidade da própria doença do VIH/SIDA, em que uma família inteira pode ficar reduzida a muito poucos membros do agregado familiar. No entanto, notou-se que um pequeno número de inquiridos conseguiu obter alguma ajuda mínima de famílias que ainda acreditam que eles merecem ser ajudados. Estes casos captam mais uma vez o argumento sobre a resiliência social acima mencionado, segundo o qual o capital social só pode funcionar num ambiente de relativa disponibilidade de recursos; sem recursos, nenhuma família se pode dar ao luxo de estender a mão para apoiar os agregados familiares afectados pelo VIH/SIDA em dificuldades.

Esta situação obrigou muitos dos agregados familiares a esforçarem-se por fazer face às despesas através de simples trabalhos assalariados, tal como relatado nos testemunhos; de forma crucial, vemos também que as crianças mais velhas, que são mais saudáveis, estão também a dedicar-se a simples actividades comerciais para sustentar as famílias; é semelhante à situação em que são as próprias crianças que chefiam as casas e sustentam os irmãos mais novos.

4.2.3 Problema de estigma, discriminação/ostracismo e privação

O problema do estigma constitui um sério obstáculo à expansão do TARV, na medida em que a maior parte dos clientes afectados tende a retirar-se para a sua "concha" e nunca procura cuidados por receio de mais "rotulagem" ou de "apontar o dedo", como é conhecido no local de investigação como "***cimo tok***". "*Cimo tok*", na língua Acholi, significa literalmente apontar o dedo às costas de alguém de forma depreciativa, neste caso, dizendo que fulano tem SIDA ou, na gíria local, que fulano tem a "doença da magreza". Rankin et al, (2005), observaram que: O estigma é extremamente preocupante, porque é simultaneamente a causa e o efeito do secretismo e da negação, que são catalisadores da transmissão do VIH". Afirmaram ainda que o medo do estigma limita a eficácia do programa de despistagem do VIH em toda a África subsariana porque, na maioria das aldeias, toda a gente sabe - mais cedo ou mais tarde - quem visita os locais de despistagem, e a palavra espalhar-se-ia (ênfase).

Apontam também vários outros problemas relacionados com o estigma, tais como: o medo do estigma é uma barreira à despistagem, mesmo quando o tratamento é possível; o problema aqui é que passarão anos enquanto as pessoas infectadas transmitem o vírus a outras, e depois, quando finalmente ficam doentes ou acamadas e procuram cuidados, o tratamento como estratégia de prevenção terá perdido grande parte da sua potencial eficácia, (Ibid).

De especial referência para este estudo é o facto de que "o medo do estigma pode fazer com que as mulheres grávidas evitem fazer o teste do VIH, o primeiro passo na prevenção da transmissão de mãe para filho; pode assim forçar as mães a exporem os seus bebés à infeção pelo VIH através da amamentação, porque as mães não querem levantar suspeitas sobre o seu estado de VIH utilizando métodos de alimentação alternativos", (Ibid).

Também diretamente relacionado com este estudo está outro efeito do estigma sobre as pessoas afectadas pelo VIH; mais uma vez, Rankin et al, (2005) referem que: "*O estigma relacionado com o VIH prejudica diretamente as pessoas, que perdem o apoio da comunidade devido à sua infeção real ou suposta pelo VIH. Os indivíduos podem ser isolados no seio da sua família, escondidos dos visitantes ou obrigados a comer sozinhos"*. No caso deste estudo, o pior cenário foi o problema da privação das mulheres de propriedades dos seus maridos ou da família do seu falecido marido, se este já tiver morrido. Também se verificou que o estigma faz com que os homens actuem das formas mais bizarras, tais como expulsar as suas mulheres e filhos, não lhes oferecer apoio financeiro e, por vezes, torturá-los violentamente.

Como já foi referido, muitos estudos defendem o argumento de que o estigma é uma barreira à prevenção, ao tratamento e a melhores cuidados do VIH; no entanto, Castro & Farmer (2005), através do seu trabalho e estudo no Haiti, afirmam que "a introdução de cuidados de qualidade para o VIH pode levar a uma rápida redução do estigma, com o consequente aumento da adesão aos testes; em vez do estigma, são as barreiras logísticas e económicas que determinam quem acede a esses serviços". Analisando este argumento, verifica-se que pode ser discutível, na medida em que, mesmo quando o tratamento ainda está disponível, podemos continuar a ter casos de pessoas que não querem revelar o seu estado em público; talvez a ideia tenha mais a ver com as percepções da sociedade sobre o VIH/SIDA que estão firmemente enraizadas e que fazem com que todos se comportem de uma determinada maneira quando se trata de se adaptarem à infeção pelo VIH.

No entanto, ao definir o estigma através da sua experiência no Haiti, Castro & Farmer, (2005) conceptualizam que:

"O estigma existe quando os seguintes componentes inter-relacionados convergem. No primeiro componente, as pessoas distinguem e rotulam as diferenças humanas. Na segunda, as crenças culturais dominantes associam as pessoas rotuladas a caraterísticas indesejáveis - a estereótipos negativos. Na terceira, as pessoas rotuladas são colocadas em categorias distintas, de modo a conseguir um certo grau de separação entre "nós" e "eles". Na quarta, as pessoas rotuladas sofrem perda de estatuto e discriminação que conduzem a resultados desiguais. Por fim, a estigmatização depende inteiramente do acesso ao poder social, económico e político que permite a identificação da diferença, a construção de estereótipos, a separação das pessoas rotuladas em categorias distintas e a execução total da desaprovação, rejeição, exclusão e discriminação".

Esta concetualização proporciona uma oportunidade útil para compreender o comportamento de procura de saúde da comunidade no que diz respeito ao VIH; no entanto, os problemas com as normas sociais e a mentalidade podem ser uma questão tão difícil de eliminar que se torna imperativo trabalhar mais arduamente, quer do ponto de vista económico, quer do ponto de vista social, para lidar com o estigma que afecta verdadeiramente a prevenção, o tratamento e os cuidados aos doentes.

Talvez o problema do estigma, se nos afastarmos brevemente do argumento de Castro & Farmer para melhores cuidados de saúde, Muyinda et al, (1997), citando (Herzlick & Peirret, 1985) observam que: 'quando as doenças adquirem uma imagem popular de flagelos, deixam de ser vistas em termos de infortúnio individual e passam a representar formas ameaçadoras de adversidade colectiva que ameaçam toda a comunidade'. Segundo estes autores, a SIDA é encarada como uma doença deste tipo, devido à sua associação com o sexo e ou (toxicodependentes), ao longo período de incubação que dá uma sensação de propagação subterrânea e à sua natureza fatal posterior.

Muyinda, et al, (1997) também observou que: "em muitas sociedades, a SIDA é vista como uma doença vergonhosa e, como tal, um certo número de pessoas infectadas com VIH/SIDA tem sido discriminado; podem ser-lhes negadas necessidades básicas como cuidados médicos, rejeitadas pelas famílias e amigos, ou forçadas a abandonar a sua profissão".

Neste cenário, a experiência deste estudo revelou resultados semelhantes nos locais de investigação, tendo a maioria dos inquiridos falado de estigma e discriminação graves, de recusa de emprego e, em contextos familiares, de privação de bens, o que tornou a vida muito difícil.

Além disso, Muyinda, et al, (1997), observaram que no Uganda, em particular, "a SIDA está associada, na mente popular, à promiscuidade sexual, à infeção de outros, à doença sem fim e à morte inevitável". Não é de admirar que, em algumas das afirmações mais estigmatizantes mencionadas pelos clientes, ouvimos afirmações dirigidas a eles como "és apenas um cadáver ambulante; espera e verás que vais morrer" ou "porque é que ainda perdes o teu tempo e dinheiro a mandar esta criança para a escola, em vez disso usa o dinheiro para outra coisa", o que significa que uma vez que se tem VIH, é uma questão de tempo, já não se está neste mundo.

Ao proporem um quadro para compreender o estigma e desenvolver formas de o minimizar, Parker & Aggleton, (2003) citando (ONUSIDA, 2000) observaram que "Em grande parte do mundo em desenvolvimento, por exemplo, os laços e as alianças com a família, a aldeia, a vizinhança e a comunidade tornam óbvio que o estigma e a discriminação, quando e onde aparecem, são fenómenos sociais e culturais ligados às acções de grupos inteiros de pessoas, e não são simplesmente as consequências do comportamento individual". Afirmam ainda que:

"É de importância vital reconhecer que o estigma surge e a estigmatização toma forma em contextos específicos de cultura e poder. O estigma tem sempre uma história que influencia o momento em que aparece e a forma que assume. Compreender esta história e as suas prováveis consequências para os indivíduos e comunidades afectados pode ajudar-nos a desenvolver melhores medidas para o combater e reduzir os seus efeitos".

Estas observações de Parker & Aggleton também fornecem um meio de analisar o estigma num caso de contexto a contexto e de conceber medidas adequadas para lidar com ele em qualquer comunidade que enfrente problemas graves de estigmatização e discriminação. Um estudo realizado por Green (1995) na Escócia sobre a perceção do estigma público em relação às pessoas infectadas pelo VIH e o "estigma sentido" concomitante por essas pessoas infectadas revelou que a atitude do público não era tão hostil como a sentida pelos indivíduos infectados, embora o público considerasse que lhes deviam ser impostas algumas restrições. Este estudo mostra ainda que, embora o público possa não ser hostil, existem algumas diferenças na relação com as pessoas infectadas; mas a lição do estudo, que pode ser útil noutros locais, é que é importante lidar publicamente com este fenómeno e sensibilizar o público para a injustiça de excluir as pessoas infectadas de áreas da vida em que poderiam participar plenamente sem riscos de infeção para os outros, (Ibid).

As seguintes declarações dos inquiridos nos estudos de campo oferecem a experiência vivida por mulheres que sofrem devido à estigmatização, privação e discriminação por parte do público e da família; também ilustram exemplos de como os homens reagem ao diagnóstico positivo de VIH nas suas esposas e como as mulheres sofrem estigmatização, discriminação e privação, bem como a redução relativa do estigma devido à natureza generalizada da doença:

4.2.4 Os homens e a sua atitude face ao diagnóstico do VIH

"É difícil viver com o VIH/SIDA; o meu marido deu positivo no teste do VIH e escondeu-me o seu estado; a certa altura, ficou desorientado e enlouqueceu devido ao sofrimento. Acabou por me expulsar de casa". *Fonte: Entrevista aprofundada com um cliente*

"Desde o teste positivo da criança, o meu marido obrigou-me a trabalhar para comer; entretanto, também fiquei doente e o marido acabou por me deixar com as crianças". *Fonte: Entrevista em profundidade com uma cliente*

"O meu marido disse que fez o teste e deu negativo, apesar de a malária continuar a perturbá-lo. Tive uma discussão com a minha coesposa e cortei-me na cara, quando fui à procura do meu marido que não nos tinha dado dinheiro para comer durante uma semana. O meu filho estava muito doente e, de facto, dei-lhe água e açúcar para o sustentar; quando o levei ao hospital, um médico deu-me alguma ajuda para cuidar do bebé. Eu não tinha dinheiro nem comida enquanto estava no hospital, porque o meu marido não me está a apoiar de maneira nenhuma; estou sempre preocupada com os problemas da família. O meu marido tem outras duas mulheres; ele conhece o seu estatuto, mas continua a ter relações sexuais sem preservativos; também não toma septrina® ". *Fonte: Entrevista em profundidade com um cliente*

4.2.4.1 Vinheta #2

Akello Grace é uma mulher sem-abrigo, em virtude do seu estatuto de seropositiva; encontrei-a a residir em casa de outra bondosa samaritana, ela própria seropositiva e a viver de forma positiva; era perseguida por toda a gente, não está grávida do pai de Emmy, que já faleceu, e tem dois filhos sem casa nem comida, até que foi aceite por esta bondosa senhora para ficar no seu recinto, numa pequena casa de palha.

4.2.5 Mulheres vítimas de estigma, privação e discriminação

"Tive o problema de me ser negado o emprego no infantário devido à discriminação contra pessoas seropositivas, e foi aí que tive muitos problemas, pois tive de procurar comida da maneira mais difícil; tive de procurar dinheiro de todas as fontes estranhas para pagar a conta da comida". *Fonte: Entrevista aprofundada com um cliente*

"As pessoas que me viram levar o meu filho à clínica da SIDA disseram-me que 'tu, tu também já tens a doença' ('*in, in bene dong itye ki two ni do?*'). Sinto-me mesmo discriminada; e as crianças são traumatizadas por alguns professores que não as tratam bem por causa da fraqueza que resulta do facto de estarem em tratamento". *Fonte: Entrevista em profundidade com um cliente*

"Uma vez, estava a disputar uma banca de mercado para vender mercadoria e a senhora com quem estava a discutir disse: "Vais morrer; o slim (como é chamada localmente a doença da SIDA devido ao seu efeito adelgaçante) no teu corpo vai matar-te!" (*i bi too, slim me ikumi ni obi neki!*) Ela sente-se mesmo triste devido a estes ataques abusivos". *Fonte: Entrevista em profundidade com um cliente*

"Fui estigmatizada enquanto vendia mercadoria e sentia-me fraca; mas "*sinto que o VIH é como o sarampo hoje em dia, por isso quem estigmatiza está apenas a ser tolo; agora sou imune ao estigma, faço o meu trabalho e continuo a viver*"; felizmente, vivo com a doença há 20 anos, outros não tiveram a mesma sorte". *Fonte: Entrevista em profundidade com um cliente*

"Uma vez ouvi a minha vizinha a dizer aos seus filhos que: Tenham cuidado e não deixem que este miúdo vos morda, ele está doente"; vão ficar doentes com a doença dele.

Por isso, hoje em dia, eles não querem partilhar nada connosco; já não se partilha roupa por medo da transmissão. Tento controlar onde os meus filhos se movem na vizinhança, com medo de serem estigmatizados e traumatizados". *Fonte: Entrevista em profundidade com um cliente*

"Descobri que viver com os outros é muito difícil; 'Quem me dera não ter vizinhos'. Os meus filhos agora não podem brincar livremente com os outros; encontrei a minha vizinha a bater no filho dela por brincar com o meu filho, uma vez que este pode estar infetado com a doença". *Fonte: Entrevista em profundidade com um cliente*

"Costumava receber assistência para o meu filho de Comboni Samaritan, uma organização comunitária que nos apoiava; recebia leite e outros alimentos das visitas domiciliárias; as pessoas começaram a perguntar porque é que eu recebia leite para o meu filho e não o amamentava? Espalhou-se a notícia de que eu era seropositiva e, como tal, fiquei isolada durante algum tempo". *Fonte: Entrevista em profundidade com um cliente*

"Também assisti a muita estigmatização, quando, de repente, as pessoas não conseguiam falar comigo corretamente; foram-me negados utensílios que costumava pedir emprestados e os meus filhos também foram isolados das crianças dos vizinhos". *Fonte: Entrevista aprofundada com um cliente*

"Está lá! Porque para mim, que sou mãe de gémeos, já fui rotulada como uma inútil; mas, por mim, acho que ainda sou útil e tenho coragem; enquanto estiver viva, também estarei a impulsionar a vida dos meus filhos aqui. E é por isso que não me importo com o que as pessoas dizem agora, continuo a tomar a minha droga e a cuidar das crianças da melhor maneira que posso". *Fonte: Entrevista em profundidade com um cliente*

"Quanto à discriminação, foi-me negado trabalho como cozinheira numa escola por se pensar que era seropositiva; fiquei muito triste porque tenho muitos filhos para cuidar aos 38 anos de idade". *Fonte: Entrevista aprofundada com um cliente*

"Uma vez recusaram-me uma bacia quando a pedi emprestada; fiquei zangada e disse à mulher que: "*esta doença é como uma magia, não seja mal-educada com quem tem o problema*"; pouco tempo depois, quando a filha da mulher foi diagnosticada seropositiva, descobriu-se que ela e o marido também eram seropositivos". *Fonte: Entrevista em profundidade com um cliente*

"Para mim, o estigma recai muito sobre o meu filho: as pessoas perguntam-me: "*Porque é que ainda mando este miúdo para a escola, se ele é um cadáver vivo?*" O dinheiro que gasto a mandar a criança para a escola devia ser eu a alimentá-la; é esse o estigma que recebo dos vizinhos". *Fonte: Entrevista aprofundada com um cliente*

"O meu problema com as pessoas é que, quando sabem que temos VIH, acham que já não servimos para nada, mas eu acho que se tomarmos os medicamentos e seguirmos as instruções, podemos viver igualmente como aqueles que não têm a doença". *Fonte: Entrevista em profundidade com um cliente*

"Eu também, ouço as pessoas dizerem que nós, com o VIH, somos agora inúteis e que estamos a desperdiçar o tempo das pessoas para nada, e que até os filhos que temos com a doença também são inúteis, mas eu costumo responder com calma e dizer: "esse não se preocupa; neste mundo, Deus faz os planos; agora que Ele me deu este, deixa-me ficar com ele, por isso não me preocupo muito". *Fonte: Entrevista aprofundada com um cliente*

4.2.6 Resposta à estigmatização e à discriminação

O estigma, tal como já foi referido, pode tornar a vida dos doentes com VIH muito difícil; a vontade de aderir aos medicamentos também tende a ser afetada por estes ataques do público com pouca moral; vários clientes falam da forma como lidam com o problema do estigma:

"Eu, quando tenho uma amiga perto de mim, normalmente telefono-lhe e partilho os meus sentimentos com ela; mas se não tiver, então de facto sinto-me triste nesse momento, mas normalmente vou à oração para que Deus perdoe a pessoa, porque ela não sabe o que está a dizer; eu perdoo-lhe, mas de facto sente-se a dor". *Fonte: Entrevista em profundidade com um cliente*

"Estou com o grupo de mulheres da Eucaristia; rezamos adoração todas as quintas-feiras, se me sinto triste, vou à igreja e rezo o meu terço. Isso faz-me sentir calma e sinto-me bem". *Fonte: Entrevista aprofundada com uma cliente*

" Uma vez, por exemplo, quando fui buscar água a um furo, uma mulher adulta e outra adolescente abusaram da minha filha, e quando soube, à noite, fiquei muito magoada; De manhã, fui ter com a líder das mulheres da zona e elas reuniram-nos a todas, trocámos ideias e eu perdoei-a e disse-lhe o seguinte sobre o meu estado: "Não escrevi um pedido de casamento, não o fiz a ninguém, foi o que Deus planeou; a forma como o meu filho está é o plano dele, não é o meu desejo; por isso, perdoei-a e agora falamos como companheiras." *Fonte: Entrevista em profundidade com um cliente*

"A estigmatização também me aconteceu, e isso trouxe algumas discussões quando, naquela zona, disseram que o meu filho tinha VIH e que não devia brincar com os filhos dos outros; mas, por sorte, Deus não abandona o seu povo de forma alguma, consegui um lugar onde construí uma casa para a minha família e estamos muito felizes, os nossos vizinhos são muito compreensivos e vêem-nos como pessoas normais, uma vez que a doença está agora muito espalhada; não estamos sozinhos, por isso o novo lugar é bom, sem estigmas graves". *Fonte: Entrevista aprofundada com um cliente*

"De facto, fui muito estigmatizada pelas pessoas daqui; se não fosse a intervenção e o aconselhamento do Pastor local, provavelmente teria morrido". Uma vez, a Emmy chegou a casa e disse-me: "*Mãe, a mãe do meu amigo disse-me para não brincar com os outros miúdos, porque a minha 'magreza' vai passar para eles também*". Respondi-lhe citando a mensagem do Evangelho que: "Respondi-lhe citando a mensagem do Evangelho: "Se alguém te der uma bofetada na cara, dá-lhe também a outra". *Fonte: Entrevista em profundidade com um cliente*

4.2.7 Crianças vítimas de estigmatização direta

O problema do estigma também não poupou diretamente as crianças; alguns testemunhos mostram como algumas pessoas não têm qualquer escrúpulo e continuam a magoar crianças inocentes, como se pode ver abaixo:

"O estigma existe; de facto, quando os meus filhos vão brincar com os colegas, são expulsos, porque vão transmitir o VIH a outras crianças; e as crianças também acham que é difícil para eles; vêm dizer-me que: '*mamã, aquela mulher expulsou-nos e disse para não brincarmos naquele sítio, porque podemos transmitir a nossa doença a outras crianças*'". *Fonte: Entrevista em profundidade com um cliente*

"O estigma era um problema grave, como é habitual com os vizinhos; por exemplo, "uma vez estava a brincar com os filhos do meu vizinho e disseram-lhe para não brincar com os filhos do vizinho sem razão aparente, mas era claro que era por causa da suspeita de VIH. Eu disse-lhe para não se preocupar, porque eles também têm o deles no corpo; o bom para si é que já sabe, mas para eles ainda não sabem e podem morrer mais cedo do que você". *Fonte: Entrevista em profundidade com um cliente*

"Aaah! Este é um problema sério até para o próprio Stewart; ele relatou que alguns jovens amigos até lhe chamavam "*Kijony*; que significa o *magro*". *Fonte: Entrevista em profundidade com um cliente*

4.2.7.1 Vinheta #3

"O impacto negativo da estigmatização foi o de uma mulher e do seu filho de 5 anos: "as pessoas estigmatizaram-na tanto que ela era um cadáver ambulante e estava mentalmente doente, a criança estava igualmente muito doente; de facto, ela conseguia andar de um lado para o outro durante a noite, mas quando começaram a aplicar o regime de TAR, ambos melhoraram, e ela está agora a trabalhar como empregada de uma farmácia para ganhar a vida, e a criança vai à escola." *Fonte: Entrevista com informante chave.*

4.2.8 Redução sentida do estigma e da discriminação

Embora o estigma ainda esteja generalizado na sociedade afetada pelo VIH/SIDA, algumas experiências mostram que, devido ao impacto do VIH em quase todos os agregados familiares e a uma melhor compreensão da doença, o problema diminuiu um pouco, como se pode ver abaixo:

"A experiência do estigma (*'cimo tok'*) está, em certa medida, a diminuir entre as pessoas; o problema dos *'two jonyo'*, a doença da SIDA, afectou quase todas as famílias da nossa terra; não se pode apontar o dedo a alguém e, no dia seguinte, descobrir que também se está afetado ou que alguém próximo de nós está com a doença". *Fonte: Entrevista em profundidade com um cliente*

"Também sinto que o problema do estigma está a diminuir, tal como foi referido pelo meu amigo aqui; por exemplo, no meu caso, "uma vez fui assediada por uma vizinha com bastante regularidade, até que ela descobriu que também tinha o vírus juntamente com o seu filho". *Fonte: Entrevista aprofundada com um cliente*

Na minha família, enterrámos muitos familiares com VIH/SIDA, por isso agora não me incomoda, mas o estigma existe e eu continuo a viver a minha vida com a minha neta; uma vez, uma vizinha maltratou a minha filha e disse: "Olha, tu és *'magrinha'*, crianças infectadas com VIH; fiquei magoada, mas disse-lhe: "*Esta doença é agora como a malária, se Deus teve misericórdia de ti e tu ainda não a apanhaste, então deves agradecer a Deus, porque ainda não se sabe* .... ".

Infelizmente, pouco tempo depois, a filha do vizinho também foi diagnosticada como seropositiva e começou a tomar septrina. Hoje em dia, não se pode dar ao luxo de ridicularizar ninguém com VIH, é absurdo, porque todas as famílias, de uma forma ou de outra, são afectadas". *Fonte: Entrevista em profundidade com um cliente*

"A questão do estigma *'cimo tok'* é comum; mas a resposta ao problema é a revelação, ou seja, ser aberto sobre o assunto ou o 'auto-estigma', mas, mais uma vez, é preciso saber onde contar a sua situação aos amigos; as outras mulheres têm medo. A abordagem consiste em admitir primeiro e aconselhar os outros, através de aconselhamento

'nywako tam' (partilha de ideias); para mim, o primeiro aconselhamento foi fácil porque já tinha coragem para seguir em frente". *Fonte: Entrevista em profundidade com um cliente*

Tal como se observa na literatura, o problema do estigma é muito difundido no local de estudo, especialmente nas mulheres, e, segundo as suas próprias palavras, a experiência provocou muitos efeitos traumáticos no seu bem-estar psicológico. Vemos que os homens, em primeiro lugar, não estão abertos a revelar o seu estatuto às suas esposas; e quando o caso vem a público, especialmente através da avaliação de rotina durante as clínicas de PTV ou de testes após o nascimento de uma criança, eles tendem a responder negativamente. Isto, de facto, impede as mulheres de participarem ativamente na ajuda aos seus filhos para que tenham uma saúde melhor. Ao negarem às suas mulheres o acesso a recursos financeiros e, nos piores casos, como foi observado frequentemente, expulsando-as do lar conjugal. O progresso do TARV neste tipo de cenário é muito afetado, na medida em que as crianças e as suas mães não têm o que é preciso para aderir adequadamente ao TARV oferecido.

Além disso, ao discriminar as mulheres de um emprego com base no seu estado de VIH, a sociedade garante que elas estão a negar ao agregado familiar afetado, e mais ainda às crianças, a fonte de subsistência que poderia trazer comida, água, dinheiro para o transporte, medicamentos para infecções oportunistas, etc., para a família e para as crianças.

A estigmatização direta das crianças, dizendo-lhes que não devem brincar com os amigos porque são fontes de infecções; ou abusando delas, dizendo-lhes que vão morrer, também as traumatizou de tal forma que, à medida que crescem, podem, em alguns casos, recusar-se a tomar medicamentos, acreditando erradamente que podem de facto morrer; isto afecta mais uma vez a adesão, bem como a tentativa de assegurar que a qualidade de vida destas crianças seja promovida para um crescimento e desenvolvimento saudáveis.

Por outro lado, o estudo também revela que, apesar do problema comum do estigma, através do aconselhamento de saúde, um bom número destas mães passou a acreditar na importância da droga que sustenta a vida e decidiu viver de forma positiva; aqui vemos que as mulheres aceitaram o seu estatuto e concordaram em ser treinadas como conselheiras de pares, também dispuseram de apoio comunitário de organizações baseadas na comunidade que fazem visitas ao domicílio e oferecem apoio emocional contínuo e outra ajuda material, por mais pequena que seja, para reforçar a sua determinação de viver; outras recorreram a orações e à participação em actividades religiosas para obter força psicológica. De facto, estas várias resoluções dos clientes são o que exige ou dá o impulso para mais ajuda para evitar que a situação volte a cair no desespero, especialmente se a estrutura do sistema de saúde for melhorada e o tratamento continuar a ser viável.

Outra observação no estudo é que alguns dos inquiridos acreditam agora que o estigma está em declínio; a razão para isso é que as pessoas se aperceberam de que o vírus não deixou nenhuma família sem ser afetada; por exemplo, os casos em que uma mulher estigmatiza outra por ter VIH, apenas para descobrir mais tarde, passadas algumas semanas, que ela e o seu agregado familiar são de facto portadores do vírus; e também através do aconselhamento, muitas pessoas passaram a respeitar as pessoas e os agregados familiares infectados pelo VIH. Tal como Green (1995) propôs, o estigma pode ser abordado através da sensibilização do público e da informação das pessoas de que, atualmente, muitas pessoas não escolheram ter a doença; circunstâncias peculiares conduziram às infecções, por exemplo, no caso das crianças que são simplesmente vítimas inocentes do flagelo do VIH/SIDA; esta é a melhor maneira de dar dignidade às pessoas infectadas e ainda aproveitar as suas capacidades produtivas e deixá-las viver uma vida quase saudável, o que é possível.

4.3 Trauma do VIH, morbilidade e vulnerabilidade do agregado familiar

4.3.1 Trauma

O dicionário médico em linha *www.medterms.com* define trauma como "qualquer lesão infligida física ou emocionalmente"; e tem definições médicas e psiquiátricas: em termos médicos, é uma lesão corporal grave ou crítica, uma ferida ou um choque; em termos psiquiátricos, refere-se a uma experiência emocionalmente dolorosa, angustiante ou chocante que resulta frequentemente em efeitos mentais e físicos duradouros.

Estas definições são úteis na medida em que, do ponto de vista psiquiátrico, que é o que está diretamente relacionado com o presente estudo, estão relacionadas com o stress emocional a que as pessoas infectadas pelo VIH estão sujeitas quando lidam com o fardo da doença. Ao analisar as provas de que a depressão, os acontecimentos de vida stressantes e o trauma são responsáveis por algumas das variações na evolução da doença do VIH, Leserman (2008) observou que

Com uma proporção crescente de mulheres e pessoas em situação de pobreza na população afetada pelo VIH, verificamos taxas elevadas de depressão e de traumas passados entre os indivíduos com VIH".

Esta é uma avaliação importante na medida em que, como é o caso deste estudo, a maioria das mulheres também faladas já viviam sozinhas, e também passaram pela experiência traumática não só de ter VIH, mas de serem privadas de bens e expulsas das suas casas, permanecendo assim muito vulneráveis ao stress de viver com VIH. Este facto é de particular interesse no esforço para aumentar a TARV para as crianças, onde as mães têm não só de cuidar de si próprias, mas também de satisfazer as necessidades das crianças. A análise da experiência destas mulheres mostra que, embora se esforcem por ajudar os seus filhos, o fazem em condições de grande stress; na verdade, o problema do estigma acima analisado faz parte da experiência traumática. Infelizmente, muitas famílias afectadas pelo VIH sofreram muitos traumas psicológicos em consequência do estigma; muitas pessoas subestimaram a profundidade e o alcance da doença, de tal forma que algumas pessoas sem escrúpulos na esfera pública ainda se dão ao luxo de dizer mal de pessoas que mais precisam da nossa empatia. A vulnerabilidade das PVVS tornou-as alvos de abusos e de chacota; nalguns casos irónicos, as pessoas que provocam e maltratam os outros acabam por se revelar também infectadas, e a justiça moral terá sido feita, como se viu com muitas das pessoas que foram sujeitas a esses abusos indesejados e injustificados.

Gradualmente, porém, as pessoas aprenderam a lição de que as pessoas que sofrem de VIH precisam de empatia e não de abusos. Os adultos têm sofrido sofrimento emocional, mas as crianças também precisam de ser protegidas e devem ser tomadas medidas para garantir que não sofram estes abusos em todos os locais.

Seguem-se algumas narrativas de clientes de VIH como exemplos de experiências traumáticas que não só causam muito stress nos agregados familiares afectados, como também perturbam o seu comportamento de procura de cuidados de saúde; isto depende da forma como o aconselhamento médico ajudou a fortalecê-los ou se ainda sofrem de instabilidade psicológica:

"Também fui magoada pela atitude do meu marido quando me abandonou a mim e às crianças; mas já recuperei do trauma". *Fonte: Entrevista em profundidade com uma cliente*

"O meu marido morreu devido ao medo da doença e não pôde fazer o tratamento necessário, por isso deixou-me agora a tratar das crianças afectadas". *Fonte: Entrevista em profundidade com um cliente*

"Quando o teste deu positivo e informei o meu marido, ele afastou-se mais tarde, o que levou à nossa separação; fiquei muito preocupada quando o teste deu positivo, mas agora sei em grande medida que, se usarmos o medicamento de forma sensata, como prescrito, podemos ficar bem; agora ganhei coragem para viver de forma positiva". *Fonte: Entrevista em profundidade com um cliente*

"Por exemplo, uma vez o meu filho estava a brincar com os filhos do meu vizinho e foi-lhe dito que não brincasse com os filhos do vizinho sem razão aparente, mas era claro que era por causa da suspeita de VIH. Disse-lhe para não se preocupar, porque eles também têm o deles no corpo; o que é bom para si é que já sabe, mas para eles ainda não sabem e podem morrer mais cedo do que você". Senti-me triste, de facto, mas já tinha aceitado a minha situação e a da criança; sou muito religiosa e consolo-me em Deus. Amamentei todos os meus filhos, exceto o Stephen, que teve a doença". *Fonte: Entrevista em profundidade com uma cliente*

4.3.1.1 Vinheta #4

Esta vinheta é especial e foi extraída de uma série de notas de casos de campo do coordenador do Projeto VIH/SIDA da Save the Children no Uganda, com sede em Gulu, o local da investigação. É uma história da vida real de um caso de trauma de VIH e de resposta no âmbito dos sistemas de saúde e de apoio social:

"Lubangakene Wilfred tem três anos e é filho de William e Jacinta, um casal que vive positivamente com o VIH em Gulu. Os dois souberam do seu estado de VIH quando Jacinta foi à consulta pré-natal em 2005. Depois de ganhar alguma coragem, revelou ao marido, cujas primeiras reacções se caracterizaram pela culpa, pelo estigma e pelo desejo de se separarem. "Quando ela me contou o resultado, senti-me muito mal, até me quis separar e seguir o meu caminho. Nem sequer quis que a Health Alert (um prestador de serviços local) viesse a minha casa", recorda William durante a entrevista.

No entanto, com as intervenções constantes da Health Alert, que incluíram visitas domiciliárias, aconselhamento e acompanhamento contínuos, bem como o diálogo contínuo entre os dois, o casal começou a viver de forma positiva. Guilherme também se tornou muito ativo na mobilização de outros homens. "Um dia, a Health Alert convocou-nos para um workshop de cuidadores e eu fui selecionado como um dos conselheiros voluntários da comunidade para ajudar na mobilização", disse William.

Os conhecimentos adquiridos sobre o VIH/SIDA e a PTV permitiram que o casal cumprisse as diretrizes da PTV. O seu filho Wilfred teve o parto no hospital e beneficiou dos serviços hospitalares de PTV. A criança foi amamentada durante apenas 3 meses e depois foi inscrita num programa de apoio alimentar alternativo (leite de vaca) durante onze meses. A criança já cresceu e foi confirmada como seronegativa após dois testes.

A família de William está a viver uma vida saudável, tanto William como a mulher estão agora a fazer o tratamento ARV e fizeram o teste a todos os seus outros quatro filhos, que também são seronegativos. No entanto, como qualquer ser humano, também enfrentam muitos desafios, como o baixo rendimento do agregado familiar e as dificuldades em satisfazer as suas necessidades básicas quotidianas, que vão desde a alimentação, ao vestuário, à educação e aos cuidados médicos. William trabalha como segurança e Jacinta é basicamente uma dona de casa. Tudo o que desejam é apoio educativo para os seus filhos, de modo a permitir-lhes ter um futuro mais risonho. O seu outro desejo é viver mais tempo com os seus filhos.

Aos seus semelhantes, William exorta-os a adquirirem mais conhecimentos como ele adquiriu. "Desejo realmente falar com todos os homens porque tenho os conhecimentos. Os homens deviam começar a ir com as suas mulheres aos cuidados pré-natais", observou William. Aos homens que vivem com o VIH/SIDA, William exorta-os a viverem de forma positiva".

4.4 Crianças e morbilidade

O problema da morbilidade das crianças é explicado nesta secção para realçar ainda mais a tortura psicológica por que passam as suas mães e ou quem cuida delas, vendo-as sofrer e sem poderem fazer nada. A dor das crianças mostra exatamente a possibilidade iminente de morte para estes pais; agravada pela falta de apoio claro da comunidade; estigmatização, privação e discriminação; pobreza e falta de actividades geradoras de rendimentos; tudo isto esgota a capacidade de resposta dos agregados familiares e torna-os incapazes de seguir os regimes de tratamento para obter melhores resultados de saúde para as crianças. De facto, como já foi referido, o estudo de Bates et al (2004) na zona rural e em ambientes pobres do Uganda, mostra que a prevalência da malária, da tuberculose e da pneumonia são problemas graves de saúde infantil e constituem uma causa de preocupação, uma vez que os recursos do agregado familiar se esgotam para tratar estas infecções oportunistas e são uma fonte constante de stress, uma vez que a capacidade do agregado familiar é minada. De facto, as suas conclusões mostram que até 70% dos indivíduos seropositivos em África foram co-infectados com *Mycobacterium tuberculosis*. A imunossupressão associada à infeção por VIH é um forte fator de risco para a progressão da infeção latente por tuberculose para doença ativa e morte, e as crianças não são poupadas nestas circunstâncias.

Ao criticar a atual Iniciativa de Saúde Global dos EUA da administração Obama, Leeper & Reddi, (2010) observaram que:

"As crianças seropositivas não são as únicas vítimas desta epidemia. Todas as crianças nascidas de mães seropositivas correm um maior risco de morbilidade e mortalidade se o VIH materno não for tratado eficazmente. Dados longitudinais relativos a 3468 filhos de mães seropositivas em África revelaram que as crianças não infectadas cujas mães seropositivas deram à luz "numa fase avançada da doença" corriam um risco de morte significativamente mais elevado. Isto pode ser atribuído, em parte, ao facto de as crianças com cuidadores seropositivos residirem em agregados familiares com insegurança alimentar mais frequentemente do que os seus pares não afectados, o que as coloca em maior risco de desnutrição e de morte por diarreia e infeção respiratória aguda. A morte do cuidador devido ao VIH está também associada a maus resultados para as crianças não infectadas pelo VIH, resultando num aumento de 3 a 4 vezes da mortalidade".

A partir da observação anterior, pode deduzir-se com segurança que a morbilidade das crianças não só provoca stress psicológico nas mães e nos prestadores de cuidados, como também tem um impacto destrutivo no aumento da probabilidade de mortalidade de todos os membros da família, especialmente das crianças não infectadas e dos prestadores de cuidados. Seguem-se casos de morbilidade narrados pelos inquiridos durante as discussões dos grupos de centragem e as entrevistas aprofundadas:

"O meu filho foi diagnosticado com pneumonia e malária; esteve inconsciente durante cerca de três semanas no hospital; depois de ter feito o teste do VIH, foi considerado seropositivo; em seguida, foi submetido a tratamento com ARV". *Fonte: Entrevista em profundidade com um cliente.*

"O meu filho sempre teve malária e, mais tarde, com o passar do tempo, desenvolveu um tipo de feridas na cabeça; quando fez o teste, foi considerado positivo e foi imediatamente medicado com septrina® e, mais tarde, com ARV". *Fonte: Entrevista em profundidade com um cliente.*

"Tenho dois filhos, todos a tomar ARV; antes de os levar para fazer o teste do VIH, tinham ataques extremos de malária e o seu estado era sempre mau. De acordo com os médicos, as suas contagens de CD4 eram muito baixas, cerca de 64 CD4. Tinham o fígado e o baço em mau estado, e ambos tinham tuberculose". *Fonte: Entrevista aprofundada com um cliente.*

"A criança teve malária frequente aos 9 meses; aos 2 anos, desenvolveu furúnculos e inchaços no corpo; no hospital, fez o teste de VIH positivo, estando também muito fraco".

Fonte: Entrevista em profundidade com um cliente.

"Tenho um filho de dois anos; ele sempre teve diarreia, febre, vómitos e estava sempre doente; as pessoas diziam que o miúdo ia morrer muito em breve, mas eu dizia que ele não ia morrer. Em maio de 2008, ele teve uma febre tão alta, mas nem sequer havia sinais de malária no seu sangue ao fazer análises. Não sabíamos que tipo de malária estava a afetar o miúdo. Lutámos com ele até ele ter cerca de 4 anos; um dia pediu-nos que rezássemos por ele e a avó também rezou para o salvar. Mais tarde, aconselharam-nos a fazer um teste de VIH; o resultado foi positivo, e ele foi imediatamente posto a tomar septrina® durante três dias. Seguiu-se um novo tratamento de um mês e ele foi mudado para ARV". *Fonte: Entrevista em profundidade com um cliente.*

"Quando nasceu, não era muito forte; à medida que foi crescendo, era de facto fraco, tinha inchaço nos ouvidos e também malária; desenvolveu herpes simples duas vezes; foi-lhe administrada septrina em 2006, quando lhe foi diagnosticada a doença. Teve um crescimento difícil; parece de facto atrofiado e fraco na maioria das vezes. O seu CD4 foi testado em 2007, altura em que lhe foi administrado um ARV. Antes dos ARV, também tinha problemas de pele que o incomodavam; quando começou a tomar os ARV, os problemas de pele pararam, agora brinca bem com os colegas, vai à escola e come bem quando há comida disponível". *Fonte: Entrevista em profundidade com um cliente.*

"Antes de Sharon ter começado a tomar ARV, ela tinha tuberculose e varíola e já tinha sido atacada pelo sarampo e estava a ser tratada na enfermaria de nutrição para terapia nutricional. Tinha paralisia numa perna e não podia brincar; tinha falta de sangue e anemia com falta de apetite. Episódios de diarreia e vómitos também eram comuns". *Fonte: Entrevista em profundidade com um cliente.*

"De facto, a Lucy estava sempre doente, com pouco peso; tinha bilharzias, ancilostomíase, etc. Eu costumava comprar medicamentos para vermes, mas não havia qualquer mudança; depois fiquei chocada com a descoberta da doença do VIH; falei com as minhas irmãs e contei-lhes a minha impotência. Fui encorajada a ir ao TASO (prestador de serviços de VIH a nível nacional, uma ONG); ela estava doente, com tonturas e CD4 de 180 apenas". *Fonte: Entrevista em profundidade com um cliente.*

"Antes de iniciar a TAR, ele tinha malária com frequência, inchaços no corpo e fraqueza geral; houve um episódio de abcesso entre a orelha e o pescoço; chorei durante três dias e fiquei mesmo infeliz. Fui aconselhada no TASO e no Health Alert e, ao ver muitas outras crianças a fazer TARV, fiquei consolada e tive coragem para cuidar do Fabian". *Fonte: Entrevista aprofundada com um cliente.*

O problema da morbilidade está diretamente ligado ao impacto negativo do VIH/SIDA num agregado familiar; em muitos estudos, um aspeto deste impacto stressante é a deslocação das despesas financeiras para a manutenção da criança doente e também da mãe que também está infetada, mas as necessidades de outros membros da família também têm de ser satisfeitas com dificuldades extremas, tornando a família muito vulnerável. Tal como descrito anteriormente, estes desafios para os agregados familiares comparam-se muito de perto com as conclusões sobre o impacto do VIH/SIDA a nível dos agregados familiares, tais como a segurança nutricional dos agregados familiares e os sistemas de produção alimentar por Sauerborn et al, (1996); Egal & Valstar, (1999); Drinkwater et al, (2006); Baier, (1997) e as perturbações económicas disruptivas, bem como o sofrimento emocional e psicológico nos agregados familiares por Barnnett et al, (2001); Bachman & Booysen, (2003); Seeley et al, (2008); Mukiza-Gapere & Ntozi, (1995); Baylies, (2002) e Russell e Seeley, (2010).

4.5 O conflito civil do LRA e a vulnerabilidade dos agregados familiares

O enquadramento deste estudo baseou os seus pressupostos no facto de que o conflito prolongado de duas décadas na região norte do Uganda, em geral, e no local de estudo, em particular, pode ter comprometido os meios de subsistência da população em geral e, mais ainda, as capacidades de sobrevivência da maioria dos agregados familiares gravemente afectados pelo VIH/SIDA. Como o ICG, (2004) observou, é muito difícil apontar a correlação exacta entre o conflito e o seu impacto direto nos problemas do VIH/SIDA; este estado de coisas da guerra e do VIH/SIDA é reforçado por Machel, (2007) que disse: "A relação entre a SIDA e o conflito é complexa, mas reforça-se mutuamente", mas ela continua a colocar graficamente que, as "circunstâncias caóticas e brutais da guerra agravam todos os factores que alimentam a crise do VIH/SIDA".

O Norte do Uganda tem sido apontado em todas as avaliações nacionais da pobreza como o país mais atrasado, com a taxa de pobreza mais alta, ver GDLA, (2009); e com o impacto do conflito, a pobreza também deve ser considerada como um fator importante no esforço para aumentar a ART na região, um fator que não foi perdido por Machel, quando ela disse: 'a pobreza e a dimensão do género do conflito' agravam a crise do VIH/SIDA.

A partir de uma experiência pessoal, o conflito no Norte do Uganda deixou, de facto, a maior parte da população numa situação de pobreza extrema; houve deslocações, uma vez que as massas da comunidade rural foram reunidas em campos de deslocados; houve perda de produção alimentar, daí a insegurança alimentar; e as taxas de mortalidade nos campos, tanto para adultos como para crianças, dispararam; estas observações estão de acordo com o que Spiegel (2004) afirmou, ou seja, que estas condições têm o potencial de tornar as populações afectadas mais vulneráveis à transmissão do vírus da imunodeficiência humana (VIH).

Embora os estudos e análises de Gisselquist, (2004) e Becker et al, (2008) mostrem que os conflitos podem não predispor necessariamente a população das zonas de conflito para infecções maciças pelo VIH e para a morbilidade e mortalidade associadas à SIDA. No entanto, Becker et al, (2008) afirmam que é durante o período em que os conflitos terminaram e as pessoas estão a recuperar que a propagação do VIH pode aumentar.

Mas é certo que o VIH/SIDA e o conflito interagem para moldar dramaticamente a saúde e o desenvolvimento da população; e o conflito pode, de facto, afetar a epidemiologia do VIH/SIDA, observam Mock et al, (2004), ver também Mills et al, (2006).

A dinâmica da guerra e do VIH/SIDA é bem captada por Mock et al, (2004), que também corroboram as preocupações mencionadas por Machel, (2007); o conflito destrói a infraestrutura social e física, resultando em infecções sexualmente transmissíveis (IST) não tratadas, saúde e desnutrição precárias e, consequentemente, maior risco de transmissão em caso de exposição viral.

Outros pontos de vista sobre o efeito dos conflitos na transmissão do VIH são defendidos por Hankins et al, (2002) que observaram que "os conflitos armados podem influenciar a dinâmica da epidemia de VIH nos países vizinhos e não só, tanto diretamente, afectando a própria transmissão do VIH, como indiretamente, através da reafectação de fundos públicos relacionados com a saúde para medidas de segurança e defesa. A pobreza, a impotência e a instabilidade social, que facilitam a transmissão do VIH, são extremamente acentuadas em situações de emergência complexas, mas o VIH raramente é considerado uma prioridade", ver também Khaw et al, (2000).

Mais uma vez, com base na minha experiência pessoal e na observação das actividades humanitárias no norte do Uganda e em Gulu (local de campo) em particular, o impacto da guerra nas infra-estruturas de saúde, na morbilidade das doenças e na perda de capacidade produtiva da população revelou que o conflito no norte perturbou efetivamente a capacidade de subsistência da maioria da população e que as famílias afectadas pelo VIH/SIDA estão a suportar o peso da doença com dificuldades sem precedentes, e, do mesmo modo, Westerhaus et al (2007), no seu estudo sobre o impacto do conflito no VIH/SIDA, observaram que, no norte do Uganda, a violência física e estrutural (repressão política, desigualdade económica e discriminação baseada no género) aumentou a vulnerabilidade à infeção pelo VIH.

Numa segunda avaliação da situação do VIH/SIDA e do conflito no norte do Uganda, na sequência de um estudo etnográfico exaustivo, Westerhaus (2007) confirmou uma vez mais o impacto negativo do conflito na população; observou que: "Embora seja evidente que a guerra teve consequências onerosas para a saúde do povo Acholi, o impacto específico da guerra na transmissão do VIH continua a não ser claro, uma vez que os dados epidemiológicos apresentam uma imagem ambígua dos padrões de prevalência do VIH, mas, com base na sua experiência, concluem que "As provas etnográficas apresentadas relativamente ao impacto do VIH na Acholiland sugerem que a incorporação de factores históricos, políticos, culturais e sociais deve constituir a espinha dorsal dos esforços para compreender a transmissão do VIH e conceber estratégias para travar a epidemia em cenários de guerra".

Da análise precedente da situação do VIH/SIDA no Norte do Uganda em relação ao conflito civil do LRA, o impacto geral foi negativo na população. Seguem-se os testemunhos dos agregados familiares afectados sobre a forma como o conflito civil teve impacto nas suas vidas; citam problemas como a perda de familiares que os poderiam apoiar nas dificuldades actuais; a perda de produção agrícola, que os tornou inseguros em termos alimentares; problemas sociais negativos, como o alcoolismo e a perda de comportamentos sexuais entre os jovens, que conduziram à propagação do VIH; falam também das dificuldades que enfrentam agora para cuidar dos filhos, em resultado da pobreza que aumentou tanto durante a escalada dos conflitos. Apresentamos aqui as suas observações diretas sobre o conflito e a sua condição atual, tal como foram narradas durante os estudos de campo:

4.5.1 Perda de familiares (recursos humanos)

"O LRA matou o meu irmão e, no entanto, eu e o meu filho andamos metidos na droga, tenho de lutar com a renda e não tenho ninguém para ajudar, o meu irmão seria uma grande ajuda para mim; mas tive a sorte de arranjar um bom senhorio que é justo com o seu serviço". *Fonte: Entrevista em profundidade com um cliente.*

Para mim, estou desamparado, tenho problemas em saber onde ficar, o meu senhorio, por outro lado, é mau e exige sempre dinheiro que eu não tenho, por isso a situação de deixar o meu lugar devido ao LRA é um grande problema para nós". *Fonte: Entrevista em profundidade com um cliente.*

O LRA causou a morte de membros da família e levou a que as crianças fossem mal tratadas, o que levou também à sua morte devido às más condições de vida. As mortes deixaram-nos sozinhos e desamparados". *Fonte: Entrevista em profundidade com um cliente.*

As insurreições do LRA causaram muitos problemas; as pessoas não têm dinheiro por não saberem o que fazer; desde que as pessoas foram deslocadas, não podemos cultivar as nossas terras para ganhar a vida; foi também a fonte de propagação do VIH entre as pessoas pobres. As pessoas vieram para viver de forma imprudente". *Fonte: Discussão de grupo focal com clientes.*

4.5.2 Problemas de deslocação

"A insurreição do LRA provocou a deslocação de pessoas e levou a muita pobreza, uma vez que as pessoas não são produtivas quando estão longe das suas casas ancestrais; as pessoas estão agora nas zonas urbanas; caso contrário, na aldeia rural em

Atede, costumávamos ter muita comida, o que teria sustentado a família, incluindo a Brenda; a vida agora na cidade é difícil, porque o dinheiro é limitado". *Fonte: Entrevista em profundidade com um cliente.*

"A insurreição do LRA tornou a vida difícil, as pessoas estão agora amontoadas na cidade; é difícil obter dinheiro para sobreviver; na verdade, isto afecta a forma de gerir a saúde dos meus filhos e a minha; como alimentá-los quando não existe uma fonte de subsistência. Também tenho de procurar uma renda para viver neste sítio e tenho de encontrar formas de escolarizar as crianças que aqui vêem". *Fonte: Entrevista em profundidade com um cliente.*

"Sinto que a guerra do LRA teve um impacto negativo na gestão do VIH; muitas pessoas são pobres, não vivem nas suas terras e são incapazes de cuidar de si próprias, uma vez que a fonte de subsistência não existe agora, que é a terra; há falta de dinheiro para pagar as propinas e para a alimentação". *Fonte: Entrevista em profundidade com um cliente.*

4.5.3 Os problemas sociais e a propagação do VIH/SIDA

"Sinto que a guerra do LRA levou à disseminação da doença e trouxe pobreza, pois as pessoas perderam os meios de sobrevivência das suas terras e a vida é difícil, pois as pessoas são menos produtivas e não conseguem garantir um meio de subsistência adequado". *Fonte: Entrevista em profundidade com um cliente.*

A recente insurreição também fez com que a moral das crianças diminuísse; os pais negligenciam as crianças; encontramos crianças a vaguear sem rumo nos centros comerciais e a envolverem-se em pequenos delitos e a experimentarem actividades sexuais; os jovens não estão bem informados sobre o VIH, envolvem-se em casamentos precoces (entre os 15 e os 20 anos) e, nesse processo, contraem o VIH. Muitos destes jovens viviam nos campos de deslocados internos. *Fonte: Entrevista aprofundada com um cliente.*

"Devido ao conflito, a vida nos campos levou ou forçou muitas pessoas a consumir álcool e a moralidade baixou, o que levou a um aumento dos casos de VIH; os casos de prostituição nos campos também aumentaram; não há fonte de subsistência; há violações nos campos; os soldados com VIH dormiram com muitas raparigas a troco de pouco dinheiro; os campos também se situam ao longo de estradas e os camionistas de longo curso aproveitaram-se da pobreza das raparigas dos campos e também dormiram com elas". *Fonte: Entrevista aprofundada com um cliente.*

"A insurreição do LRA tem sido muito má, de facto; parte da razão para a grande propagação da doença; perdi muitos dos meus familiares que possivelmente me ajudariam com a criança. Também continuo deslocada aqui, não posso ir para a minha aldeia porque continuaria sozinha e arranjar medicamentos seria um problema". *Fonte: Entrevista em profundidade com um cliente.*

4.5.4 Destruição dos sistemas e infra-estruturas de saúde

"Também afectou o acesso aos medicamentos, enquanto nos campos próximos das cidades estava relativamente bem, mas agora que os clientes deixaram os campos para irem para as suas casas de origem, onde existe o Centro de Saúde III, não há medicamentos para apoiar esses clientes; daí a inacessibilidade aos centros de saúde, mas também há falta de medicamentos nesses centros, por exemplo, a maioria dos centros raramente tem a septrina essencial® para os pacientes". *Fonte: Entrevista com informador-chave.*

"Esta guerra tornou os serviços muito redundantes e muitas pessoas muito deprimidas, o que levou a uma má assistência às crianças; levou também a que muitas crianças fossem infectadas; e os serviços tiveram uma cobertura limitada durante muito tempo, uma vez que as crianças também estão espalhadas pelos campos de deslocados. Esta situação levou à necessidade de abrir centros de proximidade essenciais, que são difíceis de gerir devido à falta de recursos humanos e logísticos; esta é a razão pela qual o TASO teve de abrir um centro para o norte". *Fonte: Entrevista com informador-chave.*

"Esta guerra tornou os serviços muito difíceis; à medida que os clientes se reinstalam nas suas casas, afastam-se dos pontos de atendimento; por isso, o acompanhamento da adesão é difícil; é necessário deslocar os pontos de atendimento para os clientes; há muitos órfãos e, por isso, os cuidados com o VIH são deficientes; a pobreza é outro efeito da guerra, pelo que os prestadores de cuidados estão incapacitados de oferecer cuidados adequados, por exemplo, falta de alimentos, vestuário e dinheiro; também levou a casamentos precoces e à possibilidade de contração do VIH". *Fonte: Entrevista com informador-chave.*

"A guerra levou as pessoas para os campos; normalmente, nos campos, as pessoas podem ter acesso aos serviços através da instalação do campo; mas a guerra expôs as crianças à violência, à violação, como no caso do jornal de Angola. O maior desafio é o pós-guerra, tal como agora; as pessoas estão a regressar às suas casas e não conseguem aceder novamente aos serviços; os testes são deficientes, o tratamento das IO é deficiente, a nutrição é deficiente, etc., e a maioria das pessoas é deixada à sua sorte; de facto, o pós-conflito traz mais desafios com os quais nos confrontamos agora. São necessários novos meios para prestar cuidados de saúde e, consequentemente, melhorar a qualidade de vida relacionada com a saúde; utilização de substitutos como a avaliação clínica; avaliação CD4 e melhoria do estado do tratamento". *Fonte: Entrevista com informador-chave.*

4.6 Sistemas de saúde

A capacidade do sistema de saúde é um aspeto importante da expansão do TARV, compreendendo todas as organizações, instituições e recursos dedicados a facilitar as acções de saúde. As acções de saúde, neste caso, destinam-se potencialmente a provocar uma mudança na forma como a prevenção, o tratamento e os cuidados dos clientes afectados pelo VIH/SIDA são realizados; os sistemas de saúde fornecem o ponto inicial de cuidados para crianças e adultos. Como é que o sistema de saúde facilita este ponto de cuidados?

O papel dos sistemas de saúde está bem desenvolvido na literatura; Clinton, (2008), fez um apelo à reorganização do sistema de saúde para melhorar os serviços de saúde para os clientes afectados pelo VIH em contextos de recursos limitados como o Uganda e, mais particularmente, o norte do Uganda, que não só tem os piores indicadores de pobreza, mas também a taxa de prevalência do VIH mais elevada do país; Clinton disse que "um sistema de saúde deficiente impede a luta contra o VIH". Outros estudos que informam sobre a importância do sistema de saúde são abundantes, no entanto, na perspetiva dos inquiridos no terreno, observa-se que os problemas que os sistemas de saúde enfrentam em contextos de recursos limitados impedem de facto o progresso na luta contra o VIH, e são as crianças que suportam o peso destes desafios. Neste estudo, vários informadores-chave entrevistados forneceram informações aprofundadas sobre a sua experiência, especialmente quando trabalharam em estabelecimentos de serviços de saúde, desde hospitais a organizações comunitárias de apoio ao VIH/SIDA:

4.6.1 Pessoal e cuidados de ARV das crianças

Os problemas dos sistemas de saúde relacionados com o pessoal são bem conhecidos no discurso da expansão do TARV em geral, mas com piores implicações para as crianças; o plano de tratamento inicial do TARV centrava-se nos adultos, um fenómeno designado por "interesse concorrente dos adultos" por Eley & Nuttall, (2007) no que diz respeito aos cuidados prestados às crianças. Este problema tornou muito difícil a gestão da TARV pediátrica, uma vez que há muito tempo que não existem especialistas que se debrucem sobre as necessidades das crianças. Na sua avaliação pormenorizada ao interagir com os prestadores de serviços de saúde no âmbito do programa de controlo do VIH/SIDA na África do Sul, Michaels et al. (2006) determinaram que, entre outros aspectos, a falta de pessoal e as infra-estruturas deficientes dominavam as respostas dos entrevistados e apelaram a um aumento do recrutamento de pessoal para melhorar o serviço prestado aos utentes, de modo a que estes possam beneficiar do tratamento.

Ao fazer uma reportagem sobre o sistema de fornecimento de medicamentos no Uganda, que estava mal equipado para evitar a escassez de ARVs no país, o PLUSNEWS (2008) citou o Comissário Assistente em exercício, Farmacêutico, que disse "Mesmo quando recebemos os medicamentos, não há pessoas adequadas (ou seja, pessoal de saúde) para os dispensar. Observou que existem apenas 350 farmacêuticos qualificados no Uganda, para os 14 000 necessários para servir eficazmente os cerca de 30 milhões de ugandeses; disse ainda: "As ferramentas existem, os sistemas estão criados, mas não há pessoas para os implementar".

Entretanto, Zachariah et al, (2007) observaram especificamente que, no que diz respeito aos problemas de pessoal, tem havido uma grave falta de formação e desenvolvimento de competências para os prestadores de serviços de VIH/SIDA na arte de tratar crianças; o que levou a frustrações tanto por parte dos prestadores de cuidados como do próprio pessoal, com o resultado final de que as crianças apresentam maus resultados de saúde e a qualidade de vida geral está abaixo das expectativas, especialmente quando os clientes esperam que, com o programa de TAR, os bons resultados de saúde se manifestem com o bem-estar dos seus filhos.

A situação específica do Uganda é captada por um estudo recente no Uganda em que Rujumba et al, (2010) examinaram a experiência dos prestadores de serviços nos cuidados pediátricos para o VIH e concluíram que os principais desafios na prestação de serviços pediátricos para o VIH estavam relacionados com a falta de conhecimentos sobre os cuidados pediátricos para o VIH, como a falta de competências de aconselhamento entre os prestadores de serviços, e com as limitações relacionadas com o sistema de saúde.

Os seguintes pontos de vista dos inquiridos no terreno, que são prestadores de serviços, também trazem à tona os problemas de pessoal que afectam os cuidados pediátricos e que, por conseguinte, conduzem a maus resultados em termos de saúde das crianças:

4.6.1.1 Falta geral de pessoal

"Houve casos em que o pessoal com formação adequada era escasso e, por conseguinte, o acompanhamento dos utentes era deficiente, sobretudo quando os postos de saúde se encontravam longe". *Fonte: Entrevista com informador-chave.*

"A retenção do pessoal é fraca, porque as condições dos serviços são muito más; os trabalhadores têm de ser capazes de aceitar o baixo nível de vida para poderem fazer o seu trabalho; no entanto, os trabalhadores, por exemplo, têm um alojamento deficiente para se sentirem confortáveis; a vida é igualmente cara, o que precisa de ser melhorado para o pessoal". *Fonte: Entrevista com informador-chave.*

"No entanto, o acompanhamento continua a ser insuficiente devido à falta de recursos humanos, bem como à falta de conhecimentos especializados na gestão da TARV e ao número reduzido de pediatras especializados na gestão do VIH. Lacor atende cerca de 11% das crianças em TARV". *Fonte: Entrevista com informador-chave.*

4.6.1.2 Falta de formação de pessoal especializado em cuidados pediátricos

"A maior parte das formações destinava-se a apoiar os pacientes adultos; as competências dos profissionais de saúde centravam-se nos adultos, incluindo as formações psicossociais". *Fonte: Entrevista com informante-chave.*

"Além disso, há pouco pessoal médico com formação, pelo que a assistência médica é muito deficiente, e o acompanhamento, por exemplo, dos testes CD4 pelos utentes é deficiente, uma vez que alguns estão longe dos centros de rastreio". *Fonte: Entrevista com informador-chave.*

"O pessoal para gerir o TARV tarda em chegar; no Centro de Saúde IV, desde 2007, perdeu-se tempo para a prestação de cuidados porque muitos funcionários deixaram o distrito; o fornecimento de ARV também não é adequado. E a formação e a logística não foram tratadas corretamente; os armazéns médicos nacionais NÃO satisfazem a procura do distrito de acordo com o número de clientes; a quantidade pedida nunca é honrada e, por vezes, são dados substitutos". *Fonte: Entrevista com informador-chave.*

"Os profissionais de saúde precisam de uma formação especial para a gestão dos cuidados de saúde relativos ao VIH na comunidade, mas não há fundos para essas formações. O Baylor College of Medicine está a tentar oferecer alguma formação". *Fonte: Entrevista com informador-chave.*

"O tratamento das IO é um grande desafio; a septrina® , por exemplo, está muitas vezes em falta para os clientes; temos um programa que está a chegar para compensar esse problema do tratamento das IO; os profissionais de saúde sentem-se muito desafiados no tratamento das IO e, por isso, há necessidade de formação e orientação". *Fonte: Entrevista com informante-chave.*

Alguns funcionários corajosos e formados perseveraram nas duras condições de trabalho na região norte e mantiveram viva a luta contra o VIH/SIDA; a figura 13 abaixo mostra alguns funcionários de uma das organizações locais de apoio à SIDA.

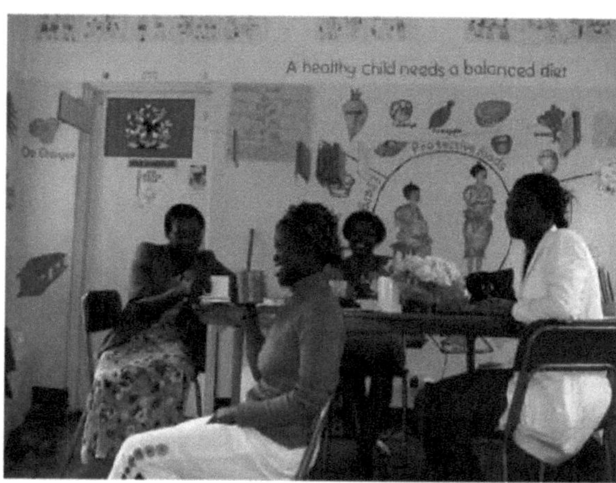

Figura 13: Libertação da pressão! O pessoal do Centro de Tratamento TASO de Gulu faz uma pausa de um horário de trabalho muito preenchido, prestando tratamento, aconselhamento e outros serviços sociais aos clientes.

4.6.2 Instalações laboratoriais e cuidadosART

As instalações laboratoriais continuam a ser um fator crítico para o aumento da TAR; é evidente que as principais decisões em matéria de tratamento dependem dos resultados dos testes laboratoriais para ajudar a planear o tratamento e os cuidados; inicialmente, desde o aconselhamento e os testes voluntários até ao pedido de diagnóstico por parte do pessoal médico, quando este precisa de confirmar a sua suspeita de um problema de saúde, são necessárias informações laboratoriais; também são necessárias na avaliação das contagens de CD4 para o início do tratamento; a determinação da carga viral e a verificação dos aspectos da resistência aos medicamentos exigem análises laboratoriais. No entanto, devido ao fraco investimento nos sistemas de saúde, continuam a existir grandes desafios no tratamento e nos cuidados prestados às crianças com VIH. Um dos maiores êxitos em matéria de cuidados pediátricos tem sido o conceito de diagnóstico infantil precoce (DPI); o PLUSNEWS (2009) relatou a forma como o DPI promoveu um melhor acesso aos ARV para as crianças na Namíbia, citando o Chefe de Saúde e Nutrição da UNICEF na Namíbia, que afirmou "Estamos a cumprir os objectivos em matéria de ARV para as crianças, mas estão a começar tarde", o que foi atribuído ao diagnóstico infantil precoce e à rápida colocação das crianças em tratamento. Na região norte do Uganda, no local do estudo de campo, um dos desafios enfrentados pelos sistemas laboratoriais foi revelado como sendo o tempo médio mais longo entre a recolha de Manchas de Sangue Seco (DBS) e a receção dos resultados pelo prestador de cuidados, bem como outros testes laboratoriais de rotina e os fornecimentos de reagentes, Elyanu, (2010); outra perspetiva do problema indicada pela UNICEF, (2006) observou que um dos desafios críticos na prestação de cuidados a crianças infectadas pelo VIH com menos de 18 meses de idade é a falta de diagnósticos específicos e acessíveis; e um ponto de vista semelhante é também expresso pela AVERT, (2010b) com a observação de que as barreiras ao tratamento das crianças estão estreitamente relacionadas com os problemas com os testes, em que as autoridades de saúde podem ter falta de capacidade técnica, sistemas deficientes de análise laboratorial, problemas de transporte de espécimes e resultados, e pouca confiança nos cuidados prestados às crianças; além disso, Zachariah et al. (2007) confirmam esta situação terrível quando afirmam, entre outros, que apesar da intensidade crescente dos esforços actuais para oferecer TAR às crianças que vivem em contextos de recursos limitados, um dos obstáculos substanciais continua a ser a falta de tecnologias simples e acessíveis para confirmar a infeção pelo VIH em crianças com menos de 18 meses de idade.

A partir das avaliações anteriores acima referidas, o estudo também revela conclusões semelhantes que concordam com os desafios que as instalações laboratoriais criam, quando têm uma capacidade inadequada; os informadores-chave forneceram os seguintes testemunhos:

"O equipamento de teste nos hospitais e laboratórios mostra que existem custos ocultos no processo de realização da PCR em crianças, por exemplo: a distância, na maioria dos casos, é grande; daí a falta de recursos de transporte, verifica-se que os pais que vêm de longe apenas fazem o teste e não voltam para obter os resultados; há também mau tempo e as estradas por vezes não são boas. Também temos alguns falsos positivos nos resultados dos testes entre os clientes". *Fonte: Entrevista com informador-chave.*

"O problema dos serviços laboratoriais é que os técnicos são muito poucos e não são suficientes para o volume de trabalho; os poucos que existem raramente vão ao seu posto, preferindo trabalhar em clínicas privadas; de facto, os serviços laboratoriais no sistema distrital estão praticamente falidos". *Fonte: Entrevista com informador-chave.*

"O equipamento médico é um problema; a maioria dos laboratórios tem instrumentos muito antigos que já não são precisos. Em Amuru, a situação é ainda pior em termos de pessoal e de material". *Fonte: Entrevista com informador-chave.*

"Acesso a medicamentos, falta de recursos, falta de PCR para análises laboratoriais e produção mais rápida de resultados; distância para locais de difícil acesso (locais de proximidade); elevado número de clientes e instalações limitadas, como para testes laboratoriais, os TASO dependem principalmente do JCRC para os testes de ADN/PCR". *Fonte: Entrevista com informador-chave.*

"Noutros centros, o equipamento estava avariado, o que significava muito trabalho e serviços de má qualidade; por exemplo, a mancha de sangue tinha de ser levada para Kampala, a 320 km de Gulu, para ser analisada e depois transportada de volta, mas era necessário dinheiro para tal operação; o Ministério da Saúde tinha planeado contratar o serviço de autocarros Posta para oferecer o transporte. Mas havia necessidade de sustentabilidade e de formação de uma pessoa responsável pelo laboratório; isto significava uma cobertura deficiente, uma vez que o serviço se concentrava apenas na cidade de Gulu, com um laboratório e infra-estruturas deficientes". *Fonte: Entrevista com informador-chave.*

"A área de Lalogi tem problemas com o diagnóstico, apesar de estar a ser assistida pelos MSF; a mancha de sangue está a ser ajudada no transporte pelo NUMAT; no entanto, no processo de diagnóstico, o JCRC, que é responsável pelas análises laboratoriais a nível nacional, está a pedir aos MSF que lhes paguem pelo teste que realizam". *Fonte: Entrevista com informador-chave.*

"Em Gulu, a concentração dos cuidados de saúde para o VIH era inicialmente apenas no hospital de Lacor e no hospital governamental de Gulu, e o apoio laboratorial para os casos difíceis no centro JCRC na cidade de Gulu; alguns centros como Awach e Lalogi tinham alguns serviços, mas a maioria das pessoas preferia ir à cidade para obter um melhor serviço; como estes centros de saúde IV são mal geridos, havia apenas 30% dos profissionais de saúde estabelecidos em serviço; os serviços laboratoriais estão todos degradados; Lacor era o único que tinha kits de teste CD4, bem como o hospital de Gulu". *Fonte: Entrevista com informador-chave.*

"A NUMAT tomou conta de Awach e os MSF tomaram conta de Lalogi de forma independente; A NUMAT também abriu o centro de saúde de Bobi para iniciar o fornecimento de ARV à comunidade, pelo que o pessoal foi formado e recebeu orientação para fazer o seu trabalho;

forneceram testes CD4 gratuitos para ajudar na contagem sanguínea de mulheres e crianças; também foram encorajados os testes de sangue seco, que eram um monopólio do JCRC e que não se sentia confortável com isso". *Fonte: Entrevista com informador-chave.*

4.6.3 Financiamento nacional dos cuidadosART

O título de um artigo recente de um jornal diário do Uganda, The New Vision, informa-nos corretamente sobre o estado lamentável do financiamento dos cuidados de saúde nos países pobres em recursos: "Africa finance ministers blasted for low health funding", Olupot, (2010). A Declaração de Abuja, OUA, (2001) na secção 26 afirma o seguinte:

"Comprometemo-nos a tomar todas as medidas necessárias para assegurar que os recursos necessários sejam disponibilizados por todas as fontes e que sejam utilizados de forma eficiente e eficaz. Além disso, comprometemo-nos a estabelecer o objetivo de afetar pelo menos 15% do nosso orçamento anual à melhoria do sector da saúde. Comprometemo-nos igualmente a disponibilizar os recursos necessários para melhorar a resposta multissectorial global e a colocar uma parte apropriada e adequada desse montante à disposição das comissões/conselhos nacionais de luta contra o VIH/SIDA, a tuberculose e outras doenças infecciosas conexas".

Esta declaração é bem intencionada e soa bem, mas a realidade é bastante desencorajadora; o artigo da New Vision citava o Vice-Presidente do Parlamento do Uganda, que se dirigia a uma reunião da Aliança Parlamentar de Comissões de Saúde da África Austral e Oriental.

O orçamento nacional para a saúde é sempre menos prioritário do que o de outros ministérios, como o da defesa, o das obras públicas, etc. O orçamento da defesa no Uganda foi sempre a principal prioridade, tendo em conta a situação de guerra na região norte, que, ironicamente, regista a maior prevalência de VIH/SIDA, como já foi referido. Mais uma vez, um dos informadores-chave do estudo dá a sua opinião da seguinte forma

"O financiamento não é uma prioridade para o governo; dispomos apenas de 7,5% do PIB. A declaração de Abuja recomenda 15% do PIB; mas os sistemas de saúde são antigos e quase não há manutenção; há muitos profissionais de saúde qualificados, mas há um limite máximo no nível de recrutamento a nível distrital". E: "A região norte também não é, de certa forma, uma prioridade no planeamento nacional".

O problema do financiamento é visto como afectando a melhoria dos sistemas de saúde que devem reforçar a expansão do TARV; no entanto, uma vez que a maior parte do financiamento é fornecido pelos doadores, o planeamento para servir as necessidades imediatas dos clientes está sempre em equilíbrio, uma vez que os governos têm de esperar pela ajuda internacional para preencher as lacunas que estão sempre presentes. A partir deste relatório de imprensa, Basudde, (2009) relatou a crise de ARV que o Uganda está a enfrentar; intitulou o seu artigo como "Crisis as ARVs runs out"; descreveu como o Uganda está a ficar sem medicamentos contra a SIDA, e que alguns dos principais prestadores de serviços, como o Joint Clinical Research Centre e Mildmay, estão a encerrar as suas lojas, deixando muitas pessoas que vivem com o VIH/SIDA sem saída.

Também um exemplo claro deste cenário de lacunas no stock de ARV no país devido à falta de fundos foi testemunhado quando o governo americano, através do seu programa PEPFAR, doou medicamentos para clientes necessitados; Kagolo, (2010) relatou uma oportunidade fotográfica em que o embaixador americano no Uganda e o representante do PPEPFAR no país apresentaram os medicamentos ao Ministro da Saúde do Uganda.

A fotografia abaixo mostra o Ministro da Saúde, Dr. Malinga (à esquerda), a receber a remessa de medicamentos das mãos do Embaixador dos EUA no Uganda, Lanier (ao centro), e do Coordenador do PEPFAR, Michael Strong.

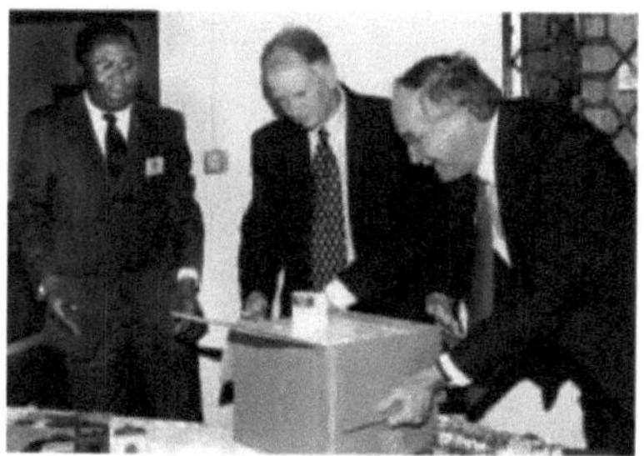

Figura 14: Dr. Malinga, Lanier e Michael Strong, o Coordenador do PEPFAR do Uganda, a olhar para os ARVs antes de os entregar.
Fonte: The New Vision, setembro de 2010.

Enquanto se considerar que a declaração de Abuja não está a funcionar, com a atual crise financeira mundial, o aumento da utilização de ARV vai enfrentar grandes obstáculos, que afectarão a adesão dos doentes aos medicamentos e tornarão os cuidados de saúde um problema.

4.7 Eficácia dos medicamentos na TARV em crianças

No presente estudo e análise, os aspectos relacionados com os medicamentos foram objeto de uma secção autónoma devido ao seu papel central na expansão do TARV; todas as informações recentes publicadas na imprensa pelos intervenientes na saúde mundial, pelos activistas do VIH/SIDA e pelas declarações dos governos têm sido sobre os medicamentos em relação aos sistemas de saúde. Obviamente, os medicamentos não podem ser discutidos isoladamente de todas as outras componentes da gestão do TARV, como o pessoal pediátrico especializado em VIH, a capacidade dos agregados familiares para resistir ao impacto da doença, um sistema de saúde globalmente mais forte, etc. No âmbito dos sistemas de saúde, uma vez que a rede de abastecimento de medicamentos é disfuncional, todo o processo de TAR se desmorona. Ao nível dos doentes, quando estes começam a não tomar os medicamentos previstos ou prescritos pelo pessoal da TARV, o risco de interrupção do tratamento é iminente e, tal como se observa em muita literatura, o problema da resistência aos medicamentos e dos maus resultados em termos de saúde em consequência de infecções oportunistas seria uma consequência, o que não só é dispendioso, como também põe em risco a vida dos doentes com VIH/SIDA.

A avaliação da eficácia dos medicamentos em relação ao TARV infantil gira em torno dos factores dos sistemas da cadeia de abastecimento, da farmacocinética (em termos simples, o que o corpo faz aos medicamentos) e da farmacodinâmica (o que os medicamentos fazem ao corpo).

PEPFAR, (2009) fornece perguntas estimulantes no que diz respeito à rede da cadeia de abastecimento no âmbito das definições de prioridades do sistema de saúde nacional e descentralizado. Por exemplo, no âmbito das questões relacionadas com produtos médicos e tecnologia, as perguntas de sensibilização sugeridas são Qual é a situação da cadeia de abastecimento geral, dos sistemas de aquisição e de previsão em geral e, mais especificamente, dos medicamentos para as IST, dos kits de teste do VIH e dos medicamentos para a PTV? Qual é a situação do desenvolvimento de sistemas de cadeia de abastecimento para ARV, CD4 e outros testes laboratoriais para monitorizar o tratamento ARV? Os ARV estão integrados na cadeia de abastecimento geral, nas aquisições e nos sistemas de previsão? Qual é a situação da cadeia de abastecimento e dos sistemas de aquisição de preservativos gratuitos e comercializados socialmente?

Estas são questões importantes quando confrontadas com a necessidade de fornecer tratamento sustentável aos doentes com VIH; mas o problema da escassez de medicamentos continua a persistir. AVERT, (2010a) observou que, no final de 2008, apenas 42% das pessoas com VIH que necessitavam de tratamento estavam efetivamente a recebê-lo. O último relatório conjunto da OMS, da ONUSIDA e da UNICEF (2010: 6) confirma este receio de não se atingir o objetivo de acesso universal para 2010. O relatório refere que alguns países, como o Ruanda, o Botsuana, o Camboja, a Croácia, Cuba, a Guiana, Omã e a Roménia, têm pelo menos acesso universal, ou seja, cumprem o objetivo mínimo de 80% ou mais. Mas, de um modo geral, apenas um terço das pessoas que necessitam de acesso a tratamento o estão efetivamente a obter.

Os problemas inerentes aos medicamentos pediátricos na expansão do TARV têm origem nas formulações dos medicamentos utilizados pelas crianças. Os autores que se seguem fornecem informações sobre os desafios encontrados no que respeita ao TARV pediátrico, tais como a falta de formulações ARV pediátricas fáceis de utilizar, Zachariah et al. (2007) e Curran et al, (2005); a natureza das formulações, por exemplo Prendergast et al (2007); ver também Boni et al, (2000); Hardon e Daniels, (2006) que apela a mais investigação para testar a segurança e a eficácia dos ARV de primeira e segunda linha para crianças, e para desenvolver combinações de dose fixa para crianças. Curan et al. (2005: 116) também observaram que o regime de dose complexo e os efeitos secundários dos medicamentos constituem alguns dos factores mais importantes na adesão. Outros factores determinantes da adesão, especialmente nas zonas rurais, incluem as restrições financeiras, a disponibilidade do doente para iniciar e manter o tratamento, a educação do doente e o aspeto da supervisão direta da ingestão de medicamentos (ibid).

O problema do custo das formulações pediátricas é observado pela AVERT, (2010b) e pela UNICEF, (2006); estas organizações afirmam precisamente que a falta de tratamento adequado para as crianças constitui um grave obstáculo e que muitas das formulações pediátricas disponíveis são frequentemente inacessíveis nas zonas mais necessitadas. As formulações pediátricas disponíveis podem ser significativamente mais caras do que as equivalentes para adultos e, por conseguinte, é extremamente necessário alargar o desenvolvimento de combinações baratas de dose fixa para crianças; e que existem no mercado formulações pediátricas de ARV sob a forma de xarope, mas que são caras em comparação com as apresentações para adultos

A partir da análise anterior, os resultados dos estudos de campo revelam problemas semelhantes, tal como se apresenta a seguir, através dos pontos de vista dos inquiridos:

4.7.1 Bolsas de droga

"No que diz respeito aos medicamentos, nos centros de saúde, os medicamentos esgotam-se com muita frequência, o que atrasa a adesão. Como no caso do ano passado, de junho a dezembro de 2008, não havia septrina® em todo o distrito. Assim, os utentes que tomam septrina® foram aconselhados a comprar nas farmácias locais, o que se tornou dispendioso para as famílias pobres". *Fonte: Entrevista com informador-chave*

"Neste momento, o abastecimento é um problema, embora o Programa de Malária, SIDA e TB do Norte do Uganda (NUMAT) esteja a corrigir alguns destes problemas através do fornecimento de medicamentos, da melhoria das instalações de saúde e da formação de pessoal, bem como do apoio aos planos do Ministério da Saúde". *Fonte: Entrevista com informador-chave*

"O fornecimento de droga é um problema em todo o sistema". *Fonte: Entrevista com informador-chave*

"Por exemplo, a Clínica A é apoiada pelo Serviço de Ajuda à SIDA através da Sociedade Católica de Ajuda; devido à burocracia, por vezes demora muito tempo a obter estes medicamentos; as fórmulas para crianças, que são mais caras, muitas vezes esgotam-se de facto, pelo que as crianças desde o nascimento até aos 2 anos sofrem com isso; as fórmulas também requerem condições específicas, por exemplo, o Kaletra® , que requer um local fresco; muitos dos prestadores de cuidados/responsáveis não têm frigoríficos para armazenar o medicamento". *Fonte: Entrevista com informador-chave*

"Em Lacor (hospital missionário), parece que os medicamentos estão disponíveis, mas no hospital principal (hospital público), os medicamentos acabam por vezes. Quando a data é marcada, recebe-se o medicamento; se for num feriado, tem de se ir antes do feriado". *Fonte: Entrevista com informador-chave*

"Também nas clínicas, o Septrin pode esgotar-se por vezes, pelo que temos de encontrar formas de o comprar para a criança". *Fonte: Entrevista com informador-chave*

4.7.2 Formulações de medicamentos

"Há também o problema de conservar alguns medicamentos que nos dizem que devem ser mantidos em locais frescos, como o Kaletra® ; por isso é difícil para nós, nas comunidades pobres. Não temos frigoríficos". *Fonte: Entrevista com informador-chave*

"O tratamento das IO de crianças seropositivas é difícil, uma vez que a septrina é um problema; a septrina® está quase sempre esgotada". *Fonte: Entrevista com informador-chave*

"As crianças preferem o xarope, mas o fornecimento não é regular e o Ministério da Saúde não tem capacidade para o fazer". *Fonte: Entrevista com informador-chave*

"Os cuidados paliativos nas comunidades não estão actualizados, como é o caso do Centro Mildmay para os cuidados infantis; o apoio ao luto é muito reduzido em alguns casos e as fórmulas para os OIs graves não existiam em stock durante todo o ano passado". *Fonte: Entrevista com informador-chave*

"Cadeias de medicamentos antiretrovirais: as fórmulas pediátricas não foram disponibilizadas e as datas de validade estavam sempre próximas, e os profissionais de saúde tinham um conhecimento insuficiente; havia uma enorme desconexão entre a necessidade e a capacidade de servir". *Fonte: Entrevista com informador chave*

"Recebemos o medicamento do hospital Lacor, mas há demasiadas pessoas e falta de dinheiro para nos transportarmos por vezes; não pagamos os medicamentos; ela gosta do medicamento em xarope". *Fonte: Entrevista em profundidade com um cliente*

Um exemplo do medicamento ARV utilizado pela rapariga do cartaz, Linah, é mostrado aqui em baixo; enquanto a imagem seguinte mostra a própria Linah a posar com os seus medicamentos:

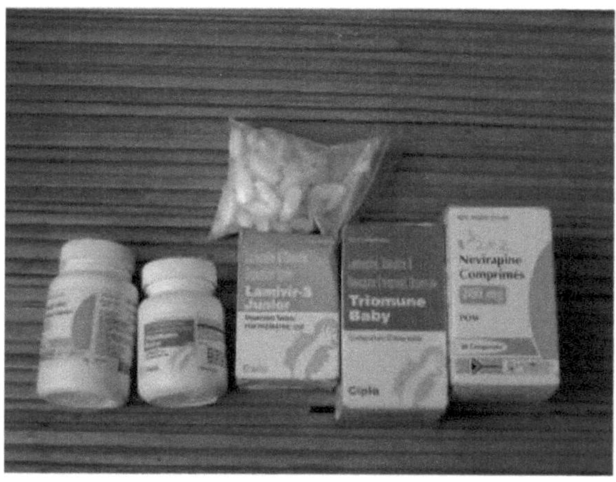

Figura 15: Amostras de medicamentos ARV utilizadas pela rapariga do cartaz "Linah"; três pacotes e o seu conteúdo em cima e à esquerda.

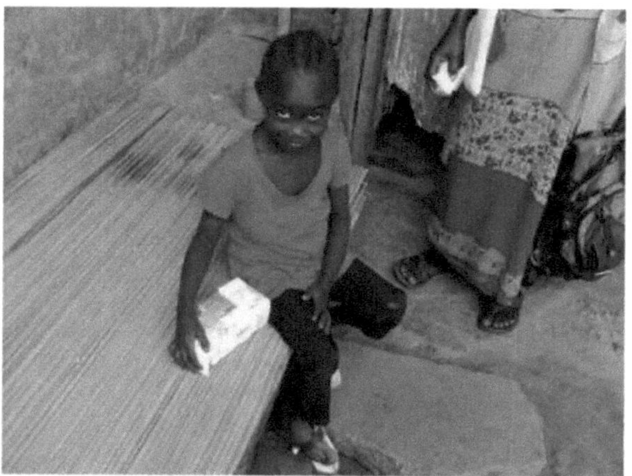

Figura 16: 'Linah', a rapariga do cartaz, exibindo alegremente os seus medicamentos ARV; os medicamentos mantêm os sorrisos nos seus lábios.

4.7.3 Adesão aos medicamentos e horários de ingestão

"Normalmente, temos problemas com o horário de consumo da droga pelas crianças, porque não temos relógios ou rádios. Mas, por vezes, usamos os telemóveis ou os vizinhos que têm estes artigos". *Fonte: Entrevista em profundidade com um cliente*

"O problema que tenho com o medicamento que dou à minha filha é como lho dar, porque esta criança às 7.30 da manhã deve ir para a escola; mas é suposto dar-lhe o medicamento às 8 da manhã, e também à noite, dou-lho às 7.30 da noite, mas às 8 da noite ela ainda não terá vindo". *Fonte: Entrevista em profundidade com um cliente*

"Para mim, o meu, dou-o exatamente às 8 da manhã; insisto que, depois de tomar as refeições, ele deve tomar os medicamentos; o mesmo se passa à noite". *Fonte: Entrevista aprofundada com um cliente*

"Estou a cuidar bem dele, pois ele come à hora certa e não me esqueço da hora de tomar os medicamentos, ou seja, 8 horas da manhã e 8 horas da noite, diariamente. Outro aspeto muito importante dos cuidados é que, uma criança que está doente, é preciso primeiro dar-lhe amor; amá-la muito, não a perturbar, mas tratá-la com cuidado, porque a criança está doente, se a tratar mal, então não é nada bom; é assim que o meu filho está agora". *Fonte: Entrevista em profundidade com um cliente* "A criança tem de tomar o medicamento como o médico lhe receitou; a mãe tem de o seguir a par e passo. É preciso seguir o tempo que o médico disse para dar o medicamento à criança, para que ele actue no corpo dela como foi ensinado a atuar". *Fonte: Entrevista em profundidade com um cliente*

"Stephen é perspicaz a tomar o seu medicamento, pois segue o horário corretamente". *Fonte: Entrevista aprofundada com um cliente*

"Ela não sente falta do medicamento; de facto, ouve rádio para anotar a hora do medicamento de manhã e à noite, quando a mãe não está presente". *Fonte: Entrevista em profundidade com um cliente*

"A Lucy agora pede ela própria os seus medicamentos, nunca teve um efeito secundário, mas quando lhe deram septrina® por vezes voltou a ter pneumonia". *Fonte: Entrevista aprofundada com um cliente*

"A criança agora pede o medicamento quando chega a altura; não tem problemas em tomar o medicamento; agora come bem e com bom apetite; também brinca bem com as irmãs e outros amigos. Tenciono levá-lo para o infantário num futuro próximo". *Fonte: Entrevista em profundidade com um cliente*

"De vez em quando, ele já pede a droga e, às vezes, quando está a brincar com os amigos, corre para casa para tomar a droga, quando a hora está a chegar". *Fonte: Entrevista em profundidade com um cliente*

4.7.3.1 *Opinião dos prestadores de serviços sobre a adesão*

"Devido à subnutrição, as crianças recusam normalmente os medicamentos por causa da fome". *Fonte: Entrevista com informador-chave*

"As questões de adesão também continuam a ser um problema; Awach e outros centros de saúde não têm pessoal para acompanhar os utentes. Com um número reduzido de profissionais de saúde, a componente comunitária não está a ser bem executada. A menos que os voluntários da comunidade estejam a ser apoiados por uma grande ONG, não funciona bem de todo". *Fonte: Entrevista com informador-chave*

"A adesão depende sobretudo dos pais ou encarregados de educação que tomam conta das criancas; o acompanhamento das datas também está relacionado com uma melhor adesão, uma vez que o medicamento deve ser disponibilizado às crianças". *Fonte: Entrevista com informador-chave*

"Por exemplo, a adesão requer: apoio ao tratamento, acompanhamento, nutrição, etc., mas há mulheres idosas que não têm meios para o fazer, mas são agora as cuidadoras. A Health Alert está a oferecer serviços um pouco nessa linha; a Universidade de Gulu tem especialistas em pediatria, mas é necessário ajudar a identificar as crianças. *Uma frente concertada e uma implementação holística contribuiriam para o seu êxito". Fonte: Entrevista com informador-chave*

4.7.4 Drogasefeitos

"O efeito secundário do medicamento levou à paralisia da perna; o seu CD4 foi então avaliado e o regime do medicamento foi alterado; em alguns casos, ela vomitava e, desde que o medicamento foi alterado, deixou de ter problemas". *Fonte: Entrevista em profundidade com um cliente*

"O Emmy desenvolveu alguns problemas mentais quando lhe foi administrada a primeira linha de ARV, mas quando informei o médico, a linha de ARV foi alterada e desde então ele tem estado bem". *Fonte: Entrevista em profundidade com um cliente*

"Quanto aos efeitos secundários, parece que o medicamento induz a fome na criança, uma vez que precisa de comer muito antes e depois da toma; não se observaram efeitos secundários específicos, exceto que inicialmente desenvolveu edema e olhos avermelhados, mas mais tarde recuperou deles". *Fonte: Entrevista em profundidade com um cliente*

"Quando o Martin foi diagnosticado no hospital Lacor, começou por tomar septrina® , mas mais tarde a septrina® teve um efeito secundário grave, apresentando um inchaço corporal maciço. Foi-lhe administrado ARV; no entanto, o seu estado não era muito bom, o que levou a que o regime fosse alterado três vezes; o último regime de medicamentos revelou-se muito bom e ele está agora relativamente bem". *Fonte: Entrevista em profundidade com um cliente*

"Até agora, não vi quaisquer efeitos secundários graves nele; normalmente, não cumpre o horário de tomar o medicamento, mas quando lhe é dado, toma-o de boa vontade". *Fonte: Entrevista aprofundada com um cliente*

"Quando finalmente começou a tomar ARV, teve algumas reacções graves que se manifestaram em erupções cutâneas, inchaço dos lábios, febres frequentes e a cabeça inchava de várias formas; queixava-se de embotamento do cérebro. No hospital, foi submetido a uma pequena operação à cabeça por causa do inchaço da cabeça; tudo isto provocou o embotamento da cabeça". *Fonte: Entrevista aprofundada com um cliente*

"Teve diarreia e fraqueza, mas depois recuperou; também teve otite e não conseguiu andar como efeitos secundários; outro efeito secundário é observado nas unhas das mãos e dos pés, que escurecem e incham por vezes, mas normalizam". *Fonte: Entrevista em profundidade com um cliente*

Resumindo o aspeto acima referido da eficácia dos medicamentos, verifica-se que, quando a rede de abastecimento não é consistente, há interrupções no tratamento que podem levar a uma série de problemas, como a resistência aos medicamentos, o aumento da gravidade de outras infecções oportunistas, etc. Os inquiridos demonstraram que, apesar de algumas crianças terem sofrido efeitos secundários, estes foram geridos através de alterações nos regimes de medicamentos, a fim de conter o problema das reacções aos medicamentos. Algumas crianças, bem como adultos, responderam bem ao tratamento de primeira linha sem efeitos secundários e passaram a apresentar resultados de saúde muito bons em resultado da toma dos medicamentos.

Vimos também que, depois de receberem aconselhamento adequado, revelarem e compreenderem a utilidade dos ARV, a maioria das crianças simplesmente começa a lembrar os pais da hora de tomar os medicamentos, o que mostra uma boa possibilidade de adesão. No entanto, as más condições de vida parecem ser o principal problema a nível familiar para desorganizar a adesão ao tratamento, uma vez que as famílias afectadas decidiram seguir o tratamento corretamente, tal como prescrito pelos prestadores de serviços médicos.

4.8 Comportamento de procura de saúde por parte da família

4.8.1 Percepções da doença e o VIH/SIDA como doença crónica.

A perceção de uma doença como uma crise pessoal ou social é determinada pelo nível de consciência da natureza da doença e do seu impacto no corpo da pessoa, na família e na comunidade. No Uganda, quando a doença da SIDA foi identificada pela primeira vez, por volta de 1982, na comunidade, era chamada 'slim' (magra), que era uma descrição direta do impacto da doença no corpo; as doenças associadas, como a tosse, a diarreia e a perda de peso, eram conhecidas como sinais da doença. Ninguém sabia realmente o que era a doença, exceto que a pessoa ficava muito magra e definhada, pelo que se criaram muitos mitos sobre ela como forma de alertar as pessoas para o perigo da feitiçaria e de outros grupos sociais associados à SIDA, como as prostitutas e os camionistas, etc. À medida que se vai definhando, o peso dos cuidados e a falta de produtividade tornam-se o primeiro impacto negativo sobre a pessoa e a família mais próxima. Ver Serwadda et al, (1985).

Reynolds et al, (2007) fazem eco da noção de que as percepções que formam a representação cognitiva de uma doença (representação da doença) são fundamentais para a forma como as pessoas lidam com a doença. No caso do VIH/SIDA, cuja natureza é agora principalmente conhecida e é considerada crónica devido aos avanços no conhecimento e na gestão do tratamento, a perceção sobre a doença continua a ser vista como uma doença incapacitante, uma vez que ainda restringe a pessoa a determinadas mudanças no seu estilo de vida; de facto, como Reynolds et al, (2007) colocam, "apesar dos progressos na gestão do VIH/SIDA, as pessoas que vivem com VIH são desafiadas a gerir uma série de sintomas e efeitos secundários relacionados com a doença, o seu tratamento e co-morbilidades; .... e que a qualidade de vida e a produtividade diminuem à medida que o número e a gravidade dos sintomas relacionados com o VIH aumentam".

Citando (Leventhal et al, 1997), Reynolds et al, (2007) e Shaw, (1999) referem que a representação da doença está estruturada em torno de cinco dimensões fundamentais:

• *Identidade* - o rótulo e a natureza da doença e a relação com os sintomas (variáveis que identificam a presença ou ausência de doença, por exemplo, rótulos abstractos, sinais ou sintomas concretos)

• *Causa* - crenças sobre a causa da doença, por exemplo, hereditariedade ou ambiente

• *Linha do tempo* - a duração prevista e o curso da doença, ou seja, o desenvolvimento e a duração da ameaça de doença.

• *Consequências* - as percepções sobre os efeitos a curto e a longo prazo da doença, por exemplo, consequências físicas, sociais e económicas e o resultado emocional sentido.

• *Controlo ou cura* - as crenças sobre o grau em que a doença pode ser controlada ou curada.

Dependendo da forma como o conhecimento ou a medicina tradicional e a medicina moderna lidam com uma doença, uma comunidade pode reagir com alarme a qualquer doença que cause incapacidade e uma mudança total na disposição 'normal' do corpo.

A literatura é abundante sobre a ligação entre o corpo, a saúde, a doença e a identidade, por exemplo, Corbin, (2003) e Kelly & Field, (1996).

Kelly & Field, (1996) defendem a ligação entre o aspeto corporal do self e a identidade, na medida em que "o self e a identidade são aspectos centrais da experiência quotidiana e da experiência quotidiana da doença. Com o aparecimento da doença, o funcionamento do corpo altera-se e o autoconceito e a identidade também podem mudar"; "...a base corporal da doença crónica tem de ser atendida porque limita ou interfere com outras actividades físicas e sociais".

Corbin, (2003) colocou questões interessantes sobre a saúde: "O que é a saúde? É a ausência de doença? Ou é ter um corpo que actua, interage, aparece, experimenta e se sente de uma forma a que uma pessoa se habituou? Se assim for, o que é a doença? É possível ter uma doença crónica e ainda assim ter um corpo que funciona de acordo com as nossas expectativas?"

As perguntas anteriores demonstram igualmente como a compreensão da doença por parte de uma pessoa ou de uma comunidade pode moldar a sua atitude em relação à saúde e à sua identidade. O nível de controlo de uma doença pode dar às pessoas um comportamento de gestão positivo ou um cuidado pessoal com a doença; ao contrário do que acontece quando o controlo ou a cura não são conhecidos, como no caso da SIDA e dos seus actuais regimes de tratamento, que exigem a adesão a uma grande disciplina para gerir os efeitos secundários do tratamento e outras infecções oportunistas. É isto que constitui um grande desafio para a comunidade pobre da cidade de Gulu, que considera o VIH/SIDA como uma crise, apesar do seu estatuto atual de doença crónica.

O peso da doença em termos de perda de produtividade e de vidas perdidas em contextos de escassez de recursos, como Gulu no Uganda, é talvez o que faz com que a doença do VIH/SIDA seja vista como uma crise, apesar de todos os avanços actuais em termos de conhecimentos, tratamento e cuidados; isto deve-se à natureza perturbadora da doença; há uma maior defesa de mais fundos a nível global para os cuidados das pessoas afectadas pela SIDA, mas, tal como mencionado anteriormente, com condições de vida pobres, a adesão pode ser um desafio, daí as crises de subsistência; Kelly & Field, (1996) afirmam que: Kelly & Field, (1996) afirmam que: "Há poucos relatos de doença crónica que não reconheçam que a base da experiência dessa doença é a perturbação da rotina normal e geralmente desejada da vida quotidiana".

Em "Perda de si", Charmaz (1983) sublinha a forma fundamental de sofrimento nos doentes crónicos; na medida em que as pessoas doentes observam a sua antiga autoimagem a desmoronar-se sem o desenvolvimento simultâneo de outras igualmente valorizadas; sofrem por levarem vidas restritas, experimentarem isolamento social, serem desacreditadas e sobrecarregarem os outros.

Por conseguinte, em muitos agregados familiares na África Subsariana e noutros locais, a experiência com o VIH/SIDA tem sido geralmente devastadora; perderam-se vidas, as famílias desintegraram-se, muitas pessoas e/ou famílias foram ostracizadas ou estigmatizadas de muitas formas e, acima de tudo, a capacidade produtiva foi severamente minimizada. Continua a existir uma grande incerteza quanto à forma de lidar com o VIH/SIDA depois de se ser infetado; a necessidade de tomar medicamentos para o resto da vida e a consequente adesão rigorosa ao tratamento é uma experiência assustadora que muda a vida. Com efeito, "a incerteza é uma fonte crónica e generalizada de angústia psicológica para as pessoas que vivem com o VIH. Numerosas fontes de incerteza acrescida, incluindo tratamentos complexos e variáveis, padrões de sintomas ambíguos e receios de uma reação social de ostracização, desempenham um papel fundamental na experiência das pessoas seropositivas e estão associadas a percepções negativas da qualidade de vida e a um mau ajustamento psicológico", Brashers, et al, (1998).

4.8.2 Factores que influenciam o comportamento de procura de saúde

Da discussão anterior, conclui-se que a perceção de uma doença como a SIDA constitui a base do comportamento de procura de saúde dos indivíduos. As percepções têm a ver com crença, cultura ou tradição; por exemplo, se uma pessoa está convencida de que pode ser tratada por um curandeiro tradicional devido a experiências passadas, a tentação de experimentar o seu medicamento seria demasiado forte para resistir; isto também é fortemente influenciado pelo nível de compreensão da doença e do que pode ser feito para a combater.

Sobre a cultura, a OMS, (1995) comentou sobre as doenças sexualmente transmissíveis, e observou que:

"Os factores culturais são repetidamente incluídos nos modelos de comportamento de saúde. Embora possam parecer alvos difíceis de intervir, é importante incluir algum estudo sobre estes factores em qualquer investigação. Os factores culturais podem estar relacionados com crenças sobre a causalidade da doença e com a eficácia potencial de diferentes formas de cuidados, tendo sido dito que afectam a tolerância ou não de diferentes sintomas. Mas a variação "entre culturas" é apenas um fator, com uma variação considerável, muitas vezes maior, "dentro da cultura" em resposta a sintomas ou estados particulares. ... O estigma geral associado às DST, a repressão frequente da discussão sobre sexualidade e reprodução é suscetível de ter um impacto importante, particularmente em relação às fontes de aconselhamento sobre o significado dos sintomas e onde procurar ajuda".

A compreensão do comportamento de procura de cuidados de saúde numa população é bem captada no artigo de Hausmann-Muela, et al, (2003), no qual são apresentados 4 modelos de comportamentos de procura de cuidados de saúde que sublinham a atitude dos doentes em relação aos cuidados; incluem o modelo de crenças sobre a saúde, muito comum na saúde pública; a teoria da ação fundamentada e a teoria do comportamento planeado; o modelo de utilização dos cuidados de saúde; e o modelo dos "Quatro As", que significa disponibilidade, acessibilidade, acessibilidade económica e aceitabilidade.

Estes modelos influenciam, de uma forma ou de outra, o modo como as pessoas doentes raciocinam da "melhor" forma possível para obterem saúde nos seus contextos. É sabido no discurso sobre o tratamento do VIH/SIDA que o estigma constitui um problema grave na prevenção da procura precoce de cuidados por parte dos doentes com VIH; Mahendra et al, (2002) confirmam este facto no seu estudo em Nova Deli, na Índia, onde os doentes com VIH relatam que se confrontam com o estigma e a discriminação sob várias formas, tanto em estabelecimentos públicos como privados, tais como a recusa de tratamento e o atraso no mesmo, a segregação e o isolamento de outros doentes e a alta precoce. Estes clientes utilizam uma série de estratégias para aceder aos cuidados sem incorrer em repercussões negativas, incluindo (1) ocultar o seu estado de VIH durante o máximo de tempo possível, (2) procurar cuidados fora da sua própria comunidade para proteger o anonimato e (3) patrocinar Organizações de Serviços de SIDA locais que prestam cuidados não discriminatórios.

Mahendra et al, (2002) observam também que o custo é igualmente um fator, na medida em que aqueles que podem pagar consultas a médicos privados fazem-no para evitar as longas filas de espera nos hospitais públicos e para receberem cuidados atempados. À medida que os custos dos cuidados continuados se acumulam, as PVVS acabam por recorrer ao sector público para obter serviços gratuitos ou subsidiados. Outros obstáculos aos cuidados de saúde incluem a ideia errada de que a SIDA não tem tratamento, a sedução dos feiticeiros que afirmam ter a cura e a falta de sensibilização das PVVS para as suas próprias necessidades e direitos.

No Uganda, ao analisar o comportamento de procura de cuidados de saúde, Lawson (2004) constatou que a distância até aos estabelecimentos de saúde é um fator importante para motivar as pessoas doentes a procurarem cuidados, utilizando uma variação nas variáveis de idade, sexo e económicas, sendo que um mau comportamento de procura de cuidados de saúde e resultados de saúde estão associados à longa distância; mas o aspeto económico estava fortemente associado às mulheres pobres, que podem enfrentar problemas quando é introduzida uma taxa de utilização para obter cuidados.

4.8.3 Cultura, religião e utilização da medicina tradicional

Como já foi referido, as crenças podem ser muito influentes no comportamento de procura de cuidados de saúde por parte dos doentes com VIH/SIDA. Entre os pobres, com base nas suas crenças, podem procurar cuidados com base no modelo dos 'Quatro As', em que se pode usar o que está disponível, acessível, económico e aceitável. Um pequeno número de clientes neste estudo admite, por exemplo, ter recorrido a curandeiros tradicionais numa tentativa de salvar os seus filhos dos casos intermináveis de infecções oportunistas que eram atribuídas à feitiçaria, daí a necessidade de consultar o curandeiro ou a curandeira 'ajwaka' na língua Acholi.

Muitas vezes, desperdiçaram dinheiro e tempo, pois o estado das crianças não melhorava, até que o destino lhes permitiu consultar os actuais prestadores de serviços de saúde modernos e foram aconselhados, através de aconselhamento de diagnóstico adequado, a fazer os testes necessários para confirmar a natureza da doença que afecta os seus filhos.

No que diz respeito à religião, muitas mães falaram da utilização da oração como forma de se consolarem face à estigmatização extrema, à discriminação, ao abuso e à privação. Como outra forma de terapia psicológica e emocional, as mães recorrem a grupos de oração, por exemplo, na "igreja católica" ou nos actuais "movimentos protestantes que nasceram de novo"; estas comunhões ajudam a obter conforto pessoal para viverem positivamente contra todas as adversidades que lhes são dirigidas por serem seropositivas.

4.8.4 Percepções dos serviços de saúde

As percepções dos serviços de saúde dos inquiridos estão intimamente relacionadas com a forma como os serviços recebidos dos prestadores de serviços correspondem às suas expectativas com base nos seus conhecimentos, atitudes e práticas actuais na luta contra o VIH/SIDA.

Foram levantadas várias questões, tais como o longo tempo de espera quando os utentes vão às consultas clínicas mensais para obterem medicamentos e exames médicos; quando as mães vão às clínicas de PTV para avaliarem o estado da sua gravidez e fazerem o teste; a distância até aos pontos de atendimento; a taxa de utilização dos serviços de saúde; as visitas de apoio domiciliário dos profissionais de saúde e o tratamento de infecções oportunistas.

4.8.4.1 Tempo de espera na clínica

Devido ao aumento do número de utentes que procuram ou recebem cuidados médicos, a fraca estrutura dos sistemas de saúde, num contexto de recursos limitados, teve de lidar com o enorme afluxo de utentes, a ponto de ter de recusar alguns pacientes devido à inadequação dos recursos humanos e de outros materiais médicos para o tratamento de pacientes com VIH. Os inquiridos dão os seguintes testemunhos no que respeita ao longo tempo de espera:

"...mas há demasiadas pessoas quando se vai à consulta, o que significa que se tem de passar lá quase um dia inteiro, e a maior parte do tempo sem comida, o que é difícil para as crianças. Quanto aos medicamentos, até agora têm estado disponíveis". *Fonte: Entrevista aprofundada com um cliente*

"Até agora, a droga tem estado disponível, mas o tempo de espera é longo, pois há muitos clientes; e, neste processo, as crianças sofrem muito devido à fome". *Fonte: Entrevista aprofundada com um cliente*

"Além disso, o tempo de espera no hospital é longo, com muitos clientes, e, quando se dá entrada, é muito difícil cuidar da criança sem dinheiro". *Fonte: Entrevista aprofundada com um cliente*

"No entanto, devido ao longo tempo de espera e a muitos outros clientes, é difícil obter medicamentos rapidamente e as crianças estão a sofrer porque não há comida disponível para elas". *Fonte: Entrevista aprofundada com um cliente*

Como se pode ver abaixo, a figura 17 é um exemplo do grande número de utentes com VIH que frequentam uma clínica por dia; é a causa do longo tempo de espera para os utentes que vêm para tomar medicamentos e fazer um check-up; é uma situação difícil para as crianças, uma vez que, devido à pobreza, normalmente não têm dinheiro para dar comida aos seus filhos enquanto esperam pelo tratamento.

Alguns dos prestadores de serviços, que dispõem de orçamento, têm tido a consideração de fornecer algum tipo de refrescos aos clientes com VIH enquanto esperam para serem examinados clinicamente e, mais tarde, para irem buscar os seus medicamentos.

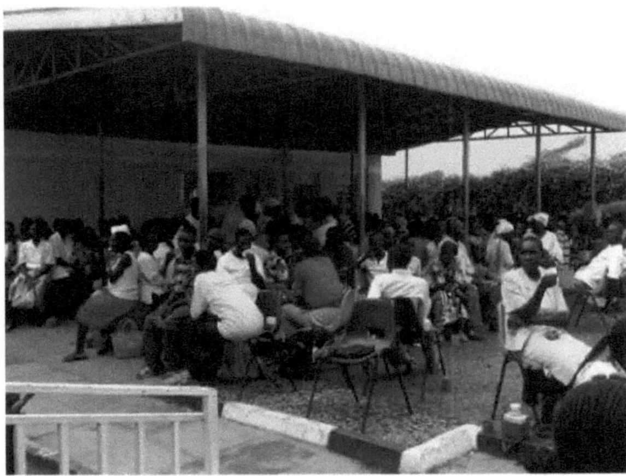

Figura 17: Os utentes do Centro TASO têm direito a um refresco durante os dias de atendimento; o grande número de utentes implica um longo tempo de espera.

4.8.4.2 Assistente social/saúde Apoio domiciliário Visitas

As visitas de apoio domiciliário são consideradas um aspeto crucial dos cuidados prestados pelas muitas organizações de serviços sociais que apoiam os utentes com VIH/SIDA; estas ocasiões são utilizadas para aconselhar os utentes, tranquilizá-los em relação à sua condição, dar-lhes a oportunidade de se pronunciarem sobre questões que afectam as suas casas e, acima de tudo, verificar como estão as crianças ou se existem problemas prementes que necessitem de atenção urgente. No entanto, devido à escassez de pessoal e às dificuldades financeiras, não se realizam muitas destas visitas no estado atual dos sistemas de serviços de saúde e ao fraco financiamento dos doadores para estas actividades. Os testemunhos dos utentes atestam esta situação:

"mas as visitas domiciliárias dos agentes comunitários de saúde têm sido muito raras". *Fonte: Entrevista em profundidade com um cliente*

"Sinto que não recebemos apoio suficiente dos profissionais de saúde, para além dos medicamentos que recebemos; precisamos de ser controlados e, se tivermos problemas, devemos ser ajudados, mas raramente recebemos ajuda quando estamos sobrecarregados". *Fonte: Entrevista em profundidade com um cliente*

4.8.4.3 Taxa de utilização dos serviços de saúde

A cobrança de taxas aos utentes dos serviços de saúde tem sido uma constante em muitos estabelecimentos de saúde governamentais, privados ou missionários, especialmente nos hospitais. Atualmente, os hospitais públicos não cobram qualquer taxa pelos serviços que oferecem, mas outros centros de serviços cobram uma taxa nominal pela visita dos clientes para os cuidados que recebem na clínica. É certo que a taxa não é muito elevada, mas devido à pobreza, por vezes, estes clientes simplesmente não têm meios para pagar esta taxa, o que tem sido uma fonte de preocupação para alguns destes clientes que alegam a interrupção do tratamento para eles e para os seus filhos. As narrativas que se seguem demonstram-no:

"O registo ou a taxa de utilização por visita é de 500 xelins do Uganda quando se vai fazer um check-up e tomar medicamentos no hospital". *Fonte: Entrevista em profundidade com um cliente*

"Obtemos os medicamentos para o Stephen no Gulu TASO e seguimos a prescrição indicada pelos médicos; pagamos uma taxa de utilização de 500 xelins do Uganda por cada visita". *Fonte: Entrevista aprofundada com um cliente*

"Eu recebo os nossos medicamentos do TASO e tomo-os com a Lucy, a minha filha, conforme prescrito; pago 500 xelins do Uganda como taxa de utilização por cada visita ao TASO para obter medicamentos e qualquer outro controlo". *Fonte: Entrevista aprofundada com um cliente*

"Os medicamentos que recebemos do Hospital de Gulu na unidade do JCRC (Centro Comum de Investigação Clínica) no hospital; os medicamentos são gratuitos". *Fonte: Entrevista em profundidade com um cliente*

4.8.4.4 *Perceção geral dos cuidados de saúde nos sistemas de saúde*

"Sinto que as visitas dos profissionais de saúde para apoio social ainda não são adequadas; eles precisam de vir e oferecer-nos apoio, mesmo que seja apenas para nos verificar e falar connosco". *Fonte: Entrevista em profundidade com um cliente*

"As visitas ainda acontecem, mas precisamos de mais aconselhamento para nos encorajar a apoiar também os nossos filhos". *Fonte: Entrevista aprofundada com um cliente*

"Vejo que alguns funcionários do hospital estão relutantes em trabalhar connosco; parece que também nos estigmatizaram; também nas clínicas, há muito tempo de espera, o que agora é pior porque há muitos clientes". *Fonte: Entrevista em profundidade com um cliente*

"Sinto que o acompanhamento de nós, clientes, tem sido feito pelos profissionais de saúde; mas como o rapaz melhorou tanto com o medicamento, eles já não vêm, exceto quando eu me apresento na clínica; até agora, os medicamentos têm sido administrados a tempo, não houve IO graves e também foram feitos exames médicos; mas, mais uma vez, os exames tornaram-se limitados devido ao aumento do número de clientes, exceto no caso de uma ameaça grave para a saúde; por isso, só recebemos as nossas receitas do médico de serviço na clínica". *Fonte: Entrevista em profundidade com um cliente*

"Sinto que as visitas/acompanhamento dos profissionais de saúde do TASO nas suas casas são limitadas; os medicamentos têm estado disponíveis e os controlos também; mas o aconselhamento tem sido fraco como forma de apoio social; também me preocupa o facto de as tonturas incomodarem a criança". *Fonte: Entrevista em profundidade com um cliente*

"Vejo que o acompanhamento não é regular; os medicamentos continuam a ser suficientes e o controlo médico continua a ser bem feito quando necessário; também recebemos aconselhamento nas visitas clínicas". *Fonte: Entrevista em profundidade com um cliente*

"Os medicamentos fornecidos pelo hospital têm-nos sido fornecidos; no entanto, a septrina®

que apoia os ARVs, por vezes acabam em todos os hospitais públicos, pelo que temos de os comprar. Vejo que o controlo médico também é feito corretamente". *Fonte: Entrevista em profundidade com um cliente*

"Também vejo que, por vezes, os tratamentos como a malária, as infecções/dores de ouvido que libertam um líquido claro são caros, porque não há medicamentos no hospital". *Fonte: Entrevista em profundidade com um cliente*

4.8.4.5 Percepções sobre a revelação do estatuto de VIH das crianças

A revelação do estado de VIH às crianças é um aspeto importante dos cuidados prestados às crianças seropositivas e merece uma atenção especial neste estudo. Na literatura, a revelação tem sido associada a muitos problemas no que diz respeito ao tratamento. Um dos problemas da revelação é que, quando as mulheres grávidas são diagnosticadas como seropositivas nas clínicas de PTV, quer sozinhas quer com as suas parceiras, sabe-se que os homens têm sofrido um nível mais elevado de estigmatização, de tal forma que respondem com comportamentos irracionais, como expulsar as suas esposas, deixar de sustentar a família ou recorrer ao alcoolismo ou à violência contra as mulheres. A revelação afectou o tratamento, na medida em que as mulheres que não querem que os seus cônjuges saibam da sua situação decidem não tratar os seus filhos doentes à frente dos seus familiares, por receio das repercussões sobre eles e da necessidade de manter a paz e a unidade da família.

Através de aconselhamento contínuo e de apoio psicológico e emocional, as mulheres têm conseguido recuperar do impacto negativo da revelação à família, como a privação de bens familiares, a discriminação e a estigmatização. No que diz respeito à melhoria dos cuidados prestados às crianças, tem-se discutido se é correto dar a conhecer às crianças o seu próprio estatuto ou se este deve ser mantido afastado o mais possível; no entanto, estudos demonstraram que, com a revelação sistemática, os resultados em termos de saúde das crianças seropositivas melhoraram e a adesão ao tratamento também melhorou. A este respeito, Weinberg, (2010) afirma que:

"Uma das questões mais difíceis que as famílias com crianças infectadas pelo VIH (e os seus prestadores de cuidados médicos) enfrentam é quando e como falar sobre o VIH às crianças infectadas. Com o aumento da sobrevivência de crianças infectadas pelo VIH perinatal até à adolescência e à idade adulta, a revelação do diagnóstico de infeção pelo VIH tornou-se um dilema clínico mais comum. A revelação da infeção pelo VIH é complicada pelo facto de muitos cuidadores familiares

não aceitaram totalmente a sua própria infeção pelo VIH, muito menos a do seu filho. Surgem outras dificuldades, porque o diagnóstico da infeção pelo VIH é afetado por questões como a confidencialidade, o estigma social e a adoção não revelada na infância, o que não acontece normalmente com outros diagnósticos médicos graves, como a malignidade infantil ou a fibrose cística. Embora os primeiros estudos tenham mostrado um possível aumento dos problemas de comportamento e do stress nas crianças infectadas pelo VIH depois de lhes ser revelado o diagnóstico, os dados subsequentes mostraram uma melhoria do comportamento, do funcionamento social e da adesão à medicação entre as crianças infectadas após a revelação".

Tal como foi referido por Weinberg, a questão da revelação continua a ser tão inconclusiva como controversa; mas, apesar do discurso que a rodeia, os benefícios da revelação às crianças ultrapassam, em muitos casos, as desvantagens, tal como atesta o estudo de campo. Com base numa revisão sistemática, Wiener et al. (2007) sugeriram diretrizes para os cuidados clínicos no que respeita à revelação, que incluíam as seguintes considerações: ter em conta as capacidades da criança; avaliar as capacidades dos prestadores de cuidados; ensaiar e preparar a revelação efectiva; identificar fontes de apoio e encorajar uma comunicação aberta e contínua.

Entre os participantes no estudo, houve casos em que as crianças questionaram por que razão estavam a tomar medicamentos quando não se sentiam doentes e, normalmente, sugeriam que esses medicamentos fossem dados aos irmãos ou irmãs. Nestas circunstâncias, torna-se necessário informar as crianças sobre a sua situação e seguir as diretrizes ou procurar o apoio de conselheiros com formação para ajudar a tranquilizar as crianças em caso de dificuldades psicológicas e emocionais.

Neste estudo, os testemunhos revelam que, com o aconselhamento contínuo, muitas mães foram capazes de seguir os procedimentos sugeridos para a revelação e conseguiram registar resultados positivos, como se mostra a seguir:

4.8.4.6 Opiniões das mães de crianças em TARV.

"Quando eu também fiquei bem com os ARV, foi fácil revelar-lhe o seu estado de VIH, que ela já conhecia. Antes da revelação, ela perguntava-me: *"mama an dong acang woko do, pingo dok amwonyo yat kuman?"*, ou seja, "mãe, agora sinto-me bem/curada, mas porque é que ainda tomo drogas assim?" *Fonte: Entrevista em profundidade com um cliente*

"Para mim, já contei à minha filha sobre o seu estado de VIH e porque é que ela precisa de tomar os medicamentos a toda a hora, tal como foi dito pelo médico; ela aceitou corajosamente e aceitou, e agora também me lembra a hora de tomar os medicamentos". *Fonte: Entrevista aprofundada com um cliente*

"Tive algum aconselhamento sobre como dar a conhecer às crianças a sua situação; quando forem um pouco mais velhas e maduras para compreenderem. Ainda não contei ao meu filho, mas acabarei por lhe explicar. Ele já me perguntou algumas vezes porque é que está sempre a tomar drogas". *Fonte: Entrevista aprofundada com um cliente*

Quando a criança é madura e sabe realmente as coisas, então começa-se a contar-lhe; traz-se os medicamentos e mostra-se-lhe e diz-se: "Vê este medicamento, tens uma doença, esta doença não se cura, mas se tomares este medicamento, vai ficar tudo bem para ti; é assim que se lhe diz". *Fonte: Entrevista aprofundada com um cliente*

"A Emmy ainda não foi informada do seu estado de VIH; ainda estou à espera que ele cresça um pouco; recebi aconselhamento da Health Alert (organização local de apoio à SIDA) sobre a revelação; disseram-nos para esperar até a criança ter cerca de 9-10 anos, ou quando tiver maturidade suficiente para compreender ou quando for crescida". *Fonte: Entrevista em profundidade com um cliente*

"O Stephen foi informado atempadamente do seu estado de VIH, para que pudesse aprender a lidar com a situação após um aconselhamento adequado e o meu apoio. Ele foi encorajado a tomar o seu medicamento para não morrer da doença". *Fonte: Entrevista aprofundada com um cliente* "A Sharon ainda não está totalmente informada sobre a sua situação; só que lhe foi dito que os medicamentos que toma são para proteção da sua vida e que, se deixasse de os tomar, morreria; as irmãs e os irmãos também ajudam a administrar os medicamentos, uma vez que já conhecem a situação. Fui aconselhada sobre a forma de lidar com a questão da revelação". *Fonte: Entrevista em profundidade com um cliente*

"Apercebi-me de que as crianças já sabiam; eu visito o Health Alert (prestador de serviços de VIH) para aconselhamento e outro tipo de apoio; por isso, o Health Alert ajudou a revelar-lhes através de aconselhamento adequado. Pessoalmente, achei inicialmente difícil contar-lhes, mas com a ajuda da Health Alert, eles começaram a perguntar porque é que a mãe não lhes tinha contado a doença". *Fonte: Entrevista aprofundada com um cliente*

"Brenda foi informada de que tem uma doença que exige que tome sempre o medicamento, caso contrário pode morrer; fui aconselhada sobre a revelação, acho que ela é demasiado nova para a revelação, mas a seu tempo ser-lhe-á dito". *Fonte: Entrevista aprofundada com um cliente*

"Ainda não foi dito a Fabian porque é que ele toma drogas; mas uma vez ele perguntou: *"Porque é que estou sempre a tomar drogas, mesmo quando não estou doente?"* Mas fui aconselhado sobre como fazer a revelação, por isso dir-lhe-ei quando ele for maior de idade".

Fonte: Entrevista aprofundada com um cliente

"A Milly já tem consciência do seu estatuto; eu podia servir-lhe de exemplo e incitá-la a ser corajosa como ela; também lhe costumava dizer: "*Sabes, para continuares a comer arroz, tens de tomar o teu medicamento, e ela ria-se e nós continuávamos*". Também me deram alguma formação sobre formas de divulgação para ajudar a dar a notícia". *Fonte: Entrevista em profundidade com um cliente*

"O Stewart já foi informado do seu estado pelo hospital de Gulu; recebemos algum aconselhamento e fomos ajudados a compreender através da sua própria preocupação no Centro de Alerta de Saúde. O próprio Stewart ficou curioso e iniciou a conversa sobre a sua revelação:

Após várias visitas ao prestador de serviços da Health Alert, Stewart contou à sua avó:

Stewart: "No Health Alert, as palestras sobre saúde no centro são como se fossem para pessoas com VIH, o que significa que parece que ele também é seropositivo!"

Avó: Ela então respondeu e disse: "sim, a doença que matou a mãe e o pai dele é a que efetivamente passou para ele".

Stewart: Também me pode matar rapidamente como matou a minha mãe?

Avó: Não, quando a tua mãe morreu, não havia uma fonte adequada de medicamentos e de informação; mas agora há medicamentos que ele tem de tomar para se manter bem. Então ele disse:

Stewart: Estou agora cansado do cheiro das drogas, mas a morte é dolorosa?

Avó: "Quando chega, não se sente, mas nessa altura o teu corpo fica sem vida.

Por isso, por vezes, o Stewart é resistente à toma de medicamentos, mas eu tenho sido paciente com ele e aconselho-o a continuar com os medicamentos. O diagnóstico de Stewart causou muita ansiedade à sua mãe, que desmaiou no hospital quando o resultado deu positivo para o VIH".

4.8.4.7 *Pontos de vista dos prestadores de serviços de saúde (informadores-chave)*

"Os pais têm medo de dizer às crianças qual é o seu estado, mas normalmente aconselhamo-lo aos 9 e 10 anos de idade; prestamos apoio na revelação através de aconselhamento: "por exemplo, o caso de um rapaz (13 anos) que perguntou à mãe por que razão estava sempre a tomar medicamentos quando não estava doente e que se recusou a tomar o medicamento quando lhe disseram que era seropositivo". *Fonte: Entrevista com informador-chave*

"A revelação é um aspeto importante dos cuidados; de facto, as crianças com mais de 8 anos de idade devem ser informadas ou reveladas; mas não temos psicólogos infantis para dar essa importante formação de apoio; mas os Combonianos continuam a ajudar nesse tipo de trabalho. A PSI esforça-se por apoiar as famílias com redes mosquiteiras como prevenção de infecções por malária, enquanto OI. Os pais e os encarregados de educação são encorajados a revelarem o seu estado de saúde no aconselhamento pós-teste". *Fonte: Entrevista com informador-chave*

"A Patrícia ainda não sabe do seu estado de saúde; o regulamento/orientação do hospital, explicado pelos profissionais de saúde, é que a criança não deve ser informada até ter idade suficiente e, por isso, os seus colegas que tomam medicamentos podem ser os únicos a revelar-lhe um dia. Também recebemos aconselhamento sobre a mesma revelação". *Fonte: Entrevista com informador-chave*

4.9 Oportunidades para a expansão dasARTs

4.9.1 Oportunidades a nível mundial

Apesar das grandes incursões feitas para melhorar o acesso ao TARV, especialmente para a população adulta, continuam a existir vários desafios para melhorar o acesso ao TARV para as crianças infectadas pelo VIH. Estes desafios, como foi habilmente discutido no enquadramento teórico, incluem questões como o diagnóstico, a gestão e a monitorização das crianças que vivem com SIDA. Também se observou que o tratamento destas crianças é afetado pela falta de combinações de medicamentos adequadas e/ou dispendiosas, por pouco pessoal médico com formação, pela suscetibilidade das crianças a co-infecções e pela irregularidade da contagem de CD4 e dos testes de carga viral. Não obstante estes desafios, existe um grande número de oportunidades que devem ser devidamente tidas em conta.

Prendergast et al. 2007 oferecem um vasto leque de sugestões sobre o caminho a seguir para as crianças e a TAR que:

"O acesso universal aos testes de VIH e aos programas de prevenção da transmissão de mãe para filho seria a intervenção mais eficaz para reduzir o número de crianças infectadas. O teste precoce de bebés expostos para diagnosticar a infeção pelo VIH antes da progressão para SIDA ou morte permitiria a implementação de profilaxia e tratamento que devem ser universalmente disponibilizados a todos os que deles necessitam. As necessidades de saúde das crianças infectadas pelo VIH devem ser colocadas no topo da agenda política e deve ser assumido o compromisso de aumentar a disponibilidade de medicamentos a preços acessíveis e adequadamente formulados. Sem um maior compromisso político e de saúde pública, as intervenções que se revelaram muito bem sucedidas nos países desenvolvidos continuarão inacessíveis a quase todas as crianças afectadas pelo VIH em todo o mundo".

O programa de PTV representa uma oportunidade muito importante para prevenir a infeção de bebés com VIH. A OMS (2007) afirma que a forma mais eficaz em termos de custos para combater o VIH pediátrico a nível mundial é reduzir a transmissão de mãe para filho (MTCT); ver também UNICEF (2006). Com efeito, o compromisso em termos de financiamento para o

VIH/SIDA deve ser utilizado para desenvolver o sistema de saúde de modo a poder fazer face ao fardo da SIDA. O equilíbrio entre o *ativismo terapêutico* (cumprimento das metas de tratamento) para o VIH/SIDA e o *ativismo sanitário* (desenvolvimento da capacidade do sistema de saúde no seu conjunto) e *o macroactivismo* (abordagem das causas subjacentes à desigualdade política e socioeconómica) é muito importante, tal como referido por McCoy et al, (2005). Afirmaram ainda que:

"A menos que o impulso para a expansão do acesso ao TAR seja colocado no contexto de uma resposta ao desenvolvimento abrangente dos sistemas de saúde, não conseguirá evitar as armadilhas e minar o objetivo desejado de reduzir a mortalidade relacionada com a SIDA" (Ibid).

Existem tecnologias e competências para gerir o VIH/SIDA pediátrico. O que falta é o compromisso de efetuar a transferência de tecnologia e de competências dos países desenvolvidos para os países em desenvolvimento. Eley & Nuttall, (2007) afirmaram que:

"São necessários grandes investimentos humanos, infra-estruturais, técnicos e logísticos para ultrapassar os constrangimentos existentes, para além de ser necessária mais investigação clínica antes de as diretrizes de tratamento poderem ser aperfeiçoadas em contextos de recursos limitados".

Outra oportunidade importante é que vários países em desenvolvimento, incluindo o Uganda, desenvolveram uma série de políticas sobre o TARV que podem ser actualizadas para facilitar o aumento da escala e a mobilização de recursos internos e externos. A disponibilidade dos quadros políticos necessários é uma oportunidade, mas o desafio é que há menos empenhamento na implementação.

Qazi & Muhe, (2006) afirmam que o aumento da utilização do cotrimoxazol® na profilaxia de bebés com suspeita de VIH antes de estes terem acesso aos testes de diagnóstico do VIH constitui também uma oportunidade para melhorar a gestão do VIH pediátrico. Zachariah et al, (2007) afirmam que:

"O co-trimoxazol® é uma intervenção recomendada de benefício comprovado que pode melhorar os cuidados pediátricos em crianças pequenas e atuar como um complemento importante da TAR em contextos de recursos limitados". Para além dos benefícios clínicos do co-trimoxazol® , existem várias vantagens operacionais potenciais, por exemplo, "é mais provável que as mães levem as crianças aos centros de saúde para fazer o teste do VIH e receber cuidados de acompanhamento se souberem que está imediatamente disponível um tratamento eficaz" (ibid).

Isto também pode constituir uma oportunidade para abordar questões de prevenção e cuidados relacionados com o VIH para as mães e os seus filhos. Zachariah et al. (2007) também observaram que "a profilaxia com co-trimoxazol® também oferece uma oportunidade para a prestação de cuidados sistemáticos às crianças nos níveis mais baixos do sistema de prestação de cuidados de saúde; e constitui uma espinha dorsal para a criação e o reforço de uma infraestrutura de cuidados crónicos sobre a qual se poderia construir a TAR pediátrica".

A crescente afetação de fundos ao VIH/SIDA constitui igualmente uma oportunidade para o reforço da TARV pediátrica. Curran et al, (2005: 32-61) observaram que "a atenção notável e o financiamento sem precedentes que estão atualmente a ser canalizados para o fornecimento de medicamentos anti-retrovirais (ARV) a preços acessíveis aos países com poucos recursos e para a aceleração dos programas de tratamento e prevenção do VIH/SIDA em todo o mundo" constituem uma oportunidade para o reforço do tratamento pediátrico do VIH. Curran et al, (2005: 32) referiram igualmente que o Fundo Mundial de Luta contra a SIDA, a Tuberculose e o Paludismo; o Plano de Emergência do Presidente dos Estados Unidos para o Alívio da SIDA (PEPFER); a campanha 3 por 5 da Organização Mundial de Saúde (OMS); a Fundação Presidencial William J. Clinton; e o Programa Multipaíses para o VIH/SIDA do Banco Mundial para a Região Africana (MAP) "contribuíram para esta oportunidade histórica de desenvolver e implementar a expansão global da terapêutica antirretroviral (TARV)"

4.9.2 Oportunidades específicas a nível local

Tal como foi referido nas oportunidades globais de expansão, existem muitos factores responsáveis pela implementação das actividades dos serviços de VIH/SIDA que reforçariam os processos de expansão no local de estudo do distrito de Gulu. O fator principal mantém-se constante, que são os fundos; os fundos têm sido o motor central de todas as actividades realizadas até agora, não só no local de estudo mas a nível nacional. No entanto, o desafio que se coloca a este fator-chave é que a maioria destes fundos provém principalmente dos Actores Globais da Saúde que pagam a maior parte das contas. Considere-se uma organização como a Health Alert, uma organização local de serviços de VIH/SIDA baseada na comunidade que depende inteiramente do seu financiamento da Save the Children Uganda/International para fazer algum do trabalho mais útil para os clientes do VIH que se pode encontrar no distrito; ocasionalmente, têm de reduzir o seu trabalho devido à falta de fundos, uma vez que as actividades planeadas através da redação da proposta de projeto não foram patrocinadas.

Actividades como visitas domiciliárias, assistência nutricional, apoio à higiene da água, etc., não seriam realizadas sem fundos para pagar subsídios aos assistentes sociais empenhados nas suas fileiras, não só para os motivar, mas também para fornecer a logística necessária que seria utilizada para os transportar para onde os clientes vivem. Mas, no meio de todas estas crises, ainda há esperança de que, apesar da depressão financeira global, ainda seja possível encontrar alguns fundos para apoiar estas organizações a realizarem o seu trabalho para os clientes do VIH/SIDA.

Abaixo são mostradas algumas oportunidades que as organizações locais têm vindo a oferecer como melhores práticas no âmbito das incertezas financeiras recorrentes; as várias organizações de serviços abordadas, tanto locais como internacionais, forneceram as seguintes informações sobre as oportunidades existentes através dos seus informadores-chave.

4.9.3 Apoio ao sistema local de serviços de VIH/SIDA

Estas incluem o apoio planeado para elevar os sistemas de saúde e o apoio a organizações locais que alargam os serviços ao nível das bases:

"A OMS forneceu, desde 2004, uma formação abrangente das equipas de TARV nos hospitais e centros de saúde de todo o distrito. Mas o grande desafio é que os funcionários geralmente deixam o distrito para outros lugares". *Fonte: Entrevista com informador chave*

"Apoio à força de trabalho: A saúde é um sector intensivo; é necessário recrutar e reter os profissionais de saúde, caso contrário, a contratação de pessoal continua a ser um problema persistente; temos de procurar parceiros que possam apoiar as unidades de saúde". *Fonte: Entrevista com informador-chave*

"Oferta de uma educação decente e necessidade de apoiar as famílias dos profissionais de saúde". *Fonte: Entrevista com informador-chave*

"Há necessidade de mais conselheiros formados para apoiar os muitos clientes; mais centros de apoio às crianças onde estas possam ser motivadas num local conveniente para elas. A Lacor tem dois dias de atendimento e apoio, às terças e quintas-feiras por semana". *Fonte: Entrevista com informador-chave*

4.9.4 Apoio social direto às famílias

"Acompanhamento de perto para ajudar os cuidadores mais velhos; os cuidadores precisam, de facto, de melhorar a nutrição; dar amor e paciência; e devem ser conversados". *Fonte: Entrevista com informador-chave*

"A Health Alert tem sido útil em pequena escala; identificam as mães seropositivas e acompanham-nas; convencem as mães a fazer o teste precocemente para poderem receber tratamento; de facto, com dificuldades financeiras, estão a fazer um trabalho louvável, incluindo o fornecimento de alimentos, se o dinheiro o permitir; assistidos pela Save the Children no Uganda". *Fonte: Entrevista com informador-chave*

"A educação sobre o VIH/SIDA tem de ser intensificada: a atual prevalência do VIH pode dever-se aos ARV; as pessoas parecem mais encorajadas, uma vez que podem sobreviver com o medicamento; é um anti-clímax, 'o medo não é tanto'. Quando uma doença está a matar a um ritmo elevado, é aí que as pessoas têm medo". *Fonte: Entrevista com informador-chave*

"O TASO de Gulu tem um balcão para o registo de clientes e crianças, bem como um centro de jogos para crianças; este centro de jogos para crianças é bom, é uma iniciativa do TASO, mas não dos pais, que ajuda na avaliação clínica das crianças, como no Hospital Lacor". *Fonte: Entrevista com informador-chave*

Ao visitar o Centro de Jogos Infantis, é de facto um local acolhedor e bonito; é um protocolo de tratamento para a direção do TASO.

O centro infantil presta aconselhamento através da utilização de imagens e da narração de histórias; trata-se de uma terapia com ***"mensagem indireta suave"***. Os pais fazem aconselhamento comunitário; mas a maioria são clientes do sexo feminino". *Fonte: Entrevista com informador-chave*

4.9.5 Sistema de rede de abastecimento hospitalar e de medicamentos

"Profilaxia: é necessário aumentar o fornecimento de septrina® , uma vez que é normalmente o medicamento de primeira linha administrado aos doentes". *Fonte: Entrevista com informador-chave*

Realizámos um retiro com a National Medical Stores (NMS) para efeitos de reestruturação; existem anomalias no sistema de abastecimento da NMS; é um caso de "corrupção a alto nível"; "o sistema Deus Pai"; o abastecimento tem sido um problema, por exemplo, o medicamento contra a tuberculose continua a ser um problema devido à falta de stock". *Fonte: Entrevista com informador-chave*

"constatámos a inadequação do pessoal também neste domínio; o sistema de saúde é um desafio para o governo; as estradas são más; a coordenação das actividades continua a ser um problema; o sistema de alerta precoce não está atualizado, por exemplo.

quando os medicamentos se esgotam; falta de trabalho em equipa; absentismo, etc.". *Fonte: Entrevista com informador-chave*

"Noto que estão a ser feitos esforços, por exemplo, o processo de teste-chave para crianças que utilizam a PCR é gratuito, o que deve encorajar a realização de mais testes em crianças para se inscreverem nos medicamentos; a cobertura da TAR foi alargada ao Centro de Saúde IV no sub-distrito de saúde do hospital Lacor". *Fonte: Entrevista com informador-chave*

"A profilaxia fornece o tratamento inicial aos utentes, mas as formulações dos medicamentos continuam a ser um problema, pelo que temos de o melhorar; a septrina continua a ser dividida em doses. As fórmulas iniciais destinavam-se apenas a adultos, mas o acordo com o Baylor College deverá ajudar bastante, uma vez que se destinam principalmente a crianças; no que se refere à divulgação, é necessária mais formação, há necessidade de tatear e ter cuidado com os programas de divulgação e aconselhamento. Relativamente à nutrição, é necessária a colaboração com outras organizações, como a NU-LIFE, mas apenas no local, com programas de garantia de qualidade, etc.". *Fonte: Entrevista com informador-chave*

"O TASO utiliza uma abordagem holística para a gestão dos cuidados, mesmo que os recursos sejam por vezes limitados; existem várias políticas a seguir na gestão dos cuidados; fornece tratamento para as IO e profilaxia com septrina® ; trata também quaisquer infecções sexualmente transmissíveis e fornece o principal tratamento ARV, especialmente a formulação líquida; são também fornecidos cuidados paliativos e apoio ao luto através de grupos psicossociais envolvidos no centro. De facto, o TASO presta apoio nutricional aos filhos dos clientes até aos 5 anos de idade". *Fonte: Entrevista com informador-chave*

"A política do TASO é apoiar os casos de morte através de refeições e transporte para a família enlutada". *Fonte: Entrevista com informador-chave*

"O TASO segue uma série de diretrizes nacionais sobre tratamentos; por exemplo, diretrizes para o tratamento da tuberculose e da malária, da desnutrição, etc.". *Fonte: Entrevista com informador-chave*

4.9.6 Cooperação inter-agências

"É necessária a colaboração com o Ministério da Saúde e a formação maciça dos profissionais de saúde para que sejam eficientes, bem como a educação da comunidade". *Fonte: Entrevista com informador-chave*

"Até agora, a cooperação entre as agências é boa; temos um programa consistente de dias da criança para sensibilizar mais clientes para os cuidados e motivar as crianças; a falta de fundos significa a necessidade de colaborar com muitas ONG para atingir alguns objectivos definidos; e trabalhar com potenciais doadores para obter recursos para as actividades". *Fonte: Entrevista com informador-chave*

"Foi feita uma avaliação das necessidades no distrito para descobrir o que poderia ser feito a esse respeito, tendo sido constatado o seguinte: recursos humanos limitados; as situações de guerra deixaram as pessoas em campos com serviços deficientes; e a necessidade de melhores serviços das ONG; a partida para as áreas de captação foi interrompida; as mulheres grávidas e as crianças não receberam cuidados adequados com base no plano 3 por 5 da ONU". *Fonte: Entrevista com informador-chave*

"O NUMAT (Northern Uganda Malaria, AIDS and TB) é um programa de 5 anos financiado pela USAID; os implementadores são a JSI e o WV Consortium desde setembro de 2006. Comecei em meados de janeiro de 2007; os objectivos eram: melhorar o acesso e a qualidade dos serviços relacionados com o VIH no norte do Uganda; melhorar a coordenação; melhorar a qualidade; aumentar a participação das pessoas que vivem com o VIH/SIDA (PVVS); melhorar os serviços prestados às pessoas vulneráveis, especialmente às mulheres, e também recolher dados utilizáveis para um melhor planeamento dos serviços". *Fonte: Entrevista com informador-chave*

4.9.7 Intervenção a nível nacional

Walakira et al, (2007) realizaram um inquérito exaustivo em nome de Save the Children no Uganda em 8 distritos do norte (incluindo Gulu), leste e oeste do Uganda para determinar as lacunas nos serviços de VIH; todos os desafios acima mencionados no que diz respeito à expansão da TAR estavam visivelmente presentes e, no seu relatório, propuseram fortemente ao governo que aproveitasse a oportunidade para apoiar a iniciativa VIH/SIDA através dos seguintes pontos-chave baseados nos resultados do estudo:

• Reforço das capacidades das unidades de saúde para prestarem serviços de VIH/SIDA adaptados às crianças, incluindo serviços de PTV

• Mudar a atitude hostil do governo em relação às parteiras tradicionais que oferecem serviços de parto na ausência de profissionais de saúde qualificados (formais) para as mulheres grávidas.

• Reforço do apoio nutricional às crianças que vivem com o VIH/SIDA e às mães que seguem a PTV

• Popularizar a campanha contra a estigmatização das crianças e dos adultos que vivem com o VIH/SIDA

• Dar prioridade à formação dos profissionais de saúde e dos professores para prestarem apoio psicossocial às crianças que vivem com o VIH/SIDA.

• Envolver as crianças no desenvolvimento de políticas relativas ao VIH/SIDA destinadas a beneficiá-las

• Estabelecer um acordo para prestar serviços de cuidados e de apoio às crianças que vivem com o VIH/SIDA e que estão a receber tratamento antiretroviral, em especial as que se encontram no sistema escolar

Se o governo se empenhasse mais seriamente em resolver estes problemas, o estado de saúde das crianças melhoraria consideravelmente.

4.9.8 Os dias das crianças

Os dias das crianças têm sido uma das melhores práticas que o investigador testemunhou como uma excelente oportunidade não só para prestar aconselhamento pediátrico, mas também para libertar as crianças e os seus pais através de actividades de cuidados psicossociais.

Em três organizações de serviços, nomeadamente a Health Alert de Gulu, a TASO Uganda e a Comboni Samaritan de Gulu, que trabalham com o hospital St. Mary's Lacor, o fenómeno dos dias da criança é uma inovação muito útil; as crianças são acolhidas para participarem em actividades que lhes afastam a mente da doença, no caso das que já revelaram o seu estado, ao mesmo tempo que têm a oportunidade de ajudar outras pessoas a saberem do seu estado. As mensagens sobre a vida positiva com o VIH são transmitidas a estas crianças através de canções inovadoras; as crianças também participam em danças tradicionais que lhes dão a oportunidade de conviver com os amigos e de ter realmente um sentido na vida e de continuar a acreditar que vale a pena viver. Os pais e os encarregados de educação que podem, têm de trazer os seus filhos para estas funções, onde lhes são fornecidos refrescos em termos de comida e bebidas, e todos se sentem muito relaxados e felizes.

Os exemplos das cenas e da experiência no programa dos dias da criança são apresentados a seguir nas figuras 18-20, para mostrar como pode ser útil organizar mais actividades deste tipo para ajudar as crianças a enfrentar a luta diária com o VIH como doença crónica. Os testemunhos e as imagens são apresentados em simultâneo:

"Recebi alguma ajuda da Health Alert em termos de géneros alimentícios, como peixe, feijão e óleo, durante um mês; também organizam o dia da criança com palestras sobre saúde, comida e jogos, o que entusiasma as crianças". *Fonte: Entrevista em profundidade com um cliente.*

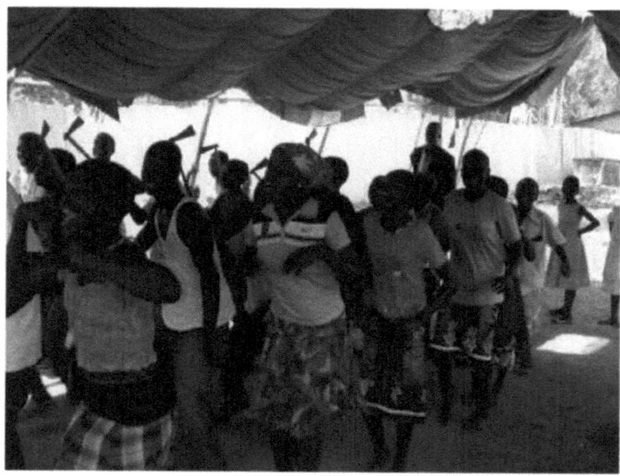

Figura 18: Jovens felizes a dançar e a cantar durante um Dia da Criança no Centro de Alerta para a Saúde na Divisão de Pece, município de Gulu; trata-se de uma forma de terapia psicossocial em que são transmitidas mensagens de saúde e é feito aconselhamento.

"Como a Health Alert tem estado a apoiá-los com aconselhamento, a Emmy parece já estar ciente do seu estatuto; uma vez perguntei-lhe porque é que eles tomam drogas: então a Emmy disse: "*Mãe, não vês que a Health Alert canta canções que dizem que devemos tomar drogas e que os pais devem cuidar dos filhos, porque nós temos o vírus que causa a SIDA*". Por isso, a organização Health Alert aconselha de facto as crianças através de canções para crianças e de alguma forma de peças de teatro, grupos de jovens, etc.". *Fonte: Entrevista em profundidade com um cliente.*

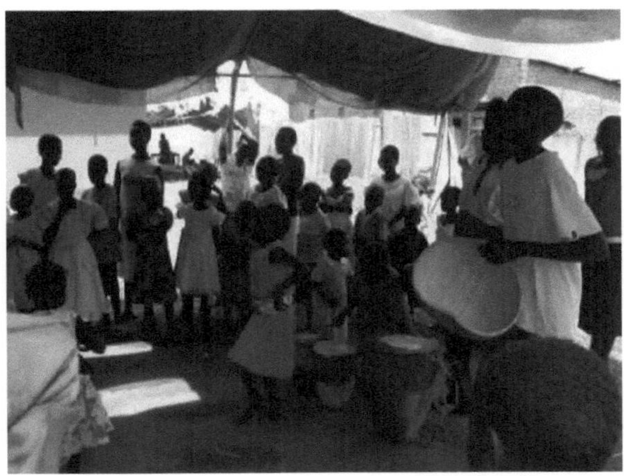

Figura 19: Crianças a dançar e a cantar durante um Dia da Criança no Centro de Alerta para a Saúde na Divisão de Pece, município de Gulu; trata-se de uma forma de terapia psicossocial em que são transmitidas mensagens de saúde "suaves" e é feito aconselhamento.

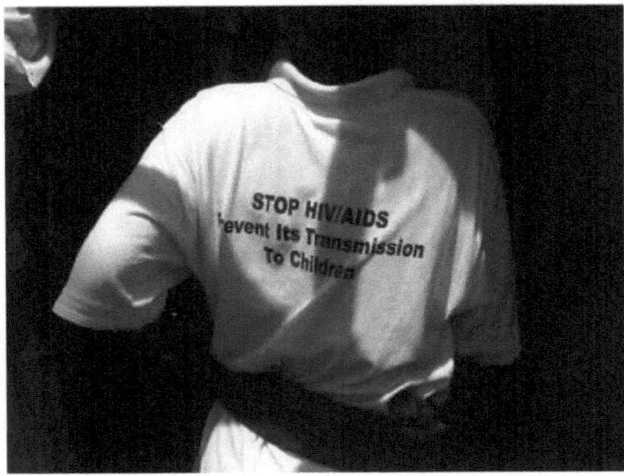

Figura 20: Uma criança no Centro de Alerta de Saúde com uma mensagem de saúde: "STOP VIH/SIDA, Prevenir a Transmissão às Crianças"; um meio de sensibilizar os jovens para as questões do VIH.

"O TASO de Gulu tem um balcão para registo de clientes e crianças, bem como um centro de jogos para crianças; este centro de jogos para crianças é bom, é uma iniciativa do TASO, mas não dos pais, o que ajuda na avaliação clínica das crianças, como no Hospital Lacor. O centro infantil oferece aconselhamento através da utilização de imagens e da narração de histórias; trata-se de uma terapia com *"mensagem indireta suave"*. Os pais fazem aconselhamento comunitário; mas a maioria são clientes do sexo feminino". *Fonte: Entrevista em profundidade com um cliente.*

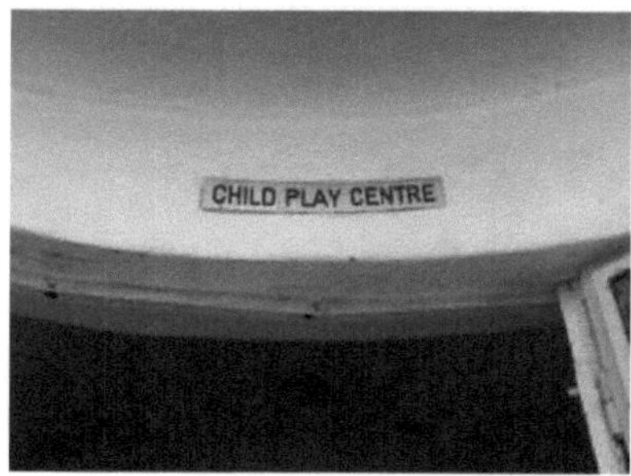

Figura 21: A placa de sinalização do Centro de Recreio Infantil TASO em Laroo Division, no município de Gulu

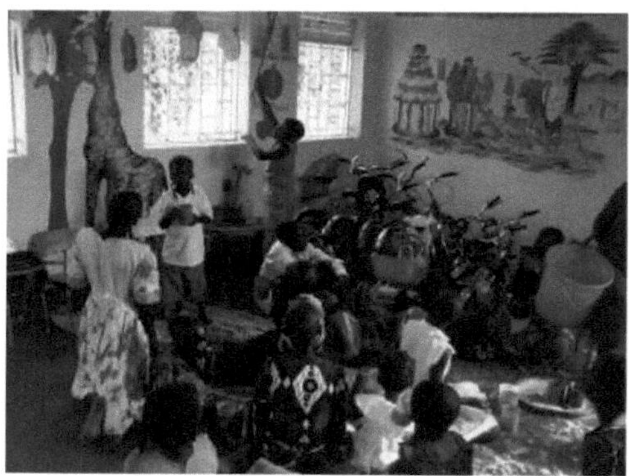

Figura 22: Crianças no Centro de Brinquedos Infantis TASO; as crianças são alimentadas durante as suas visitas mensais para se drogarem, onde também é prestado aconselhamento infantil. Os quadros na parede servem para ensinar, enquanto as bicicletas das crianças são um dos objectos de brincadeira.

Ao visitar o Centro de Jogos Infantis, é de facto um local acolhedor e bonito; é um protocolo de tratamento para a direção do TASO. Os dias da criança revelaram-se um sucesso para as crianças e são uma atividade psicossocial terapêutica muito boa que ajudará muito não só as crianças, mas também as suas mães/cuidadores e a família mais próxima, uma vez que traz verdadeira felicidade às crianças, como pude testemunhar pessoalmente.

4.9.9 O projeto de prevenção positiva

Trata-se de uma nova inovação de um dos prestadores de serviços de saúde locais que o investigador escolheu como uma das organizações junto das quais seriam recolhidos dados; está a ser apoiado pela Save the Children no Uganda. Trata-se de um projeto único que, de acordo com o diretor da organização, se revelou muito benéfico e holístico na abordagem do problema das crianças no que diz respeito à prevenção, cuidados e tratamento do VIH; além disso, já está a ser reproduzido noutras partes do Uganda devido à sua versatilidade. Uma versão abreviada do relatório de base de Kobusingye (2008) descreve sucintamente a iniciativa do seguinte modo

O Projeto de Prevenção Positiva foi concebido a partir das lições aprendidas com o Projeto de Apoio às Crianças que Vivem com o VIH/SIDA (CLWHA), um projeto anteriormente implementado pela Save the Children. Este projeto foi implementado em parceria com a Health Alert-Uganda (HAU), uma organização não governamental (ONG) local sem fins lucrativos que opera nos distritos de Gulu e Amuru para promover a prevenção, o tratamento, os cuidados e o apoio às crianças que vivem com VIH/SIDA. O projeto prestou apoio ao acompanhamento de crianças que vivem com VIH/SIDA e à PTV para mulheres grávidas seropositivas em Gulu e Amuru durante dois anos. O projeto Health Alert-Uganda trabalha em estreita colaboração com todos os hospitais e centros de saúde locais que prestam serviços de HCT, TARV e ARV.

A parceria entre a HAU e a Save the Children revelou-se única na sua capacidade de gerar novas ideias e testar formas alternativas de garantir o direito das crianças à informação, à prevenção, ao tratamento e aos cuidados no domínio do VIH. O projeto de apoio CLWHA defendeu o direito das crianças à prevenção, ao tratamento e aos cuidados em matéria de VIH e desenvolveu um modelo de ligação entre os serviços de VIH disponíveis para as crianças e o acompanhamento comunitário e os cuidados e apoio domiciliários. As realizações desse projeto estão agora a ser sustentadas através de outros projectos da Save the Children e o modelo está a ser reproduzido nos distritos de Kasese e Bundibugyo, no Uganda Ocidental, com outros parceiros da Save the Children.

Em parceria com a Save the Children no Uganda, a Health Alert-Uganda recebeu apoio financeiro para implementar um Projeto de Prevenção Positiva cujo documento de projeto foi desenvolvido conjuntamente pela Save the Children e pela Health Alert Uganda para os distritos de Amuru e Gulu. O projeto aborda novas questões emergentes e lições aprendidas de outros projectos de VIH/SIDA da Save the Children e da Health Alert Uganda no Norte do Uganda, particularmente o projeto de apoio CLWHA. Estas questões são fundamentadas por um estudo recente que identifica as lacunas nas intervenções no domínio do VIH nos distritos de Gulu e Amuru.

O Projeto de Prevenção Positiva esforça-se por abordar as seguintes questões emergentes:

*   *Aconselhamento em matéria de saúde sexual e reprodutiva dirigido a jovens infectados pelo VIH*

As crianças e os jovens que vivem com o VIH (CLWHA) têm o mesmo comportamento sexual que os outros jovens. Desejam envolver-se com jovens não infectados do sexo oposto, ter famílias e viver uma vida normal. Acreditam que isso aumenta as suas hipóteses de dar à luz uma criança seronegativa. Os jovens que vivem com o VIH são os últimos da fila no acesso aos serviços de saúde sexual e reprodutiva, porque a sociedade tem uma ideia errada que não espera que eles se envolvam sexualmente, casem ou tenham filhos. As crianças e os jovens infectados com o VIH necessitam de aconselhamento especial sobre saúde sexual e reprodutiva e planeamento familiar, e não estão a ser atendidos.

• *Abordar a estigmatização e a discriminação e o papel do género*

A estigmatização e a discriminação são duas das principais razões para a não revelação do estado seropositivo e para o não acesso aos serviços de despistagem e tratamento. Os filhos podem não ser levados pelos pais para fazer o teste e o tratamento por receio de serem rejeitados pelo cônjuge. *Há* muitos casos de mães e filhos infectados que são abandonados pelos maridos - mesmo que ele próprio esteja infetado. O envolvimento dos homens na prevenção e no tratamento do VIH é vital para a diminuição de novas infecções. A inter-relação entre os papéis de género, a discriminação e a estigmatização (externa e auto-infligida) não está bem documentada e há falta de conhecimentos sobre a forma como a estigmatização externa ou auto-infligida conduz à falta de autoestima e à exclusão/auto-exclusão dos serviços de prevenção e tratamento.

• *Envolver os homens*

É imperativo envolver os homens na garantia do acesso das crianças à prevenção, ao teste, ao tratamento e aos cuidados do VIH. Os homens podem contribuir grandemente para a redução de novas infecções, actuando como modelos para a revelação do seu estatuto, formando grupos de pares, etc.

• *Aconselhamento sobre o VIH centrado na criança*

Muito poucos conselheiros têm conhecimentos sobre as necessidades específicas do aconselhamento de crianças infectadas pelo VIH. Há falta de diretrizes e de capacidade neste domínio.

• *Meios de subsistência sustentáveis para agregados familiares vulneráveis afectados pelo VIH*

A falta de meios de subsistência sustentáveis para muitos agregados familiares afectados pelo VIH pode comprometer o acesso das crianças infectadas pelo VIH ao tratamento e à educação. Muitas vezes, as crianças vivem com um único progenitor ou avô ou num agregado familiar chefiado por uma criança, que é extremamente pobre e com capacidade limitada para prestar cuidados básicos às crianças. Assim, é necessário ter em conta as circunstâncias sociais e económicas da criança para sustentar os resultados das intervenções no domínio do VIH.

4.10 Protecção social

Aqui a secção ilustra as oportunidades para aumentar e sustentar o TARV através da capacitação direta dos agregados familiares afectados pelo VIH/SIDA para resistirem ao impacto negativo da doença e aderirem firmemente ao regime médico planeado para eles e continuarem com uma vida razoavelmente normal. A proteção social reforça os agregados familiares do seu estado de vulnerabilidade para atingir alguma forma de resiliência social (ver Vinheta #4 para ilustração). A partir do entendimento de Adger (2000) sobre a vulnerabilidade social como a exposição de grupos de pessoas ou indivíduos ao stress como resultado dos impactos das mudanças ambientais, o objetivo da proteção social é reverter esta vulnerabilidade e oferecer às famílias afectadas pelo VIH/SIDA a oportunidade de remodelar a sua vida para viver positivamente com o VIH, ou como Russell e Seeley (2010) disseram, melhorar os mecanismos de sobrevivência das famílias para lidar com a doença e com a transição para viver com a doença como uma doença crónica.

Wiegers, (2008) citando (Moser, 1998) observou que "a resiliência dos agregados familiares pode ser melhorada se estes funcionarem num ambiente de apoio que constitua um amortecedor contra ameaças externas, bem como proporcione oportunidades para melhorar a capacidade de resposta".

Tomando emprestada da CCE, (2000), a definição de uma comunidade resiliente, vemos que uma comunidade resiliente ao VIH/SIDA é aquela que toma medidas intencionais para melhorar a capacidade pessoal e colectiva dos seus cidadãos e instituições para responder e influenciar o curso da epidemia do VIH/SIDA; isto é para assegurar que os indivíduos e agregados familiares afectados pelo VIH/SIDA melhorem os seus meios de subsistência e, assim, a qualidade de vida não só dos membros adultos, mas também das crianças que agora vivem com o VIH/SIDA.

Utilizando o modelo de resiliência comunitária proposto pela CCE, (2000), existem quatro dimensões de resiliência, ou seja, pessoas, organizações, recursos e processos comunitários dentro das comunidades que podem ser considerados para melhorar a resiliência dos agregados familiares; no entanto, a questão a colocar aqui é a seguinte: como é que os recursos, incluindo os humanos, dentro das organizações que utilizam os processos comunitários, podem ser coordenados para alcançar o melhor estado de resiliência possível para estas famílias?

Para responder à pergunta acima, Adato (2007) oferece um quadro de proteção social pragmático e programático que fornece ideias adicionais sobre a proteção social no que diz respeito à melhoria da resiliência social das comunidades. Ela analisa os papéis e a parceria entre o Estado, as comunidades e as ONGs para maximizar a resistência à SIDA através da garantia de uma proteção social eficaz e fiável. A estrutura mostra que a proteção social pode alcançar diferentes tipos de objectivos ao longo de um continuum que vai desde assegurar o consumo básico; evitar que as pessoas reduzam os seus bens face a um choque (VIH/SIDA); reduzir o risco e permitir poupanças e investimentos; dirigir, construir e ou melhorar a utilização de bens e transformar instituições. As intervenções/actividades fundamentais e básicas no âmbito destes objectivos que tornam isto possível incluem, entre outras, as transferências monetárias, as transferências alimentares e nutricionais, a alimentação direta, as obras públicas, o emprego e a formação, a saúde e a nutrição materno-infantil, os cuidados ao domicílio, a educação e as competências dos adultos e das crianças, os meios de subsistência e o microcrédito, o emprego em serviços de cuidados, os seguros e os subsídios.

Estes dois conceitos de resiliência ofereceram a oportunidade de examinar as actividades das organizações humanitárias, de assistência social e dos sistemas de saúde na forma como utilizam os seus recursos para apoiar muitos dos agregados familiares afectados pelo VIH/SIDA, bem como para garantir uma melhor qualidade de vida para resultados de saúde sustentáveis para os membros da família, especialmente as crianças. Seguem-se testemunhos do terreno que mostram os esforços que estão a ser feitos na esperança de concretizar estes sonhos de resultados de saúde durante a terapia antirretroviral.

4.10.1 *Apoio social direto aos agregados familiares dos clientes*

"Desde que o meu filho nasceu, recebi leite do Samaritano Comboniano até aos 10 meses de idade; recebi também farinha de milho para as refeições, algum açúcar e dinheiro para o transporte até ao hospital de Lacor para a recolha de medicamentos e para o controlo". *Fonte: Entrevista aprofundada com um cliente*

"Recebi um jerrycan de água, cobertores e redes mosquiteiras quando mudei o meu centro para o Hospital Lacor; no entanto, a ajuda parou e agora temos de nos desenrascar sozinhos". *Fonte: Entrevista em profundidade com um cliente*

"Recebi mesmo ajuda de Comboni quando o meu filho estava mal e não tínhamos nada para comer, então deram-me 5 canecas de feijão, 6 canecas de farinha, 1 kg de açúcar e uma barra de sabão". *Fonte: Entrevista em profundidade com um cliente*

"Quanto a mim, recebo pequenas ajudas; de facto, como quando vieram ver-me e descobriram que a minha casa estava destruída depois de uma chuva forte, Comboni deu-me dinheiro para reparar o telhado da minha casa; e também esta criança, quando se sente muito doente, vai ter com o seu cuidador, o cuidador vai a Comboni e dá-lhe um pouco de açúcar; recentemente, em outubro, ele foi internado no hospital, e eles ajudaram a pagar a cama do hospital e outras despesas; eu também fui internada, e eles também pagaram por isso, mas para a alimentação, eu falhei, ele não foi registado em lado nenhum para a alimentação, e eu também, por isso luto com pequenos negócios e sobrevivo com isso". *Fonte: Entrevista aprofundada com um cliente*

"esta conversa sobre saúde que temos sempre de vez em quando; temos conversas sobre como mantê-las, como ficar em casa, etc., e sobre a relação correta com as crianças; mesmo com o Comboni e o Health Alert, as pessoas que prestam cuidados vêm e dão apoio emocional quando nos sentimos em baixo; Para nós, mesmo os nossos filhos que são um pouco maiores, vão ter com os seus cuidadores (voluntários da comunidade) para receberem algum apoio e conversarem; eles aconselharam-nos sobre como lidar com as crianças, porque às vezes elas ficam um pouco teimosas e batemos-lhes, por isso elas vão ter com os seus cuidadores; agradeço-lhes por isso e devemos continuar com o programa". *Fonte: Entrevista aprofundada com um cliente*

"Através da Health Alert, também me deram um bidão de água, uma rede mosquiteira e um cobertor; como costureira, trabalho na roupa das pessoas e ganho algum dinheiro para ajudar as crianças; a Health Alert também me ajudou uma vez com farinha, açúcar, peixe e nozes moídas". *Fonte: Entrevista em profundidade com um cliente*

"Recebi medicamentos da TASO Gulu; a TASO também me deu material escolar e propinas para o meu filho, bem como sapatos e uniforme escolar". *Fonte: Entrevista em profundidade com um cliente*

"Recebi alguma ajuda da Health Alert em termos de produtos alimentares, como peixe, feijão e óleo, durante um mês; também organizam o dia da criança com palestras sobre saúde, comida e brincadeiras que entusiasmam as crianças; recebi outra ajuda da ADCI/VOCA com farinha para papas, mas não exerço qualquer atividade geradora de rendimentos". *Fonte: Entrevista em profundidade com um cliente*

"Inicialmente, o PAM e a Visão Mundial estavam a apoiar os clientes com algumas rações alimentares, mas agora estão a reduzir o apoio, o que tem um impacto negativo na adesão das crianças, uma vez que precisam de alimentos para lidar realmente com a ingestão de medicamentos". *Fonte: Entrevista com informador-chave.*

"O Programa Alimentar Mundial deixou de fornecer alimentos às famílias afectadas pelo VIH; temos o ACDI/VOCA que apoia áreas selecionadas, por exemplo, Bobi e Lalogi apenas e, por vezes, ajuda diretamente o TASO". *Fonte: Entrevista com informador-chave.*

4.10.2 Apelos dos agregados familiares afectados pelo VIH/SIDA para apoio às crianças

O apoio direto aos clientes no âmbito da operação de proteção social, os esforços desenvolvidos pelas agências humanitárias e locais estão em curso, mas também se verificou que esta assistência é, na melhor das hipóteses, insignificante e não contínua e, na pior das hipóteses, nunca chega a ser prestada; uma ausência constante neste discurso é um apoio governamental formalizado a este grupo de pessoas. O Governo, na melhor das hipóteses, tem estado a mobilizar as agências internacionais para que estas dirijam os seus recursos para as comunidades afectadas, mas, como se vê claramente, o apoio não está atualizado. As narrativas que se seguem oferecem uma visão geral das necessidades e lacunas na iniciativa de proteção social para as comunidades afectadas pelo VIH/SIDA:

4.10.2.1 Necessidades de apoio médico

De acordo com os inquiridos, as necessidades médicas incluem, em primeiro lugar, a sua preocupação geral com o momento em que, no futuro, lhes poderá ser pedido que paguem as suas dotações de ARV e, em segundo lugar, o problema de gerir as infecções oportunistas que, por vezes, afectam as crianças, como a malária, a pneumonia ou a tosse, etc.; também pedem ajuda para coisas como redes mosquiteiras para prevenir a malária para os seus filhos, bem como sistemas de proteção da água para melhorar a higiene e a segurança da água. Os seus pontos de vista são os seguintes:

"A maior preocupação para nós que vivemos com o VIH é, na verdade, a droga; se não recebermos qualquer forma de assistência, tudo bem; lutaremos com a nossa pouca energia para viver. Uma vez que ainda recebemos medicamentos gratuitos, não há problema; no dia em que começarem a vender-nos medicamentos, então será um grande problema". *Fonte: Entrevista em profundidade com um cliente*

"É necessário lidar com as crianças que crescem bem com o VIH; criar uma sensibilização mais precoce para o crescimento, a sexualidade e o estatuto de VIH". *Fonte: Entrevista aprofundada com um cliente*

"Penso que deveriam ser fornecidas mais redes mosquiteiras para prevenir a malária que incomoda as crianças de vez em quando". *Fonte: Entrevista em profundidade com um cliente*

"As conversas sobre saúde devem ser encorajadas e essas visitas de estudo ou de investigação também são importantes para partilhar informações; mas os seminários comunitários sobre questões de saúde também devem ser encorajados". *Fonte: Entrevista em profundidade com um cliente*

"Receamos que as drogas possam acabar, por isso, o que está a ser planeado?" *Fonte: Entrevista em profundidade com um cliente*

"Sinto que os cuidados hospitalares são uma necessidade muito urgente para o meu filho; segue-se a disponibilidade de alimentos, bem como de medicamentos e o cumprimento do horário prescrito para os tomar". *Fonte: Entrevista em profundidade com um cliente*

"Sinto que a necessidade de um bom cuidado total para as crianças é importante; espero que as organizações que nos ajudam prestem mais assistência para o futuro das nossas crianças". *Fonte: Entrevista aprofundada com um cliente*

4.10.2.2 *Necessidades de apoio à educação*

"Tenho duas filhas gémeas na escola, mas não tenho dinheiro para pagar as propinas; o meu pedido é que, se houver alguma ajuda para a escola delas, seria um grande alívio para a família". *Fonte: Entrevista aprofundada com um cliente*

"Crianças que vivem com as avós e famílias pobres; como podem ser apoiadas na escola com propinas?" *Fonte: Entrevista aprofundada com um cliente*

"Para mim, a escolaridade é muito importante agora, uma vez que ainda recebemos medicamentos quase de graça; também sinto que é necessário um programa especial para as crianças seropositivas, por exemplo, programas especiais de turismo e desporto para o seu bem-estar mental". *Fonte: Entrevista aprofundada com um cliente*

"As coisas que são urgentes para o Ojok são o apoio social para a sua educação, a redução da gravidade da doença, a necessidade de medicamentos, a sua escolaridade e, mais importante ainda, comida para o alimentar bem enquanto toma o medicamento". *Fonte: Entrevista em profundidade com um cliente*

"As coisas que são urgentes para o Fabian são os meios para pagar as propinas dele e das outras crianças; precisamos de comida para manter a saúde, por exemplo, arroz e feijão, e também preciso de dinheiro para melhorar a casa". *Fonte: Entrevista em profundidade com um cliente*

4.10.2.3   *Necessidades de apoio nutricional*

"Uma vez que as crianças têm tanta necessidade de alimentos e, no entanto, há muita falta deles, que ajuda pode vir mais cedo?" *Fonte: Entrevista em profundidade com um cliente*

"A necessidade mais urgente para nós neste momento é a comida, especialmente para Emmy, que precisa dela para tomar o seu medicamento. O medicamento também é importante para controlar a doença". *Fonte: Entrevista em profundidade com um cliente*

"As coisas que são urgentes para Stephen são a necessidade de uma dieta equilibrada suficiente para manter a sua saúde; ele também precisa de roupa de cama quente para não estar exposto ao frio; apoio social e apoio emocional de conselheiros, os medicamentos de que precisa e amor demonstrado para o manter positivo na vida". *Fonte: Entrevista aprofundada com um cliente*

4.10.2.4   *Necessidades materiais e outras necessidades de apoio*

"São necessários cobertores para as crianças, uma vez que faz muito frio à noite para as crianças". *Fonte: Entrevista aprofundada com um cliente*

"Vejo que a necessidade de alojamento para nós é urgente, alguns de nós não têm paz de espírito devido ao problema da renda e à falta de casa própria; a falta de dinheiro também torna o transporte para o hospital um problema". *Fonte: Entrevista em profundidade com um cliente*

"Também vejo que, para manter a sua mente longe da doença, o Emmy precisa de brincar com os amigos; mas para todos nós, precisamos de apoio social e psicológico". *Fonte: Entrevista em profundidade com um cliente*

"As coisas que são urgentes para Winnie são a questão da escola e o resto das crianças;

precisamos de comida suficiente para a família, roupas e roupa de cama para as manter limpas". *Fonte: Entrevista em profundidade com um cliente*

"Vejo que os interesses da criança são importantes; mas os medicamentos e a alimentação são fundamentais. As coisas que são urgentes para a Lucy são as propinas da escola, a alimentação, o dinheiro para as visitas ao hospital e os medicamentos, mas também preciso de encontrar um sítio para ficar". *Fonte: Entrevista aprofundada com um cliente*

4.11 Qualidade de vida

Os debates em todos os aspectos desta tese incidiram sobre a forma como as crianças que estão a ser submetidas à terapia antirretroviral nos seus agregados familiares obtêm uma melhor qualidade de vida num contexto de recuperação de um conflito civil brutalizante e no âmbito de um sistema de saúde concebido ao abrigo de declarações políticas governamentais apoiadas por actores globais da saúde.

De acordo com Pantell & Lewis, (1987), a saúde da criança é vista como a capacidade de participar plenamente em actividades adequadas ao desenvolvimento e requer energia física, psicológica e social e que os sistemas médicos influenciam a saúde através de intervenções que abordam estes domínios. No entanto, no que diz respeito ao VIH/SIDA, Storm, et al, (2005) observaram que as crianças infectadas pelo VIH continuam a correr riscos sociais e de saúde devido à cronicidade da doença. Muitas crianças apresentam uma constelação de deficiências funcionais indicadas por problemas comportamentais e sintomas clínicos, com limitações nas actividades e no desempenho escolar. Continuarão a ser necessários serviços de saúde abrangentes para minimizar a doença e a incapacidade a longo prazo e para maximizar o potencial das crianças à medida que entram na adolescência e na idade adulta.

A essência dos estudos sobre a qualidade de vida no que diz respeito às doenças crónicas, tal como Garvie et al, (2009) observaram, é que a avaliação da qualidade de vida relacionada com a saúde dos indivíduos com VIH/SIDA proporciona um meio de obter as percepções dos doentes sobre a sua doença e as suas consequências, o que contribui, em última análise, para a eficácia e a adesão ao tratamento; mas crucial para esta tese é a sua citação de (Huba et al, 2000), que anteriormente tinha observado que a medição da QVRS pode fornecer aos prestadores de cuidados médicos percepções baseadas no paciente da eficácia do tratamento, bem como identificar potencialmente barreiras à adesão sustentada, incluindo efeitos secundários do tratamento, impacto emocional e efeitos sociais; ver também Singh & Dixit, (2010) e Perez, et al, (2005).

Os instrumentos de avaliação para o trabalho de campo desta tese foram concebidos com base no conceito de qualidade de vida relacionada com a saúde descrito por Spieth & Harris, (1996), ou seja, o impacto subjetivo e objetivo da disfunção associada a uma doença ou lesão, ao tratamento médico e à política de cuidados de saúde; e o de Ravens-Sieberer & Bullinger,

(1998) que referem que se trata de um constructo psicológico que descreve o aspeto físico, mental, social, psicológico e funcional do bem-estar e da função na perspetiva do doente.

O estudo utilizou as quatro dimensões fundamentais da qualidade de vida propostas por Spieth & Harris, (1996) que são: estado da doença e sintomas físicos; estado funcional, funcionamento psicológico e funcionamento social. No entanto, outros quadros que também contribuíram para os instrumentos de investigação incluem o quadro de correlatos de qualidade de vida de Wilson & Cleary, (1995) citado em Phaladze et al, (2005); o instrumento WHOQOL-100 em WHOQOL, (1998) e o questionário KINDL desenvolvido na Alemanha por Ravens-Sieberer & Bullinger, (1998).

Com base nestes constructos de qualidade de vida relacionada com a saúde, é correto comparar os resultados de saúde das crianças utilizando a experiência vivida e os pontos de vista dos seus prestadores de cuidados como tema central de análise. Seguem-se alguns dos pontos de vista:

"Os ARVs são realmente bons; a minha filha estava na unidade terapêutica de nutrição, mas não conseguia mudar a sua desnutrição; não conseguia desenvolver-se, apesar de toda a ajuda; mais tarde, por sugestão do pessoal de saúde, testou positivo para o VIH. Tinha ataques de malária com muita frequência, mas quando começou a tomar ARV, recuperou rapidamente e não teve mais ataques como antes, tendo também começado a ganhar peso. Quando eu também comecei a tomar ARV, foi-me fácil revelar-lhe o seu estado de VIH, que ela já conhecia. Antes da revelação, ela perguntava-me: *"mama an dong acang woko do, pingo dok amwonyo yat kuman*?"*, ou seja, 'mãe, agora sinto-me bem/curada, mas porque é que ainda tomo drogas assim? *Fonte: Entrevista em profundidade com um cliente*

"No entanto, quando começou a tomar ARV, os frequentes ataques de malária diminuíram. Ele teve um inchaço no pescoço depois de começar a tomar ARVs, que depois diminuiu, e só uma vez teve um ataque grave de malária, mas agora está bem, brinca bem com os amigos e também ajuda nas tarefas domésticas". *Fonte: Entrevista em profundidade com um cliente*

"Foi-lhe administrado o ARV; ficou bem quase imediatamente; comeu bem, tornou-se ativa e brinca bem. De vez em quando, queixa-se de dores de cabeça, mas, de um modo geral, está bem. Por vezes, diz-me que: Hoje não estou doente, por isso dá o medicamento à minha irmã'". *Fonte: Entrevista aprofundada com um cliente*

"A partir de agora, todos têm um aspeto saudável, como se pode ver, apesar de serem seropositivos; tudo isto se deve ao regime de ARV. Todos eles vão à escola e estudam bem, brincam com os amigos, comem bem em casa e participam em tarefas simples em casa. Também seguem as prescrições dos médicos". *Fonte: Entrevista em profundidade com um cliente*

"O meu filho tinha esta malária frequentemente; tratávamo-lo sempre da malária quando ele tinha febre. Uma vez, ele teve uma espécie de erupção cutânea; deram-lhe pomada do hospital, mas aconselharam-nos a fazer o teste do VIH depois de lhe terem contado o historial de saúde. Descobriu-se que era seropositivo e foi medicado com septrina; mais tarde, foi medicado com ARVs depois de verificar as contagens de CD4. Desde então, não tem tido os frequentes ataques de malária e é de facto saudável; brinca com os amigos, faz as tarefas domésticas e também vai à escola". *Fonte: Entrevista aprofundada com um cliente*

"Desde então, a sua saúde melhorou, pois já consegue correr, comer bem e brincar; espero colocá-lo em breve no infantário e ver o que acontece. Por vezes, tinha inchaços nos gânglios linfáticos, mas desde então é tudo". *Fonte: Entrevista em profundidade com um cliente*

"Temos bons conhecimentos sobre a ARV, que pode ajudar os nossos filhos, porque quando o meu filho começou a tomar ARV, tinha pouco peso, mas agora que está a tomar ARV, o seu peso melhorou e o seu corpo mudou realmente; come muito bem e vejo que também se mantém bem; no domingo passado, levei-o ao hospital e o médico ficou muito satisfeito e agradecido e perguntou: "*Como é que o peso da criança mudou assim tão bem?* Então eu respondi: estou a cuidar bem dele, pois ele come à hora certa e não me esqueço da hora de tomar os medicamentos, ou seja, 8 horas da manhã e 8 horas da noite, diariamente. Outro aspeto muito importante dos cuidados é que, uma criança que está doente, é preciso primeiro dar-lhe amor; amá-la muito, não a perturbar, mas tratá-la com cuidado, porque a criança está doente, se a tratar mal, então não é nada bom; é assim que o meu filho está agora". *Fonte: Entrevista em profundidade com um cliente*

"As mudanças que os ARVs provocaram no meu filho, primeiro quando ele começou a tomar o medicamento, estava mesmo muito fraco, mas agora as mudanças são óptimas, a criança começou a frequentar o infantário e está a ter um desempenho muito bom; tal como as crianças que são muito saudáveis". *Fonte: Entrevista em profundidade com um cliente*

"O meu eu vi, quando ele começou a tomar ARVs, a criança tinha erupções cutâneas por todo o corpo, tinha feridas na cabeça e, em geral, estava muito fraca; mas agora, o corpo dele está todo liso, ele come bem, mas eles recomendam que ele coma primeiro de manhã antes de tomar os medicamentos; por volta das 7.30 da manhã, ele já deve ter comido, bebido chá ou comido alguma coisa; ele brinca bem, é saudável; de facto, se não lhe dissessem o seu estado, não saberia de todo. Também os abusos das pessoas (estigma), ele já os ultrapassou e vive feliz". *Fonte: Entrevista em profundidade com um cliente*

"Mas quando começou a tomar os ARV, a sua saúde mudou muito; agora brinca bem e é forte. Também lava os pratos em casa, ajuda a cozinhar, vai buscar água aos pontos de água, mas ainda não começou a escola. Come bem". *Fonte: Entrevista em profundidade com um cliente*

"Reparei que as crianças respondem aos ARV muito mais rapidamente do que os adultos; há

uma rapariga, Acen, que tinha os dentes muito estragados e, assim que começou a tomar o medicamento, melhorou em poucas semanas e ficou normal. Os ARVs ajudam muito". Fonte: Entrevista com informador-chave.

Sinto que a ARV ajudou a melhorar a imunidade das crianças; algumas destas crianças estão agora na escola; fazem tarefas domésticas, como ir buscar água, cozinhar, cavar e lavar a loiça, etc. Participam em jogos e actividades sociais". Participam em peças de teatro, jogos e outras actividades sociais". *Fonte: Entrevista com informador-chave.*

Numa escala de 100%, vejo que 80% da TARV é positiva, enquanto 20% é fraca; a adesão é fraca devido ao analfabetismo e ao acompanhamento da hora de tomar o medicamento; também a data da consulta de toma do medicamento não é devidamente seguida devido a problemas familiares". *Fonte: Entrevista com informador-chave.*

"Temos o problema do diagnóstico tardio e do início deficiente do tratamento, o que faz com que as crianças não se dêem bem com o medicamento; o impacto do VIH nas crianças que chegam mais tarde é o atraso escolar, os problemas de saúde crónicos, o facto de entrarem e saírem da escola. De facto, as crianças têm bons resultados, em comparação com os adultos, se a adesão ao tratamento for mantida; uma vez iniciada a toma do medicamento, a reabilitação também é boa; é encorajada, por exemplo, a realização de testes à mãe e à criança e o rastreio da tuberculose. É necessário um maior apoio psicossocial às crianças que vão tarde à escola, que são estigmatizadas, que não brincam com os amigos, que recusam a medicação devido ao assédio de outras crianças que as insultam devido ao seu estado de VIH". *Fonte: Entrevista com informador-chave.*

"... mas quando lhe deram o '*lajin*' (ARVs), houve uma melhoria notável. Ganhou energia, começou a brincar e a ajudar nas pequenas coisas da casa; podia brincar e queria ir à escola". *Fonte: Entrevista em profundidade com um cliente*

A partir das várias experiências das mães das crianças com VIH/SIDA e dos informadores-chave dos prestadores de serviços de VIH, há provas claras de que o regime de TAR tem proporcionado resultados benéficos para a saúde das crianças e dos seus pais, que também estão infectados pelo VIH.

Um fator crítico que foi observado por um dos informadores-chave, um médico, é o aspeto do diagnóstico precoce:

"O estado das crianças depende do momento em que são apresentadas e do início do tratamento; desde uma idade precoce, é fácil lidar com a situação, de facto a maioria está a sair-se muito bem; as que começam cedo são a maioria. Quando são bem preparadas desde cedo, os resultados são sempre positivos, por exemplo, a revelação é feita cedo, o que é um processo que leva à orientação dos adolescentes à medida que crescem e se tornam adolescentes".

Este ponto de vista capta toda a essência da expansão do TARV; mas quais são os factores que podem permitir que as crianças sejam diagnosticadas precocemente para obterem melhores resultados em termos de saúde, tal como descrito acima? Neste caso, verificamos que todos os problemas sociais, se não forem tratados atempadamente e em breve, todos os ganhos que foram alcançados em todas estas crianças perder-se-ão.

As principais questões e algumas perguntas para ajudar no caminho a seguir poderiam ser: pode o governo aumentar o seu orçamento para os cuidados de saúde com base na declaração de Abuja, para que a necessidade de reformar os sistemas de saúde e resolver as lacunas gritantes nas infra-estruturas possa ser efectuada? Poderão os actores e os doadores mundiais no domínio da saúde manter o seu financiamento ou assistiremos a uma redução dos orçamentos e das contribuições de agências como os fundos mundiais, a Fundação Clinton, o PEPFAR, etc.? Poderão os governos nacionais começar a oferecer apoio específico às pessoas afectadas pelo VIH/SIDA e aos agregados familiares, através de apoios como cestos de alimentos, ajuda monetária direta (especialmente para permitir que os clientes se envolvam em actividades que possam ser lucrativas para os agregados familiares), seguros, subsídios, etc.?

Embora o Norte do Uganda seja um caso especial para um estudo de avaliação desta natureza, com base no atraso no desenvolvimento nacional, tal como demonstrado pelo nível muito mais elevado de pobreza, pior ainda com a insurreição civil do LRA, todos os problemas salientes relacionados com a expansão do TAR no Norte do Uganda existem também noutras partes do país; uma pessoa anónima e preocupada levantou uma séria bandeira vermelha na New Vision Press, do Uganda, sobre o trágico despedimento de 50 funcionários altamente qualificados de uma organização de serviços de VIH/SIDA de renome, a Mildmay Uganda, uma sucursal da Mildmay International, do Reino Unido, devido à falta de fundos, Anónimo, (2010); a pessoa preocupada questiona se existe vontade política no Governo do Uganda para resolver o problema do VIH/SIDA! Ainda na semana anterior, no mesmo jornal, o Presidente do Parlamento do Uganda criticava os Ministros das Finanças de África por não darem à saúde a seriedade que merece, disponibilizando o orçamento necessário para melhorar os sistemas de saúde e, por extensão, os cuidados de saúde. Lamentavelmente, o escritor escreveu e disse o seguinte sobre o despedimento de pessoal:

"Funcionários chorosos, incluindo prestadores de cuidados de saúde experientes e de longa data, tiveram de desocupar os gabinetes e, ao mesmo tempo, as pessoas que vivem com o VIH (PVHIV) estavam a ser afastadas porque a organização já não pode registar todos os novos pacientes que procuram cuidados nas instalações, exceto os muito doentes, as mulheres grávidas ou as crianças! Isto faz-nos pensar se existe vontade política neste país para enfrentar o desafio do VIH/SIDA que tem devastado o país nos últimos 25 anos"!

De facto, esta é a grande questão que se coloca relativamente à expansão da TAR em contextos de recursos limitados como o Uganda e, neste caso, o Norte do Uganda. O governo parece estar a fazer uma série de semânticas sobre o seu empenho na luta contra o VIH/SIDA, mas este cenário não é invulgar. É de facto lamentável e duplamente lamentável, uma vez que as vidas de pessoas inocentes estão realmente em risco neste caso. Há que dar um novo fôlego à luta contra o VIH/SIDA; isso pode ser feito com menos retórica e mais acções, o que, infelizmente, não pode ser conseguido sem um apoio significativo, mostrando onde está o dinheiro.

CAPÍTULO 5

5 Conclusões e implicações para a investigação e a prática futuras

5.1 Adequação metodológica do estudo

A natureza exploratória deste estudo e a necessidade de examinar a experiência vivida pelas famílias que cuidam de crianças afectadas pelo VIH/SIDA no que diz respeito aos resultados de saúde do tratamento, obrigou a que este se situasse na disciplina da antropologia médica, na qual a etnografia é adequadamente utilizada como o método de escolha para fornecer a descrição espessa necessária para representar a voz dos clientes que participaram no estudo. De facto, "para captar o que as pessoas sentem, ver o que as pessoas fazem, ouvir as 'vozes' das pessoas afectadas e sentir a emoção das pessoas", uma forma qualitativa de investigação que aplica o desenho etnográfico é, portanto, apropriada para este estudo, tal como habilmente discutido por Frankfort-Nachmias & Nachmias, (1996: 280-281) & Herdt & Boxer, (1991). O carácter caraterístico da investigação etnográfica para este tipo de estudo é também referido, entre outros, por Angrosino, (2005: 4), LeCompte & Shensul, (1999a: 1), e Reeves et al, (2008); no entanto, para este estudo de saúde em particular, a utilidade da conceção etnográfica é distintamente captada por Savage, (2000) e Herdt & Boxer, (1991), que sublinharam que o comportamento em torno da saúde e da doença é bem compreendido através da atuação física e da conversa com o grupo-alvo; desta forma, um etnógrafo é capaz de observar as pessoas em questão no seu ambiente de vida, bem como de falar com elas para compreender plenamente as questões que estão a ser investigadas.

Embora a utilidade e a pertinência deste método sejam claramente visíveis, não é indubitável que existem algumas fraquezas na sua aplicação no decurso do trabalho de campo, pelo que vale a pena analisar as suas limitações.

5.1.1 Limitações gerais e metodológicas do estudo

As limitações deste estudo foram anteriormente assinaladas pelo facto de, sendo um estudo exploratório que utiliza o conceito de qualidade de vida relacionada com a saúde, não ter sido aplicada a aplicação sistemática dos instrumentos de qualidade de vida avançados pelo Grupo WHOQOL, (1998), Storm, et al, (2005) e Ravens-Sieberer & Bullinger, (1998) do questionário KINDL; Em vez disso, utilizando os domínios destas ferramentas, foram desenvolvidos guias simples para entrevistas e discussões de grupos de centragem, a fim de aplicar o estudo etnográfico com os inquiridos selecionados no ambiente operacional em que a terapia antirretroviral para crianças que vivem com VIH/SIDA é implementada. É também aqui que se faz o apelo a mais investigação em contextos de recursos limitados, como o norte do Uganda, onde não só o estudo expôs a escassez de literatura sobre este discurso da qualidade de vida das crianças, como também não foi utilizada nenhuma aplicação significativa destas ferramentas na maioria dos países em desenvolvimento.

Um informador-chave de uma das organizações de apoio ao sistema de saúde do VIH/SIDA disse o seguinte

"Na pressa de aumentar a escala, temos de tentar dar qualidade às ligações do sistema de saúde; sistema de apoio em rede e pacientes ligados a eles para satisfazer as suas necessidades; mas a QVRS não é seguida de forma adequada e completa para obter a verdadeira imagem do benefício; isto requer dois esforços importantes: retenção de pacientes/crianças e inquérito de base sistemático, bem como atualização das instalações de saúde para manter as crianças em TAR e depois medir a QVRS".

Por conseguinte, a utilização do método etnográfico de investigação implica que a tónica principal seja colocada na "exploração da natureza dos fenómenos sociais específicos, em vez de se partir para o teste de hipóteses sobre os mesmos; e isto também significa uma análise de dados que envolve uma interpretação explícita dos significados e funções das acções humanas, cujo produto assume principalmente a forma de descrições e explicações verbais, com a quantificação e a análise estatística a desempenharem, no máximo, um papel subordinado" Atkinson & Hammersley, (1994).

As limitações específicas da etnografia como método são assinaladas, entre outros, por Savage, (2000); Harvey & Myers, (1995) e Nurani, (2008); entre eles, especificam duas limitações-chave da etnografia como sendo a falta de resultados generalizáveis, ou, como Harvey & Myers, (1995) observaram, 'conduz a um conhecimento aprofundado apenas de um contexto e situações particulares' e Nurani, (2008) acrescenta que é difícil reproduzir a investigação etnográfica, porque um acontecimento em ambiente natural não pode ser reproduzido. Além disso, uma vez que este método utiliza a observação como um dos principais instrumentos, Savage, (2000) opina que "requer um tempo considerável e uma supervisão sustentada para reformular o que pode ser familiar e aparentemente irrelevante como estranho e interessante".

Tal como os objectivos e a natureza deste estudo ditaram, a utilidade da etnografia é vista na sua aplicação aos cuidados de saúde como a melhor forma de aceder a crenças e práticas, permitindo que estas sejam vistas no contexto em que ocorrem, ajudando assim a compreender o comportamento em torno da saúde e da doença, Savage, (2000); ela também observou que a etnografia é particularmente valiosa, uma vez que os pontos de vista dos doentes sobre a experiência da doença ou a prestação de cuidados estão a ser reconhecidos como centrais para melhorar os cuidados de saúde. A etnografia pode mostrar, por exemplo, como a eficácia das intervenções terapêuticas pode ser influenciada pelas práticas culturais dos doentes e como os pressupostos etnocêntricos por parte dos profissionais de saúde podem impedir a promoção efectiva da saúde, (Ibid). Entretanto, Nurani, (2008), acrescenta que a principal vantagem da etnografia é a sua técnica de observação que permite ao investigador registar o comportamento à medida que este ocorre.

Além disso, para reforçar a fiabilidade dos resultados da investigação utilizando a etnografia, o estudo recorreu à triangulação, tal como já foi referido anteriormente, através da utilização de diferentes fontes de dados/métodos de recolha, tais como FGD, informadores-chave, análises de arquivos e relatórios governamentais para ajudar na verificação e validação da análise qualitativa.

Outras limitações deste método, que põem à prova a fiabilidade do estudo, decorrem do facto de que 'os participantes durante as observações podem apresentar um comportamento ideal, ou dizer ao investigador o que pensam que ele gostaria de ouvir', Nurani, (2008); ou, como Bowen, (2003) citando (Padgett, 1998) observou, os dados qualitativos estão repletos de opiniões e sentimentos pessoais; ver também Padgett, (2008: 179-198) sobre estratégias de rigor; mas, mais uma vez, tal como Savage referiu acima, no contexto dos cuidados de saúde, os pontos de vista e as experiências dos doentes são, neste caso, de extrema importância no processo de conceção das intervenções que melhor se adequam ao problema em causa.

A preocupação com os enviesamentos dos inquiridos no que diz respeito às explicações das suas experiências vividas foi, no entanto, parcialmente resolvida através da realização de entrevistas aprofundadas em casa dos inquiridos, onde o investigador podia ver com os seus próprios olhos o tipo de vida que eles estavam a viver; neste caso, o estudo pode revelar com autoridade que mais ou menos os inquiridos apresentaram uma imagem justa das suas vidas no contexto de viver com o VIH e as complicações que lhe estão associadas.

Como forma de aumentar a fiabilidade e a validade do processo e dos resultados analíticos, o investigador foi orientado com base na perceção de Creswell (1997: 161) de que a intenção da investigação qualitativa é compreender uma determinada situação social, acontecimento, papel, grupo ou interação. Trata-se, em grande medida, ...de um processo de investigação em que o investigador dá gradualmente sentido a um fenómeno social, contrastando, comparando, replicando, catalogando e classificando o objeto de estudo.

a vida quotidiana do contexto escolhido para o estudo; o investigador entra no mundo do informador e, através da interação contínua, procura a perspetiva e os significados do informador'.

O processo de codificação, tal como descrito acima, foi efectuado analisando os casos em pormenor e comparando as respostas dos inquiridos para determinar quais os temas mais importantes que emergem e que representam uma descrição justa da situação dos clientes. Este processo foi inspirado na fenomenologia social (Schutz, 1973) citada por Fereday & Muir-Cochrane, (2006) em que a construção social se baseia no significado subjetivo da ação humana. O rigor analítico teve assim em conta os três postulados citados: *a coerência lógica*, em que a investigação deve estabelecer o mais alto grau do quadro concetual e do método aplicado, que deve seguir os princípios da lógica formal; *a interpretação subjectiva*, em que o modelo deve ser fundado no significado subjetivo da ação do "ator"; e *a adequação*, em que deve haver coerência entre as construções e as tipificações do investigador e as que se encontram na experiência do senso comum; o modelo deve ser reconhecível e compreendido pelos "actores" na vida quotidiana.

O processo de codificação detalhada e os procedimentos de análise temática produziram um processo que foi ilustrado graficamente para uma pista de auditoria justa que pode ser rastreada até aos dados pelos inquiridos para interpretar os significados do que foi dito ou visto nas suas vidas. E ao utilizar os temas gerados tanto indutiva como dedutivamente, os pontos de vista e a experiência vivida dos participantes foram apresentados nesta tese final como um relatório representativo.

5.2 Explicar e compreender o quadro concetual a partir dos resultados do estudo

O protocolo de investigação inicial desenvolveu um quadro concetual (ver capítulo 1) através de revisões da literatura relevante, para fornecer a base através da qual o estudo de campo e, subsequentemente, a análise de dados foram efectuados. Neste quadro, foram examinados três níveis de factores, que incluem os factores a montante (nível macro); os factores a meio do percurso ou de nível intermédio e os factores a jusante ou de nível micro.

5.2.1 Factores de nível macro

Nesta secção, o estudo analisou o fator constante global que é a situação humanitária gerada pelo conflito civil do LRA, que também influenciou três outros factores, nomeadamente, as políticas governamentais e as funções das ONG, os determinantes gerais da saúde e as caraterísticas socioculturais.

O estudo revela aqui que o conflito civil do LRA causou muita destruição de infra-estruturas e agravou a situação de pobreza da população em geral, pelo que, no âmbito das políticas governamentais e das funções das ONG, foram postas em prática várias medidas políticas positivas pelos departamentos governamentais competentes, mas como as dotações orçamentais do governo são sempre muito insignificantes, a maior parte dos recursos de financiamento provém dos orçamentos dos doadores. Muitas das agências internacionais e ONG locais têm estado activas no apoio aos sistemas de saúde e no apoio direto às pessoas e agregados familiares afectados pelo VIH/SIDA, mas o apoio não tem sido consistente para garantir a segurança dos meios de subsistência dos clientes.

Os determinantes gerais da saúde dos inquiridos estudados apresentam uma tendência preocupante, na qual a desintegração familiar é maciça, o desemprego é galopante entre todas as pessoas entrevistadas; a pobreza continua a ser generalizada, a segurança alimentar do agregado familiar é muito fraca na maioria destas pessoas e o capital social para reforçar os seus meios de subsistência é, na melhor das hipóteses, insignificante através das famílias mais próximas e, na pior, está praticamente destruído; em suma, a resiliência social é muito reduzida para resistir ao impacto do fardo da doença do VIH/SIDA.

E, entretanto, as caraterísticas socioculturais mostram que o comportamento de procura de cuidados de saúde das PVVS é geralmente positivo; alguns dos inquiridos, por exemplo, admitem procurar cuidados junto de feiticeiros tradicionais, mas, mais uma vez, depois de não terem conseguido obter qualquer mudança positiva na saúde dos seus filhos e de si próprios, através do apoio de aconselhamento de organizações como a TASO, a Health Alert-Uganda de Gulu, a Comboni Samaritan de Gulu e os sistemas hospitalares do governo, ajustaram-se bem ao seguir os conselhos de saúde destes prestadores de serviços para melhorar a sua própria saúde e a dos seus filhos.

5.2.2 Factores de nível intermédio

Nesta secção, são analisados três factores, ou seja, o sistema de saúde, os comportamentos de saúde e os factores psicossociais que, em conjunto, afectam o terceiro fator dos indicadores de resiliência familiar.

Analisando os sistemas de saúde através dos relatórios, das observações no terreno e dos testemunhos, verifica-se claramente que os sistemas de saúde são inadequados; a falta de pessoal é motivo de grande preocupação, como o atestam os recentes relatórios de imprensa; o Governo nunca cumpriu o seu compromisso com a declaração de Abuja de afetar 15% do PIB aos cuidados de saúde; atualmente, situa-se entre 6 e 7,5%. Com a falta de pessoal, surge o problema conexo da falta de competências adequadas, em especial de especialistas pediátricos em VIH/SIDA, para prestar cuidados holísticos às crianças afectadas; além disso, existe o problema da falta de melhores fórmulas de medicamentos adequados às crianças, que, em geral, continuam a ser dispendiosos, e a profilaxia essencial do cotrimoxazol® (septrin®), que, por vezes, continua a esgotar-se na rede de abastecimento, causando graves problemas na gestão das infecções oportunistas. Os sistemas laboratoriais também são afectados por ferramentas de teste deficientes e por uma coordenação deficiente da disponibilização dos resultados aos utentes, o que leva ao abandono do sistema de cuidados por parte dos utentes que não aparecem para receber os seus resultados devido ao longo tempo de espera. Os sistemas de acompanhamento também são inadequados devido à falta de pessoal para levar a cabo estas actividades. De um modo geral, o sistema de saúde não está bem equipado para os milhares de utentes que necessitam de TARV, mas que não estão a recebê-lo corretamente ou não o fazem de todo.

O comportamento de saúde e os factores psicossociais revelam que os utentes foram expostos a várias formas de vulnerabilidade e sofrimento que os tornaram susceptíveis de não alcançar os resultados de saúde desejados no âmbito da prestação de TAR; uma grande preocupação tem sido a reação negativa dos cônjuges masculinos à informação do teste positivo de VIH feito pelas suas mulheres; Muitos homens atacaram violentamente as suas esposas, privaram-nas de bens e, na maioria dos casos, expulsaram-nas de casa e deixaram de a apoiar, bem como aos seus filhos, de qualquer forma; esta situação aumentou o nível de vulnerabilidade da maioria destas utentes ao ponto de estarem a sobreviver e só através de pura determinação e vontade de viver é que estão a ultrapassar estas circunstâncias sem precedentes. Muitas mulheres estão a procurar cuidados nos pontos de PTV, mas sem envolver os homens no processo, continuamos a obter respostas negativas. Também estas mulheres foram vítimas de formas graves de estigmatização e discriminação, em que os seus filhos são impedidos de brincar com outras pessoas consideradas saudáveis por receio de uma transmissão infundada do VIH; a outras foi-lhes negada a oportunidade de trabalhar em alguns locais por suspeita de serem seropositivas. Com estes ambientes negativos, os efeitos podem ser vistos nos esforços para manter a adesão aos medicamentos para si e para os seus filhos. O comportamento em termos de saúde também é afetado pela pobreza e pela falta de actividades geradoras de rendimentos adequados, uma vez que não conseguem comprar alimentos para sustentar a ingestão de medicamentos, ou dispor de dinheiro para se deslocarem aos pontos de serviço de saúde para tomarem os medicamentos e fazerem exames médicos. Outras questões observadas aqui são que, através do aconselhamento, os cuidadores ganharam coragem para ajudar os seus filhos a reconhecerem o seu estado de VIH, mesmo que alguns ainda achem difícil devido à incerteza sobre as implicações da revelação para os seus filhos; também muitos clientes estão a ultrapassar a dor da estigmatização aceitando a sua condição e aprendendo a viver positivamente, reforçando assim a sua determinação em ajudar os seus filhos; mas com esta determinação, apelam à melhoria do seu bem-estar para permitir um melhor nível de sobrevivência.

De facto, no domínio dos indicadores de resiliência da família, o estudo revela que, devido à pobreza resultante, em parte, do conflito civil, à falta de actividades de rendimento, à fraca segurança alimentar, à desintegração familiar, ao capital social ineficaz, juntamente com o problema da estigmatização, a maioria das famílias tem caraterísticas de resiliência muito baixas em relação ao impacto do VIH/SIDA; no entanto, a maioria demonstrou motivação para trabalhar arduamente para sustentar as suas famílias, mas continua a exigir um programa sistemático de proteção social que, infelizmente, não existe neste momento, para além da assistência humanitária esporádica dos poucos prestadores de serviços no terreno. Assim, embora o estudo revele que a maioria destes clientes continua a ser positiva na procura de cuidados, as más condições de resistência são o maior obstáculo ao comportamento favorável de procura de cuidados de saúde já formado.

5.2.3 Factores de nível micro

Neste nível, há duas questões a considerar, ou seja, os parâmetros de qualidade de vida relacionados com a saúde e os resultados finais da qualidade de vida. Neste caso, o estudo revela que, utilizando os quatro domínios da qualidade de vida - saúde geral e sintomas, funcionamento físico, bem-estar psicológico e funcionamento do papel social -, os inquiridos foram muito positivos em relação à utilidade dos ARV, os medicamentos para o VIH; de facto, um dos informadores-chave disse: "numa escala de 100%, ele considera que a TAR foi 80% muito bem sucedida", sendo que os 20% de insucesso se devem apenas às fragilidades observadas nos sistemas de saúde e aos fracos meios de subsistência resultantes do conflito civil do LRA, ao fraco programa de proteção social e à pobreza endémica na região.

A partir desta perspetiva e da narrativa dos entrevistados, vemos que o programa de TARV fez uma grande diferença na vida das crianças infectadas com o VIH.

A maioria dos clientes relata que, para além dos efeitos secundários ocasionais dos medicamentos, no domínio da saúde geral e dos sintomas, os seus filhos ficaram quase imediatamente bem e retomaram a vida normal; os frequentes ataques de malária, febres, pneumonia, inchaços corporais, tuberculose e muitas outras infecções oportunistas relacionadas foram reduzidos a quase zero.

No domínio físico-funcional, os testemunhos dizem tudo: muitas destas crianças, de corpos acamados e fracos, conseguiram voltar a comer normalmente após os efeitos perturbadores da doença, brincam ativamente como crianças normais, participam nas tarefas domésticas, como ir buscar água às fontes, cavar as hortas, etc., e também voltaram à escola para retomar as aulas, dormem bem e têm estilos de vida saudáveis no seio das famílias.

No domínio do bem-estar psicológico, o estudo observou que o estado emocional destas crianças é determinado pelos sintomas da doença; normalmente, antes do início do tratamento com ARV, as crianças viviam uma vida com morbilidades muito elevadas e, como tal, eram frágeis, tristes e sem vida na maioria dos casos; mas, ao iniciarem o tratamento com ARV, a resposta das crianças foi muito dramática; de facto, tal como mencionado anteriormente por um informador-chave, quando as crianças são diagnosticadas precocemente e iniciam o tratamento, os resultados são muito bons e a maioria delas está a sair-se muito bem.

No entanto, a principal questão relativa ao bem-estar psicológico está relacionada com a revelação do estatuto de seropositividade; algumas crianças respondem bem aos ARV e vivem uma vida praticamente normal, mas se a componente da revelação não for bem gerida, o seu estado emocional pode alterar-se negativamente quando se apercebem que têm VIH. Já houve muitos casos de crianças que, de acordo com a admissão dos inquiridos, perguntaram por que razão continuam a tomar medicamentos continuamente quando se sentem saudáveis? As respostas variam consoante a mãe/responsável tenha sido aconselhada ou a criança seja ainda demasiado nova para compreender as implicações da doença do VIH. A literatura sugere que considerar o estado da criança, o bem-estar da mãe e os serviços de apoio, juntamente com o aconselhamento, é a melhor abordagem para lidar com este problema emocional; as organizações locais que este investigador visitou conceberam um meio de apoiar as crianças através da organização daquilo a que chamam os dias da criança, em que as crianças são convidadas a participar em actividades que oferecem uma mensagem de aconselhamento suave sob a forma de canções, danças e outras dramatizações. Isto tem ajudado muito os pais a envolverem os seus filhos na apreciação gradual do seu estado de saúde e, eventualmente, a optarem por aderir ao tratamento; mais uma vez, os testemunhos revelam que algumas crianças ficam a conhecer o seu estado e, mais tarde, com um bom aconselhamento, começam a pedir os medicamentos voluntariamente, quando chega a altura, sem que as mães lhes peçam ou as obriguem a tomá-los. Mas as crianças ficam muito frustradas com a ingestão de medicamentos, especialmente numa situação em que a alimentação é um problema; infelizmente, quase todos os inquiridos no seu pedido de apoio relataram falta de

a alimentação é um espetro constante de preocupação para eles, uma vez que estas crianças precisam de comer a toda a hora quando tomam o medicamento, em todo o caso aconselhado pelos serviços de saúde.

E no que diz respeito ao funcionamento do papel social, como já foi referido acima, tendo um resultado de saúde muito bom no que diz respeito aos ARV, as crianças, com a sua nova saúde, voltaram a ser muito activas na participação nas actividades do dia da criança, foram matriculadas na escola, são sociáveis com os seus amigos e brincam com eles, relacionam-se bem com os seus pais e cuidadores e, com um bom ambiente doméstico (na maioria das vezes não), sabe-se que as crianças vivem bem nos seus lares, ajudando nas tarefas domésticas adequadas.

Finalmente, o último ponto do quadro concetual é a própria qualidade de vida, que tem sido a variável constante da avaliação desta tese; sendo a qualidade de vida o bem-estar físico e mental percebido por uma pessoa ou o bem-estar emocional, social e físico das pessoas, e a sua capacidade de funcionar nas tarefas normais da vida, pode dizer-se que o TARV proporcionou uma qualidade de vida nitidamente melhorada às crianças e às suas mães que também estão infectadas, no entanto, muitos factores podem contribuir para a QV, incluindo os que influenciam a "bondade" da vida, a felicidade de uma pessoa e a capacidade de funcionar independentemente e de gozar a vida. No entanto, os muitos factores que podem contribuir para a bondade da vida estão gravemente ausentes na vida destas famílias pobres, que enfrentam a luta diária para sustentar as suas vidas com o mínimo de TAR.

A partir da explicação acima apresentada do quadro concetual, verifica-se de forma conclusiva que o estudo foi capaz de dar respostas às questões de investigação colocadas no início deste percurso de investigação. Olhando mais uma vez para a principal questão de investigação desta tese, que é:

Quais são os resultados do tratamento para as crianças que vivem com o VIH/SIDA em zonas afectadas por conflitos (norte do Uganda) na era da expansão da TAR, que se traduzem na sua QV? Por outras palavras, como é que as crianças infectadas pelo VIH/SIDA respondem à TAR em zonas em recuperação de conflitos e com recursos limitados para garantir uma QVRS positiva?

Explicar o quadro concetual também assegurou que todas as 7 perguntas específicas da investigação foram exaustivamente respondidas com a conclusão final de que, não obstante o impacto negativo da insurreição do LRA, a pobreza que permeia a sociedade, etc., o programa ART foi benéfico para as crianças; o que é necessário neste momento é reformular todas as medidas apropriadas que, felizmente, todas as partes interessadas no VIH/SIDA, incluindo os departamentos governamentais relevantes, conhecem a um nível que garanta que a subsistência de todas as famílias afectadas seja elevada acima do atual estado deplorável para um estado que garanta que a dignidade e os direitos humanos sejam restaurados para estas infelizes vítimas de uma doença que, na verdade, nunca adquiriram de forma consciente ou voluntária.

Em conclusão, uma citação de um dos informadores-chave pode ajudar a compreender a necessidade de fazer mais esforços para aumentar a utilização do TARV para crianças:

" Os cuidados com a criança foram sempre questões de pormenor, mas não os pontos-chave, pelo que é preciso mudar agora".

5.3 Contribuições do estudo para o discurso científico e político

Este estudo é um complemento útil ao conjunto de conhecimentos existentes sobre a epidemia de VIH/SIDA e, mais ainda, sobre o conceito de qualidade de vida no tratamento e nos resultados de saúde em doenças crónicas, neste caso a SIDA. Já se observou que o VIH/SIDA pode ser considerado uma doença crónica com base em alguns dos estudos sobre a qualidade de vida relacionada com a saúde das pessoas infectadas, tal como discutido no enquadramento teórico desta tese. É precisamente aqui que se pode ver a importância deste estudo; a literatura levou-nos mais uma vez a acreditar que, em muitos contextos de recursos limitados, os estudos sobre os resultados da qualidade de vida da doença do VIH têm sido limitados; em áreas de conflito onde a epidemia também é frequente, não existe literatura específica sobre este assunto. Um estudo que se relaciona muito de perto com esta tese foi efectuado por Kiboneka et al, (2008) em Gulu, que é também o local desta investigação; tentaram determinar os resultados de saúde das crianças, concentrando-se nas que recebem terapia antirretroviral combinada.

Esta investigação acrescenta, assim, a este estudo específico de Kiboneka et al, informação qualitativa sobre a experiência vivida pelas crianças nesta zona propensa a conflitos; desta forma, ajudará a envolver a comunidade científica no sentido de desvendar os resultados reais em termos de saúde com base num tratamento ou intervenção específicos dados na altura em questão.

A este respeito, o estudo dá dois contributos importantes para a investigação e para os discursos políticos, respondendo às principais questões de investigação e proporcionando uma compreensão de como os resultados de saúde nos contextos de conflito de Gulu são afectados pela dinâmica dos factores de nível micro, intermédio e macro, tal como demonstrado no quadro concetual da investigação no local de investigação. Estas contribuições são:

Em primeiro lugar, ao explicar o quadro concetual com base na experiência vivida pelos utentes e pelos prestadores de serviços, o estudo proporcionou uma melhor compreensão da forma como os factores interagiram, resultando no atual estado de saúde das crianças que fazem TAR. Para os criadores de políticas, isto é benéfico na medida em que não são apenas confrontados com o que possivelmente já sabem, mas um esforço de investigação como este dá-lhes uma outra dimensão a partir da qual podem explorar novas oportunidades para responder às necessidades destes agregados familiares e das suas crianças para obter resultados de saúde muito melhores.

Em segundo lugar, ao confirmar a escassez de literatura neste domínio da intervenção médica, ou seja, os estudos sobre a qualidade de vida, este estudo proporcionou a outros investigadores no domínio dos estudos sobre a qualidade de vida a oportunidade de se empenharem mais ativamente nos resultados da saúde pediátrica, especialmente em contextos de recursos limitados, como forma de determinar a eficácia das intervenções de saúde na sua aplicação a crianças infectadas pelo VIH.

5.3.1 Implicações para a investigação científica

O estudo demonstrou, através de uma análise intensiva da literatura, que a necessidade de aplicação clínica de parâmetros de qualidade de vida relacionados com a saúde continua a ser uma área que tem de ser mais explorada em contextos de recursos limitados para determinar a eficácia das intervenções e melhorar os resultados em matéria de saúde; este caso é apoiado pela declaração de um informador-chave que afirmou

"Na corrida para aumentar o TARV, temos de tentar dar qualidade às
ligações entre os sistemas de saúde
; criar um sistema de apoio em rede e ligar os doentes a esses sistemas para que possam
cumprir as suas obrigações.

mas a QVRS não é seguida de forma adequada e completa para se obter uma imagem real
dos benefícios; são necessários dois esforços importantes: a retenção de pacientes/crianças
e um inquérito de base sistemático, bem como um centro de saúde para manter as crianças
em TAR e, em seguida, medir a QVRS".

5.3.2 Implicações para o planeamento de políticas

Este estudo foi capaz, com base na abordagem metodológica, de extrair dos clientes informações e/ou dados sobre as suas situações de vida actuais, bem como opiniões de informadores-chave que trabalham na área dos serviços de VIH/SIDA sobre as melhores práticas experimentadas e os principais desafios que enfrentam. Estas informações devem ser úteis para os decisores políticos, na medida em que foram capazes de identificar, apesar de todos os grandes estrangulamentos com que se depara a expansão do TARV num ambiente propenso a conflitos e pobre em recursos, as intervenções que indicam as melhores práticas que funcionam e que podem ser consideradas para serem acrescentadas à conceção das suas políticas para melhorar os serviços a nível das bases; e também as muitas áreas em que os clientes pedem apoio são apontadas como oportunidades para melhorar os seus meios de subsistência, respondendo a estas necessidades de que realmente sofrem. Assim, a partir das observações anteriores, os exemplos das melhores práticas observadas durante o estudo de campo e as questões críticas para a expansão do TARV são apresentados a seguir:

5.3.2.1 Melhores práticas

É evidente que, com base nos muitos anos de trabalho no domínio da prevenção, dos cuidados e do tratamento do VIH/SIDA, há uma série de práticas já conhecidas e utilizadas que são consideradas as melhores práticas padrão para o aumento do tratamento eficaz, como é o caso da TAR, mas este estudo destaca duas delas para serem mencionadas neste caso:

• Os dias das crianças: os dias das crianças, de acordo com a observação desta investigação, são uma prática que pode ser considerada "melhor prática" no processo de aumento do tratamento devido ao impacto terapêutico e psicossocial nas crianças. Os dias da criança, tal como implementados pela TASO, pela Health Alert-Uganda e, em certa medida, pelo hospital St. Mary's Lacor, constituem uma óptima oportunidade para reforçar a vontade das famílias de garantir a estabilidade emocional dos seus filhos; quando as crianças estão estáveis, os seus cuidadores ficam motivados para as apoiar ainda mais. No Health Alert, a prática do canto e da dança tradicional por parte destas crianças no seu centro oferece a oportunidade de as crianças aceitarem o seu estado de saúde e, através da experiência partilhada, o peso da doença é muito reduzido. Mas quando levou o seu filho às actividades do Dia da Criança da Health Alert, ficou agradavelmente surpreendida ao ver crianças muito felizes a participarem nestas actividades que lhes transmitem mensagens de aconselhamento delicadas.

• O Projeto de Prevenção Positiva: iniciado pela Save the Children no Uganda e testado pela Health Alert Uganda, é uma abordagem social holística inovadora para lidar com a prevenção, os cuidados e o tratamento do VIH das crianças, em que estão envolvidas todas as partes interessadas. O projeto de prevenção positiva aborda as seguintes questões: *estigmatização e discriminação e o papel do género*, em que os clientes são incentivados a viver de forma positiva e ajudados a lidar com o problema da estigmatização; *envolvimento dos homens,* que, como já foi referido, sem o envolvimento dos homens, a luta para aumentar a TAR é uma tarefa difícil (ver vinheta n.º 4); os homens podem ajudar reconhecendo o seu estatuto e tornando-se parceiros na ajuda às suas esposas, em vez de agirem de forma violenta; *aconselhamento sobre o VIH centrado nas crianças*, neste caso, é salientada a necessidade de orientações e de conselheiros com formação; *Meios de subsistência sustentáveis para os agregados familiares vulneráveis afectados pelo VIH*, esta é talvez a espinha dorsal de todos os esforços para aumentar o TAR a nível dos agregados familiares; sem apoio sustentável aos meios de subsistência ou proteção social, como foi observado, o caso do aumento do TAR está certamente perdido; e, finalmente, a questão do *aconselhamento em matéria de saúde sexual e reprodutiva dirigido aos jovens infectados pelo VIH*, este conceito é muito importante, especialmente quando as crianças se tornam adolescentes; ajuda-os a assumir a responsabilidade na sua vida sexual e a agir não só de forma responsável, mas também a evitar a propagação do VIH. Este modelo de trabalho está a ser reproduzido noutras partes do Uganda devido à sua aplicação bem sucedida nos distritos de Gulu e Amuru, no Norte do Uganda.

5.3.2.2 Questões críticas para a expansão do TARV

As questões críticas para o aumento do TARV baseiam-se no pedido de apoio dos utentes e nas observações dos prestadores de serviços no terreno. As questões são as seguintes:

• Muitas das famílias que estão a fazer TARV para pais e filhos aceitaram que os ARVs funcionam para melhorar a qualidade de vida, especialmente dos seus filhos; assim, a política pode basear-se nesta motivação para fornecer serviços que satisfaçam as suas expectativas de tratamento.

• As famílias estão dispostas a trabalhar arduamente para melhorar os seus meios de subsistência em termos de geração de rendimentos, produção de alimentos e bem-estar do agregado familiar, mas precisam de um sistema de apoio concertado e bem organizado para garantir que os ganhos não sejam prejudicados pelas muitas dificuldades inerentes à gestão da doença; neste contexto, o governo e os parceiros têm de trabalhar no sentido de prestar apoio direto a todos os agregados familiares vulneráveis através de uma iniciativa abrangente de proteção social; neste momento, não existem fundos específicos para a melhoria dos meios de subsistência per se, uma vez que o custo das operações das organizações de apoio também é limitado e orientado pelos doadores.

• Os esforços das poucas organizações comunitárias de base, como a Health Alert, a

Comboni Samaritan de Gulu, a TASO, etc., ficam muito aquém da capacidade de capacitar todas as PVVS e as suas famílias para sustentarem os seus meios de subsistência face ao VIH/SIDA, e as crianças continuam a ser o grupo mais afetado, uma vez que têm de salvaguardar o seu desenvolvimento fisiológico e evitar que o vírus comprometa/destrua a sua imunidade e saúde. Deve ser dada prioridade à necessidade de mobilização de fundos para actividades armadas diretamente fortes destas organizações.

5.4 Conclusão

O principal objetivo deste estudo exploratório qualitativo foi determinar, no contexto de um conflito civil, como é que os resultados de saúde das crianças são alcançados através da intervenção do TARV; o estudo propôs-se a descobrir como é que as crianças estão a reagir ao processo de aumento do tratamento e dos cuidados na área afetada pela guerra no local de estudo. Na sequência de um processo de investigação etnográfica, utilizando ferramentas de estudo de entrevistas aprofundadas a utentes e informadores-chave, FGD, observação dos participantes e revisões de arquivo de dados secundários, o estudo gerou 7 temas principais através de um processo de análise de dados indutivo e dedutivo, auxiliado pelo software informático Atlas.ti 6 para análise qualitativa. Estes temas globais, que são a resiliência social, as oportunidades de expansão, os sistemas de saúde, a eficácia dos medicamentos no TARV, o comportamento de procura de saúde, a proteção social e a qualidade de vida, constituíram a base da redação da tese.

Os resultados em matéria de saúde das crianças revelaram-se em grande medida muito receptivos às intervenções do TARV, na medida em que a qualidade de vida em geral, avaliada através dos domínios da saúde geral e dos sintomas, do funcionamento físico, do bem-estar psicológico e do funcionamento do papel social, apresentou todos resultados positivos. No entanto, tal como foi explicado de forma elaborada através do quadro concetual, foi claramente observado nos testemunhos dos clientes que muitos factores gerados pelo conflito civil do LRA e outros fora do seu controlo têm vindo a minar os esforços para melhorar a saúde dos seus filhos e a sua própria saúde.

A este respeito, o estudo também reconheceu uma série de boas práticas existentes na expansão do TARV e destacou algumas que poderiam ser promovidas para expansão de modo a cobrir aqueles que não estão a receber o benefício do tratamento e dos cuidados; estes são os dias das crianças e o projeto de prevenção positiva. Outras questões relevantes a nível político são o desenvolvimento de diretrizes para uma proteção social abrangente e a mobilização de apoio para organizações comunitárias locais que oferecem serviços de VIH/SIDA para melhorar os cuidados e o apoio psicossocial a estes clientes.

Quanto à importância deste estudo para os conhecimentos e políticas existentes, o estudo registou dois contributos importantes: foi demonstrada uma melhor compreensão das interações dos factores salientes com informações-chave que se pensa serem relevantes para os decisores políticos considerarem no processo de conceção de políticas para as crianças afectadas pelo VIH/SIDA e para todos os seus agregados familiares. Em segundo lugar, através de uma análise exaustiva da literatura atual e passada e de informações provenientes do terreno, o estudo revelou a falta de informações sobre estudos de qualidade de vida como meio de avaliar as intervenções e os resultados do tratamento; a este respeito, as conclusões fornecem novas informações adicionais e um impulso para a investigação futura sobre a qualidade de vida das crianças com VIH em contextos de escassez de recursos, o que seria extremamente benéfico para determinar a eficácia do tratamento e, consequentemente, melhorar os resultados de saúde das crianças.

6 BIBLIOGRAFIA

ABEBE, T. & AASE, A.

2007 Children, AIDS and the politics of orphan care in Ethiopia: the extended family revisited. *Ciências Sociais e Medicina*. Vol. 64: 2058-2069.

ADATO, M.

2007 SIDA, resiliência comunitária e proteção social. Apresentação no Workshop Renewal 3 em Randburg, África do Sul. IFPRI.

ADGER, W.N.

2000 Resiliência social e ecológica: estão relacionadas? Progresso em Geografia Humana. Vol. 24 (3): 347-364.

AHMED, A.K.

2006 Concepts and practices of "resilience": a compilation from various secondary sources (Conceitos e práticas de "resiliência": uma compilação de várias fontes secundárias). Um documento de trabalho preparado para o Programa de Resiliência da Comunidade Costeira (CCR); USAID/ASIA.

ANDERSON, R.E., SEWANKAMBO, F. & VANDERGRIFT, K.

2005 Pawns of politics: children, conflict and peace in northern Uganda (Peões da política: crianças, conflito e paz no norte do Uganda). Relatório sobre Paz e Conflito da World Vision International.

ANÓNIMO,

2010 Mildmay: É de perguntar se existe vontade política no Uganda para combater o VIH/SIDA! *The New Vision* Newspaper; Terça-feira 5th outubro, 2010. Disponível em: http://www.newvision.co.ug/D/8/21/734100.

ATTRIDE-STIRLING, J. 2001 Redes temáticas: uma ferramenta analítica para a investigação qualitativa. *Investigação Qualitativa*. Vol. 1 (3): 385-405.

AVERT

2008 O tratamento do VIH e as crianças: Os problemas. *An International site for HIV and AIDS Charity, UK*: Disponível em:

http://www.avert.org/children-hiv.htm. Acedido em 23.03.2008.

AVERT

2010a Acesso universal ao tratamento da SIDA: Objectivos e desafios. Disponível em:

http://www.avert.org/universal-access.htm. Acedido: 06.09.2010.

AVERT

2010b Tratamento para crianças com VIH e SIDA. Disponível em: http://www.avert.org/hiv-children.htm. Acedido: 06.09.2010.

BACHMAN, M.O. & BOOYSEN, F.L.R.

2003 Health and economic impact of HIV/AIDS on South African households: a cohort study (Impacto económico e sanitário do VIH/SIDA nos agregados familiares sul-africanos: um estudo de coorte). *BioMed Central, Saúde Pública*. Vol. 3 (14): 1-8.

BAIER, E.G.

1997 O impacto do VIH/SIDA nas famílias/comunidades rurais e a necessidade de estratégias multissectoriais de prevenção e atenuação para combater a epidemia nas zonas rurais. Em: http://www.fao.org/docrep/x0259e/x0259e00.htm. Roma, FAO. Ac.: 06.09.2010.

BAJUNIRWE, F., TISCH, D.J., KING, C.H., ARTS, E.J., DEBANNE, S.M. & SETHI, A.K. 2009 Qualidade de vida e apoio social entre pacientes que recebem terapia antirretroviral no Uganda Ocidental. *AIDS Care*; Vol. 21 (3): 271-279.

BARNNETT, T., WHITESIDE, A. & DESMOND, C.

2001 The social and economic impact of HIV/AIDS in poor countries: a review of studies and lessons. *Progress in Development Studies*. Vol. 1 (2): 151-170.

BARTLETT, J.A. & SHAO, J.F.

2009 Sucessos, desafios e limitações da atual terapia antirretroviral em países de baixo e médio rendimento. *The Lancet, Doenças Infecciosas*. Vol. 9: 637-49.

BASUDDE, E.

2009 Uganda: Crise à medida que os ARVs se esgotam. *The New Vision*, 24th julho, 2009; Disponível em: http://www.newvision.co.ug/D/8/12/688994.

BASZANGER, I. & DODIER, N.

1997 Etnografia: Relacionar a parte com o todo. Em Silverman, S. (Ed.) Qualitative research theory, method and practice. Londres, Sage Publications.

BATCHELDER, T.

2002 "A antropologia do VIH-SIDA - Antropologia médica". Carta de Townsend para médicos e pacientes. Findarticles.com. Acedido em: 28.09.2010, em: http://findarticles.com/p/articles/mi_m0ISW/is_2002_April/ai_84211146/. Acedido em: 04.09.2010.

BATES, I.; FENTON, C; GRUBER, J.; LALLOO, D; LARA, A.M.; SQUIRE S.B.; THEOBALD,

S.; THOMSON, R.; TOLHURST, R.

2004 Vulnerabilidade à malária, à tuberculose e à infeção e doença do VIH/SIDA. Parte 1: factores determinantes que operam a nível individual e do agregado familiar. *The Lancet* 4: 267-277.

BAYLIES, C.

2002 O impacto da SIDA nos agregados familiares rurais em África: Um choque como outro qualquer? *Desenvolvimento e Mudança*. Vol. 33 (4): 611-632.

BECK, C.T.

1993 Teetering on the edge: a substantive theory of postpartum depression. *Investigação em Enfermagem*. Vol. 42 (1): 42-48.

BECKER, J.U., THEODOSIS, C. & KULKARNI, R.

2008 HIV/AIDS, conflict and security in Africa: rethinking relationships. *Jornal da Sociedade Internacional da SIDA*. Vol. 11 (3): 1-7.

BIGGAR, R.J.

1986 The AIDS problem in Africa. *The Lancet*, 11 de janeiro; 79-82. Inquérito ocasional.

BLANCHE, S.; TARDIEU, M.; DULIEGE, A.

1990 Estudo longitudinal de 94 bebés sintomáticos com infeção pelo vírus da imunodeficiência adquirida perinatalmente. Evidência de uma expressão bimodal de sintomas clínicos e biológicos. *American Journal of Diseases of Children* 144: 1210-1215.

BLOOM, G.

2001 Equidade na saúde em sociedades desiguais: satisfação das necessidades de saúde num contexto de mudança social. *Política de Saúde*. Vol. 57: 205-224.

BLOOM, G.

2005 Saúde e proteção social. Satisfazer as necessidades dos muito pobres. Boletim do IDS. Em: http://www.eldis.Org/fulltext/verypoor/2 bloom.pdf. Acedido: 06.09.2010.

BOLOGNONE, D.

1986 SIDA. Um desafio para o antropólogo. *Trimestral de antropologia médica*. Vol. 17 (2): 35-36.

BONI, S.; PONTALI, E.; DE GOL, P.; PEDEMONTE, P.; BASSETTI D.

2000 Cumprimento da terapia antirretroviral combinada em crianças infectadas pelo VIH-1. *Jornal Internacional de Agentes Antimicrobianos*.16: 371-372

BOWEN, G.A.

2003 Os fundos sociais como estratégia de redução da pobreza na Jamaica: um estudo exploratório. Tese de doutoramento. Universidade Internacional da Flórida, Miami, Flórida.

BOYCE, C. & NEALE, P.

2006 Conducting in-depth interviews: A guide fro designing and conducting in-depth interviews for evaluation input. Pathfinder International Tool Series; Monitoring and Evaluation - 2.

BRASHERS, D.E., NEIDIG, J.L., REYNOLDS, N.R. & HAAS, S.M.

1998 Uncertainty in illness across the HIV/AIDS trajectory (Incerteza na doença ao longo da trajetória do VIH/SIDA). *Jornal da Associação de Enfermeiros no Tratamento da SIDA*, Vol. 9; 1: 66-77.

BUKULUKI, P. & LOUM, C.S.L.

2009 Challenges and opportunities for scaling up ART access and utilization for children under five years in resource constrained settings. Um caso do Uganda. Em Kutalek, R. & Prinz, A. (Eds.) Essays in Medical Anthropology. The Austrian Ethnomedical Society after Thirty Years. Viena e Berlim, Lit Verlag.

BUVE , A., BISHIKWABO-NSARHAZA, K. & MUTANGADURA, G.

2002 The spread and effect of HIV-1 in Sub-Saharan Africa. *The Lancet;* 359: 20112017. AiDs em África i.

CAsTRO, A & FARMER, P.

2005 Compreender e lidar com o estigma relacionado com as DDA: Da teoria antropológica à prática clínica no Haiti. *Jornal Americano de Saúde Pública*. Vol. 95: 53-59.

CCE (Centro para a Empresa Comunitária),

2000 The community Resilience Manual. Um recurso para a recuperação e renovação rural.

CHARMAZ, C.

2006 Constructing grounded theory: a practical guide through qualitative analysis (Construir uma teoria fundamentada: um guia prático para a análise qualitativa). Londres, sage Publications.

CHARMAZ, C.

1983 Perda de si próprio. Uma forma fundamental de sofrimento nos doentes crónicos. *Sociologia da Saúde e da Doença*, Vol. 5; 2: 168-197.

CLiNTON, B.

2008 Sistemas de saúde 'impedem' a luta contra o VIH. BBC NEWs.

Disponível em: http://news.bbc.co.Uk/go/pr/fr/-/2/hi/africa/7542890.stm. Acedido: 07.09.2010.

COHEN, D. & CRABTREE, B.

2006 "*Qualitative Research Guidelines Project*", http://www.qualres.org/HomeSamp-3702.html. Recuperado em 16 de agosto de 2010.

COOVADiA, H.M. & HADiNGHAM, J.

2005 HiV/AiDs: Tendências globais, fundos globais e estrangulamentos na distribuição. *Globalização e Saúde*. Vol. 1 (13): 1-10.

COOVADIA, H.M.; ROLLINS, N.C.; BLAND, R.M.; LITTLE, K.; COUTSOUDIS, A; BENNISH M.L.; NEWELL, M.

2007 Transmissão materno-infantil da infeção pelo VIH-1 durante o aleitamento materno exclusivo nos primeiros seis meses de vida: Um estudo de coorte de intervenção. *The Lancet* 369: 1107-1116.

CORBIN, J.M.

2003 O corpo na saúde e na doença. *Investigação Qualitativa em Saúde*, Vol. 13; 2: 256-267. Discurso de abertura; 8th Conferência sobre Investigação Qualitativa em Saúde. Sage Publications.

COYNE, I.T.

1997 Amostragem na investigação qualitativa. Amostragem intencional e teórica; fusão ou fronteiras claras? *Jornal de Enfermagem Avançada*. Vol. 26: 623-630.

CRESWELL, J.W.

1997 Investigação qualitativa e conceção da investigação: Choosing among five traditions. Sage Publications.

CURRAN, J.; DEBAS, H.; ARYA, M.; KELLEY, P.; KNOBLER, S.; PRAY, L. (Eds.)

2005 *Intensificação do tratamento da pandemia mundial de SIDA: Challenges and opportunities*. Instituto de Medicina das Academias Nacionais. Imprensa Académica Nacional, Washington DC.

CURTIS, S., GESLER, W., SMITH, G., & WASHBURN, S.

2000 Abordagens à amostragem e seleção de casos na investigação qualitativa: Exemplos na geografia da saúde. Ciências Sociais e Medicina, 50, 1001-1014.

DABIS, F.; ELENGA, N.; MEDA, N.; LEROY, V.; VIHO, I.; MANIGART, O.; DEQUAE-MERCHADOU, L.; MSELLATI, P.; SOMBIE, I.

2001 Mortalidade aos 18 meses e exposição perinatal à zidovudina na África Ocidental. *AIDS* 15: 771-779.

DESJARLAIS, R. & KLEINMAN, A.

1997 Violência e bem-estar. Social and Medicine, Vol. 45 (8): 1143-1145.

DESJARLAIS, R., EISENBERG, L., GOOD, B., & KLEINMAN, A.

1995 Saúde Mental Mundial: Problems and Priorities in Low-Income Countries (Problemas e prioridades em países de baixo rendimento). New York: Oxford University Press.

DONALD, A.

2008 O que é a qualidade de vida? Vol. 1 (9). O que é...? Série.

Disponível em www.whatisseries.co.uk. Hayward Medical Communication. Acedido: 02.01.2008.

DOWNING, R.G., EGHN, R.P. & BAYLEY, A.C.

1984 Sarcoma de Kaposi africano e SIDA. *The Lancet*: 478-480.

DRINKWATER, M., McEWAN, M. & SAMUELS, F.

2006 O efeito do VIH/SIDA nos sistemas de produção agrícola na Zâmbia: A restudy 1993-2005; Analytical Report. Disponível em: http://programs.ifpri.org/renewal/pdf/Zambia AR.pdf. Acedido: 07.09.2010.

EARP, J.A., & ENNETT, S.T.

1991 Modelos conceptuais para a investigação e a prática da educação para a saúde. Investigação em Educação para a Saúde: Teoria e Prática; 6(2):163-171.

EGAL, F. & VALSTAR, A.

1999 HIV/AIDS and Nutrition: helping families and communities copepe. Alimentação, Nutrição e Agricultura, Nº 25. Roma, FAO. Disponível em: http://www.fao.org/docrep/x4390t/x4390t04.htm. Acedido: 07.09.2010.

ELEY, B.; NUTTALL J.

2007 Terapia antirretroviral para crianças: desafios e oportunidades. *Annals of Tropical Paediatrics*; março, 27(1): 1-10.

EL-SADR, W.M. & ABRAMS E.J.

2007 Aumento da escala dos cuidados e do tratamento do VIH: pode transformar os cuidados de saúde em contextos de recursos limitados? *SIDA*. Vol. 21 (Suppl. 5): S65-S70.

ELYANU, P.

2010 VIH/SIDA pediátrico na sub-região de Acholi. Uma atualização da situação. Oficial de Programa, Cuidados Pediátricos do VIH/SIDA, Ministério da Saúde do Uganda.

FASSINOU, P.; ELENGA, N.; ROUET, F.; LAGUIDE, R.; KOUAKOUSSU, K.A.; TIMITE, M.; BLANCHE, S.; MSELLATI, P.

2004 Terapias anti-retrovirais altamente activas entre crianças infectadas pelo VIH-1 em Abidjan, Costa do Marfim. AIDS 18: 1905-1913.

FEREDAY, J. & MUIR-COCHRANE, E.

2006 Demonstração de rigor através da análise temática: uma abordagem híbrida de codificação indutiva e dedutiva e desenvolvimento de temas. Revista Internacional de Métodos Qualitativos. Vol. 5(1): 1-11.

FISCHL, M. A., RICHMAN, D. D., GRIECO, M. H., GOTTLIEB, M. S., VOLBERDING, R. A., LASKIN, O. L., et al.

1987 A eficácia da azidotimidina (AZT) no tratamento de doentes com SIDA e complexo relacionado com a SIDA: Um ensaio em dupla ocultação, controlado por placebo. *New England Journal of Medicine, 317,* 185-191.

FOLKE, C.

2006 Resiliência: a emergência de uma perspetiva para a análise de sistemas sócio-ecológicos. Mudanças ambientais globais. Vol. 16: 253-267.

FRANKFORT-NACHMIAS, C., & NACHMIAS, D.

1996 Research methods in the social sciences. Quinta edição; Arnold, Reino Unido.

GARBUS, L. & MARSEILLE, E.

2003 VIH/SIDA no Uganda. Projeto de análise da política nacional em matéria de SIDA. Centro de Investigação sobre a Política da SIDA, Universidade da Califórnia, São Francisco.

GARVIE, P.A., LAWFORD, J., BANET, M.S. & WEST, R.L.

2009 Medição da qualidade de vida em populações pediátricas e adolescentes com VIH: uma revisão da literatura. *Criança: Cuidados, Saúde e Desenvolvimento*; Vol. 35 (4): 440-453. Blackwell Publishing Ltd.

GDLA; Administração Local do Distrito de Gulu,

Plano de Desenvolvimento Distrital 2009 2009/2010 - 2011/2012, Gulu. Unidade de Planeamento do Distrito de Gulu.

GERGEN, K.

1985 O movimento construcionista social na psicologia moderna. American Psychologist; Vol. 40 (3): 266-275.

GISSELQUIST, D.

2004 Impact of long-term civil disorders and wars on the trajectory of HIV epidemics in sub-Saharan Africa (Impacto das perturbações civis e das guerras a longo prazo na trajetória das epidemias de VIH na África Subsariana). Revista do Aspeto Social do VIH/SIDA. Vol. 1 (2):

114-127.

GOTTLIEB, M.S., SCHROFF, R., SCHANKER, H.M., WEISMAN, J.D., FAN, P.T., WOLF, R.A. & SAXON, A.

1981 Pneumonia por *Pneumocystis carinii* e candidíase das mucosas em homens homossexuais previamente saudáveis - Evidência de uma nova imunodeficiência celular adquirida. New England Journal of Medicine; 305: 1425-1431.

GREEN, G.

1995 Atitudes em relação às pessoas com VIH: Serão elas tão estigmatizantes como as pessoas com VIH as consideram? *Ciências Sociais e Medicina*. Vol.41 (4): 557-568.

HAHN, R.A.

1999 A antropologia e a melhoria da prática da saúde pública. Em HAHN, R.A. & HARRIS, K.W. (1999). Anthropology and Public Health: Bridging differences in culture and society. Nova Iorque, Oxford University Press.

HAMMERSLEY, M & ATKINSON, P.

1983 Etnografia: Principles in practice. Tavistock, Londres e Nova Iorque.

HANKINS, C.A., FRIEDMAN, S.R., ZAFAR, T. & STRATHDEE, S.A.

2002 Transmission and prevention of HIV and sexually transmitted infections in war settings: implications for current and future armed conflict. *AIDS*; 16:2245-2252.

HARDON, A. & DANIELS, C.

2006 Acesso universal até 2010: 10 desafios no caminho. *Health Action International*. Disponível em: www.haiweb.org/20052006/HAI10challengesontheway.pdf. Acedido em 18. 05. 2007.

HARVEY, L.J. & MYERS M.D.

1995 Estudos académicos e prática: a contribuição dos métodos de investigação etnográfica para colmatar o fosso. *Tecnologias da informação e pessoas*. Vol. 8 (3): 13-27.

HAUSMANN-MUELA, S., RIBERA, J.M. & NYAMONGO, I.

2003 Comportamento de procura de saúde e a resposta do sistema de saúde. Documento de trabalho DCPP nº 14.

HEGNEY, D., ROSS, H., BAKER, P., ROGERS-CLARK, C., KING, C., BUIKSTRA, E., WATSON-LUKE, A., MCLACHLAN, K. & STALLARD, L.

2008 Building resilience in rural communities toolkit (Kit de ferramentas para a criação de resiliência nas comunidades rurais). Toowoomba, Queensland: Universidade de Queensland e Universidade de South Queensland.

HERDT, G & BOXER, A.M.

1991 Ethnographic issues in the study of AIDS (Questões etnográficas no estudo da SIDA). *The Journal of Sex Research*; Vol. 28(2): 171-187.

HOLLING, C.S.

1973 Resiliência e estabilidade dos sistemas ecológicos. *Revisão Anual de Ecologia e Sistemática*. Vol. 4: 1-23.

HOLLOWAY, I.

2005 Escrita qualitativa. Em Holloway, I. (Ed.) Qualitative research in health care. Berkshire, Open University Press.

HOOPER, E.

1987 SIDA no Uganda. African Affairs; 86: 469-477. Um jornal de Oxford.

COLIGAÇÃO INTERNACIONAL DE PREPARAÇÃO PARA O TRATAMENTO, ITPC,

2010 Falhar o objetivo 8. Racionar fundos, arriscar vidas: o mundo recua no tratamento do VIH.

KABUE, M. M.; KEKITIINWA, A.; MAGANDA, A.; RISSER, J.M.; MARK W.C.; KLINE, W.

2008 Growth in HIV-Infected children receiving antiretroviral therapy at the paediatric infectious disease clinic in Uganda (Crescimento em crianças infectadas pelo VIH que recebem terapia antirretroviral na clínica pediátrica de doenças infecciosas no Uganda). *AIDS Patient Care and STDs* 22 (3) 245-252.

KAGOLO, F.

2010 72,000 Ugandans to get free ARVs. *The New Vision* 8th setembro, 2010; Disponível em: http://www.newvision.co.ug/E/8/13/731374.

KAPLAN, R.M.

2003 O significado da qualidade de vida nos cuidados de saúde. Investigação sobre Qualidade de Vida. Vol. 12 (Suppl. 1): 3-16.

KATABIRA, E.T. & OELRICHS, R.B.

2007 Scaling up antiretroviral treatment in resource limited settings: successes and challenges. *SIDA*. Vol. 21 (Suppl. 4): S5-S10.

KATABIRA, E.T., KAMYA, M.R., KALYESUBULA, I. NAMALE, A. (Eds.)

2008 Diretrizes nacionais de tratamento e cuidados anti-retrovirais para adultos e crianças. 2nd Edition, Kampala, Ministério da Saúde.

KELLY, M.P. & FIELD, D.

1996 Sociologia médica, doença e corpo. *Sociologia da Saúde e da Doença*, Vol. 18; 2: 241-257.

KHAW, A.J., SALAMA, P., BURKHOLDER, B., & DONDERO T.J.

2000 Risco e prevenção do VIH na população afetada por emergências: A review. *Disasters*. Vol. 24 (3): 181-197.

KIBONEKA, A., NYATIA, R.J., NABIRYO, C., OLUPOT-OLUPOT, P. ANEMA, A., COOPER, C., & MILLS, E.

2008 Terapia pediátrica do VIH em conflitos armados. *SIDA*. Vol. 22 (9): 1097-1097.

KIEFER, C.W.

2007 Doing health anthropology: research methods for community assessment and change. Nova Iorque, Springer Publishing Company, LLC.

KIEPIELA, P.; LESLIE, A.J.; HONEYBORNE, I.; RAMDUTH, D.; THOBAKGALE, C.; CHETTY S.; RATHNAVALU, P.; MOORE, C.; PFAFFEROT, K.J.; HILTON, L.; ZIMBWA, P.; MOORE, S.; TODD, A.; BRANDER, C.; ADDO, M.M.; ALTFELD, M.; JAMES, I.; MALLAL, S; BUNCE, M.; BARBER, L.D.; SZINGER, J.; DAY, C.; KLENERMAN, P.; MULLINS, J.; KORBER, B.; COOVADIA, H.M.; WALKER, B.D.; GOULDER, P.J.R.

2004 Influência dominante do HLA-B na mediação da potencial co-evolução do VIH e do HLA. *Nature* 432: 769-775.

KITZINGER, J.

1994 A metodologia dos grupos de discussão: a importância das interações entre os participantes na investigação. Sociologia da Saúde e da Doença. Vol. 16 (1): 103-121.

KITZINGER, J.

1995 Introducing focus group: a guide for medical professionals (Introdução ao grupo de discussão: um guia para profissionais médicos). *British Medical Journal*. Vol. 311 (7000): 299-302.

KITZINGER, J.

2005 Focus group research: using group dynamics to explore perceptions, experiences and understandings. In Holloway, I. (Ed.) Qualitative research in health care. Berkshire, Open University Press.

KOBELSKI, P. & REICHEL, M.

1987 Quadros conceptuais para a instrução bibliográfica. Em REICHEL, M. & RAMEY, A. (Eds.) Conceptual frameworks for bibliographic education: theory into practice. (Originalmente do Journal of Academic Librarianship, 1981; 7: 73-77).

KOBUSINGYE, A.

2008 O projeto de prevenção positiva. Relatório do estudo de base para a Health Alert no Uganda.

KOOLE, O. & COLEBUNDERS, R.

2010 ART in low-resource settings: how to do more with less. *The Lancet.* Vol. 376: 396-98.

KOURTIS, A.P.; IBEGBU, C.; NAHMIAS, A.J.; LEE, F.K.; CLARK, W.S.; SAWYER, M.K.; NESHEIM, S.

1996 Progressão precoce da doença em bebés infectados pelo VIH com disfunção do timo. *The New England Journal of Medicine* 335: 1621-1629.

KRAUSS, S.E., HAMZAH, A., OMAR, Z., SUANDI, T., ISMAIL, I.A., ZAHARI, M.Z. & NOR, Z.M.

2009 Investigação preliminar e desenvolvimento de um guia de entrevista para estudar a forma como os agricultores da Malásia formam os seus modelos mentais de agricultura. *O Relatório Qualitativo.* Vol. 14 (2): 245-260.

KUHANEN, J.

2008 A historiografia do VIH e da SIDA no Uganda. *História em África*; Vol. 35: 301325. Projeto Muse.

LANG, N.G.

1986 SIDA: Questões bioculturais e o papel da antropologia médica. *Antropologia médica trimestral.* Vol. 17 (2): 35-36.

LAWSON, D.

2004 Determinants of health seeking behaviour in Uganda - Is it just income and user fee that is important? Um documento não publicado.

LeCOMPTE, M.D. & SCHENSUL, J.J.

1999a Conceber e efetuar investigação etnográfica. Nº 1 do Ethnographer's Toolkit. Londres AltaMira Press; Sage Publications.

LeCOMPTE, M.D. & SCHENSUL, J.J.

1999b Analysing and interpreting ethnographic data (Analisar e interpretar dados etnográficos). No. 5 in the Ethnographer's Toolkit. Londres AltaMira Press; Sage Publications.

LEEPER, S.C. & REDDI, A.

Política de saúde global dos Estados Unidos para 2010: VIH/SIDA, saúde materna e infantil e Plano de Emergência dos Presidentes para o Alívio da SIDA (PEPFAR). *SIDA.* Vol. 24 (00):

1-5.

LESERMAN, J.

2008 O papel da depressão, do stress e do trauma na progressão da doença do VIH. *Medicina Psicossomática.* Vol. 70: 539-545.

LEUNG, K., WU, E., LUE, B. & TANG, L.

2004 The use of focus groups in evaluating quality of life components among elderly Chinese people. *Investigação sobre a qualidade de vida.* Vol. 13: 179-190.

LEVENTHAL, H. & COLMAN, S.

1997 Qualidade de vida: uma perspetiva processual. *Psicologia e Saúde.* Vol. 12 (6): 753-767.

LEWINS, A. & SILVER, C.

2007 Using software in qualitative research: a step-by-step guide. Londres, Sage Publications.

MACHEL, G.

2007 O conflito alimenta a crise do VIH/SIDA. *VIH/SIDA, Género e direitos.* Inter-Press Services. http://ipsnews.net/hivaids/section1_2.shtml. SHAAN.ONLINE. Acedido em: 04.09.2010.

MAGUIRE, B. & CARTWRIGTH, S.

2008 Avaliar a capacidade da comunidade para gerir a mudança: Uma abordagem de resiliência à avaliação social. Programa de Ciências Sociais - Gabinete de Ciências Rurais, Governo Australiano.

MAGUIRE, B. & HAGAN, P.

2007 Disasters and communities: understanding social resilience. Jornal Australiano de Gestão de Emergências. Vol. 22 (2): 16-20.

MAHENDRA, V.S., PANDA, A.K., BAJAJ, S., MUDOI, R.J., GEORGE, B., GILBORN, L & BHARAT, S.

2002 Factores que afectam o comportamento de procura de cuidados de saúde das pessoas que vivem com o VIH/SIDA (PVVS) em Nova Deli, Índia: Resultados de um estudo qualitativo. Resumo nº ThPeE7924; Conferência Internacional sobre SIDA, 2002.

MANDERSON, L.

1998 Aplicação da antropologia médica no controlo das doenças infecciosas. *Medicina Tropical e Saúde Internacional.* Vol. 3 (12): 1020-1027.

MARCHAL, B., CAVALLI, A. & KEGELS, G.

2009 Os actores da saúde a nível mundial afirmam apoiar o reforço dos sistemas de saúde - trata-se de realidade ou de retórica? *PLOSMedicine*. Vol. 6 (4): 1-5.

MARSHALL, M.N.

1996 Amostragem para investigação qualitativa. Family Practice. Vol. 13; 6. Oxford University Press.

MCCOY, D., CHOPRA, M., LOEWENSON, R., AITKEN, J., NGULUBE, T., MUULA, A., RAY, S., KUREYI, T. IJUMBA, P. & ROWSON, M.

2005 Expandir o acesso à terapia antirretroviral na África Subsariana: Evitar as armadilhas e os perigos, capitalizar as oportunidades. *American Journal of Public Health*, 95 (1): 18-22.

MICHAELS, D.; ELEY, B.; NDHLOVU, L.; RUTENBERG, N.

2006 Explorar as práticas actuais na implementação e integração de ARV pediátricos com programas para a primeira infância na África do Sul: Uma análise rápida da situação, *Relatório Final Horizons*. Washington DC: Conselho da População.

MILES, M.B. & HUBERMAN, A.M.

1994 Análise de dados qualitativos. An expanded sourcebook. 2nd Edition, Sage Publications; Thousand Oaks.

MILLS, E.J., SINGH, S., NELSON, B.D. & NACHEGA, J.B.

2006 The impact of conflict on HIV/AIDS in Sub-Saharan Africa (O impacto do conflito no VIH/SIDA na África Subsariana). *Revista Internacional de DST e SIDA*. Vol. 17: 713-717.

MINISTÉRIO DA SAÚDE (MOH)

2003 República do Uganda Kampala. Projeto de política antirretroviral para o Uganda. Kampala: Ministério da Saúde, República do Uganda Kampala.

MINISTÉRIO DA SAÚDE (MOH)

2006 República do Uganda e ORC Macro. Uganda HIV/AIDS sero-behavioural survey 2004-2005. Calverton, Maryland, EUA: Ministério da Saúde e ORC Macro.

MITI, J.

2010 EUA doam ARVs ao Uganda. Jornal The Monitor, Quarta-feira 8th setembro, 2010. Publicações Monitor, Uganda. Disponível em:

http://www.monitor.co.ug/News/National/-/688334/1006168/-/co8q82z/-/index.html.

MOCK, N.B., DUALE, S., BROWN L.F., MATHYS, E., O'MAONAIGH, H.C., ABUL- HUSN, N.K.L. & ELLIOTT, S.

2004 Conflito e VIH: Um quadro de avaliação de riscos para a prevenção do VIH em contextos afectados por conflitos em África. *Tema Emergente em Epidemiologia*; Vol. 1 (6): 1-16.

MOSER, C.

1998 O quadro de vulnerabilidade dos activos: Reavaliação das estratégias de redução da pobreza urbana. *Desenvolvimento Mundial*. Vol. 26 (1): 1-19.

MUKIZA-GAPERE, J. & NTOZI, J.P.M.

1995 Impact of AIDS on the family and mortality in Uganda (Impacto da SIDA na família e na mortalidade no Uganda). *Health Transition Review*. Vol. 5 (Suppl.): 191-200.

MUYINDA, H., SEELEY, J., PICKERING, H. & BARTON, T.

1997 Social aspects of AIDS-related stigma in rural Uganda (Aspectos sociais do estigma relacionado com a SIDA no Uganda rural). Health and Place. Vol. 3 (3). 143-147.

NEWACHECK, P.W. & TAYLOR, W.R.

1992 Childhood chronic illness: prevalence, severity and impact (Doença crónica na infância: prevalência, gravidade e impacto). *Jornal Americano de Saúde Pública*. Vol. 82 (3): 364-371.

NICOLL, A.; TIMAEUS, I.; KIGADYE, R.M.; WALRAVEN, G.; KILLEWO, J.

1994 The Impact of HIV-1 infection on mortality among children under-five years of age in Sub-Saharan Africa. Uma análise demográfica e epidemiológica. *AIDS* 8:9951005.

NIEHOF, A. & NOMBO, C.

2008 Resiliência dos agregados familiares afectados pelo VIH/SIDA numa aldeia da Tanzânia: Será que o capital social ajuda? *Medische Anthropologie*: Resiliência e adversidade relacionada com a saúde. Vol. 20 (2): 241-257.

NIEHOF, A.

2008 Introdução: Dimensão da resiliência num contexto de adversidade relacionada com a saúde. *Antropologia Médica*: Resiliência e adversidade relacionada com a saúde. Vol. 20 (2): 241-257.

NURANI, L.M.

2008 Revisão crítica da abordagem etnográfica. *Revista Sosioteknologi*. Vol. 14 (7): 441-447.

NUWAGABA-BIRIBONWOHA, H.

2006 The impact of HIV on maternal quality of life in Uganda (O impacto do VIH na qualidade de vida materna no Uganda). *AIDS Care* ; 18(6):614- 20.

OUA

Declaração de Abuja de 2001 sobre o VIH/SIDA, a tuberculose e outras doenças infecciosas conexas. Cimeira Africana sobre o VIH/SIDA, a tuberculose e outras doenças infecciosas conexas. 24-27 de abril de 2001.

OBERDORFER, P., LOUTHRENOO, O., PUTHANAKIT, T., SIRISANTHANA, V. & SIRISANTHANA, T.

2008 Qualidade de vida das crianças infectadas pelo VIH na Tailândia. *Jornal da Associação Internacional de Médicos no Tratamento da SIDA (JIAPAC)*; Vol. 7 (3): 141-147.

OBIMBO, E. M.; MBORI-NGACHA, D.A.; OCHIENG J.O.; RICHARDSON B.A;

OTIENO, P.A.; BOSIRE, R.; FARQUHAR, C.; OVERBAUGH, J.; JOHN-STEWART, G.C.

2004 Preditores de mortalidade precoce numa coorte de crianças africanas infectadas com o vírus da imunodeficiência humana de tipo 1. *Paediatrics Infectious Diseases Journal* 23: 536-543.

OCHOLA D.; WEIDLE, P.; MALAMBA, S.; MUYINGO, S.

2003 Ministério da Saúde do Uganda - Iniciativa de acesso a medicamentos da ONUSIDA. Relatório preliminar, Genebra: ONUSIDA.

OLUPOT, M.

2010 Ministros das Finanças de África criticam o baixo financiamento da saúde. *The New Vision* ePaper; Terça-feira, setembro de 2010. Em: http://www.newvi sion.co.ug/D/8/13/733432.

ONWUEGBUZI, A.J. & LEECH, N.L.

2005 O papel da amostragem na investigação qualitativa. Academic Exchange quarterly; outono de 2005.

ONYANGO, C.; MMIRO, F.; MUBIRU, M.; MUSOKE, P.; FOWLER, M.; JACKSON, J.; GUAY, L.

2007 Cessação precoce do aleitamento materno entre bebés negativos expostos ao VIH e o risco de gastroenterite grave: Resultados de um ensaio de prevenção perinatal em Kampala, Uganda. *14th Conferência sobre Retrovírus e Infecções Oportunistas, Los Angeles* (Resumo número 775).

OTIENO R.O.; OUMA, C.; ONG'ECHA, J.M.; KELLER, C.C.; WERE, T.; WAINDI, E.; MICHAELS M.G.; DAY, R.D.; VULULE, J.M.; PERKINS, D.J.

2006 Aumento da anemia grave em bebés e crianças expostos ao VIH-1 e VIH-1-positivos durante a malária aguda. *AIDS* 20: 275-280.

PADGETT, D.K.

2008 Qualitative methods in social work research (Métodos qualitativos na investigação em trabalho social). Segunda edição; Sage Publication, Thousand Oaks.

PADILLA, G.V., GRANT, M. & FERRELL, B.

1992 Investigação em enfermagem sobre qualidade de vida. *Investigação em Qualidade de Vida*. Vol. (5): 341-348.

PANTELL, R.H. & LEWIS, C.C.

1987 Medir o impacto dos cuidados médicos nas crianças. *Jornal de Doenças Crónicas*. Vol. 40 (Suppl. 1): 99S-108S.

PARADIES, Y. & STEVENS, M.

2005 Diagramas conceptuais na investigação em saúde pública. *Revista de Epidemiologia e Saúde Comunitária*. Vol. 59: 1012-1013.

PARKER, R. & AGGLETON, P.

2003 HIV and AIDS-related stigma and discrimination: a concetual framework and implication for action (Estigma e discriminação relacionados com o VIH e a SIDA: um quadro concetual e implicações para a ação). *Ciências Sociais e Medicina*. Vol. 57: 13-24.

PARMET, S., LYNM, C. & GLASS, R.M.

2002 Qualidade de vida. Página do paciente do JAMA. *JAMA*. Vol. 288 (23).

PEPFAR,

2009 Orientação para quadros de parceria PEPFAR e planos de implementação de quadros de parceria versão 2.0.

PEREZ, R., BANO, J.R., RUZ, M.A.L., JIMENEZ, A.D., PRADOS, M.C., LIANO, J.P., RICO, P.M., LIMA, J.T., PARDAL, J.L.P., GOMEZ, M.L., MUNOZ, N., MORALES, D. & MARCOS, M.

2005 Health-related quality of life of patients with HIV: Impact of socio-demographic, clinical and psychosocial factors. *Investigação sobre a qualidade de vida*. Vol. 14: 1301-1310.

PERRY, C.

1998 Uma abordagem estruturada para a apresentação de teses. *Australasian Marketing Journal*; Vol. 6, (1): 63-85.

PHALADZE, N.A., HUMAN, S., DLAMINI, S.B., HULELA, E.B., HADEBE, I.M., SUKATI, N.A., MAKOAE, L.N., SEBONI N.M., MOLEKO, M. & HOLZEMER, W.L.

2005 Qualidade de vida e o conceito de "viver bem" com VIH/SIDA na África Subsariana.

Revista de Estudos de Enfermagem; Vol. 37 (2): 120-126. Sigma Theta Tau Internacional.

PIOT, P., KAZATCHKINE, M., DYBUL, M. & LOB-LEVYT, J.

SIDA 2009: Lições aprendidas e mitos desfeitos. The Lancet. Vol. 374: 260-63.

PIOT, P., QUINN, T.C., TAELMAN, H., FEINSOD, F.M., MINLANGU, K.B., WOBIN, O.,

MBENDI, M., MAZEBO, P., NDANGI, K., STEVENS, W., KALAMBAI, K., MITCHELL, S., BRIDTS, C. & McCORMICK, J.B.

1984 Síndrome de Imunodeficiência Adquirida na população heterossexual do Zaire. *The Lancet*; 2: 65-69.

PLUMMER, M. & MOLZAHN, A.E.

2009 Qualidade de vida na teoria de enfermagem contemporânea. *Trimestral de Ciências de Enfermagem*. Vol. 22 (2): 134-140.

PLUSNEWS

2008 Uganda: Problemas na cadeia de abastecimento de medicamentos provocam escassez. Disponível em:

http://www.plusnews.org/report.aspx?ReportId=80155. Acedido: 01.08.2009.

PLUSNEWS,

2009 Namíbia: salvar bebés seropositivos.

http://www.plusnews.org/report.aspx?ReportId=85559. Acedido: 11.08.2009

PRENDERGAST, A.; TUDOR-WILLIAMS, G.; JEENA, P.; BURCHETT, S.; GOULDER, P.

2007 Perspectivas internacionais, progressos e desafios futuros da infeção pediátrica pelo VIH. *The Lancet* 370: 68-80.

PUTZEL, J.

2006 Uma história da ação do Estado: A política da SIDA no Uganda e no Senegal. Em Denis, P. & Becker, C. (Eds.). The HIV/AIDS epidemic in Sub-Saharan Africa in a historical perspective. Pp 171-184.

QAZI, S.A. & MUHE, L.M.

2006 Integrar a gestão para crianças nas diretrizes de gestão integrada das doenças infantis. Transacções da Sociedade Real de Medicina Tropical e Higiene. Vol. 100 (1): 10-13.

RAMIN, B.

2007 A antropologia fala à medicina. O caso do VIH/SIDA em África. Revista McGill de Medicina. Vol. 10 (2): 127-132.

RANKIN, W.W., BRENNAN, S., SCHELL, E., LAVIWA, J. & RANKIN, S.H.

2005 The stigma of being HIV-positive in Africa (O estigma de ser seropositivo em África). *Plos Med*. Vol. 2 (8): e247.

RAVENS-SIEBERER, U. & BULLINGER, M.

1998 Avaliação da qualidade de vida relacionada com a saúde em crianças com doenças crónicas com o KINDL alemão: primeiros resultados psicométricos e de análise de conteúdo. *Investigação sobre a qualidade de vida*; Vol. 7: 399-409.

REDDINGTON C.; COHEN, J.: BALDILLO, A.; TOYE, M.; SMITH, D.; KNEUT, C.; DEMARIA, A; BERTOLI J.; HSU, H.W.

2000 Adesão aos regimes de medicação entre crianças com o vírus da imunodeficiência humana. *The Paediatric Infectious Diseases Journal*, 19: 1148-1153.

REEVES, S., KUPER, A. & HODGES, B.D.

2008 Metodologias de investigação qualitativa: etnografia. BMJ; Vol. 337.

REYNOLDS, N.R.; ELLER, L.S.; NICHOLAS, P.K.; CORLESS, I.B.; KIRKSEY, K.; HAMILTON, M.J.; KEMPPAINEN, J.K., BUNCH, E.; DOLE, P.; WANTLAND, D.; SEFCIK, E.; NOKES, K.M.; COLEMAN, C.M.; RIVERO, M.; CANAVAL, G.E.; TSAI, Y.F. & HOLZEMER, W.L.

2009 HIV illness representation as a predictor of self-care management and health outcomes: a multi-site, cross-cultural study. *AIDS and Behaviour*, 13: 258-267.

RUJUMBA, J., MBASAALAKI-MWAKA, C.L. & NDEEZI, G.

2010 Desafios enfrentados pelos profissionais de saúde na prestação de serviços de aconselhamento a crianças seropositivas no Uganda: Um estudo descritivo. *Jornal da Sociedade Internacional da SIDA*. Vol. 13 (9): 1-9.

RUSSELL, S. & SEELEY, J.

2010 The transition to living with HIV as a chronic condition in rural Uganda: working to create order and control when on antiretroviral therapy. *Ciências Sociais e Medicina*. Vol. 70: 375-382.

RYAN, G.W. & BERNARD, H.R.

2003 Técnicas de identificação de temas. *Métodos de Campo*. Vol. 15 (1): 85-109.

SAUERBORN, R., ADAMS, A. & HIEN, M.

1996 Estratégias dos agregados familiares para fazer face ao custo económico da doença. *Ciências Sociais e Medicina*. Vol. 43 (3): 291-301.

SAVAGE, J.

2000 Etnografia e cuidados de saúde. BMJ; Vol. 321: 1400-1402.

SCHENSUL, S.L., SCHENSUL, J.J. & LeCOMPTE, M.D.

1999 Métodos etnográficos essenciais: Observações, entrevistas e questionários. N° 2 do Ethnographer's Toolkit. Londres AltaMira Press; Sage Publications.

SCHOEPF, B.G.

2001 Investigação internacional sobre a SIDA na antropologia: Adotar uma perspetiva crítica da crise. *Annual Review of Anthropology.* Vol. 30: 335-361.

SCHWANDT, T.A.

1994 Abordagens construtivistas e interpretativistas da investigação humana. Em DENZIN, N.K. & LINCOLN Y.S. (Eds.). Handbook of qualitative research. Sage Publications, Thousand Oaks, London & New Delhi.

SEELEY, J., BIRARO, S., SHAFER, L.A., NASIRUMBI, P., FOSTER, S., WHITEWORTH, J. & GROSSKURTH, H.

2008 Using in-depth qualitative data to enhance our understanding of quantitative results regarding the impact of HIV and AIDS on household in rural Uganda. *Ciências Sociais e Medicina.* Vol. 67: 1434-1446.

SERWADDA, D., SEWANKAMBO, N.K., CARSWELL, J.W., BAYLEY, A.C., TEDDER, R.S., WEISS, R.A., MUGERWA, R.D., LWEGABA, A., KIRYA, G.B., DOWNING, R.G., CLAYDON, S.A. & DALGLEISH, A.G.

1985 Doença de Slim: Uma nova doença no Uganda e a sua associação com a infeção pelo HTLV-III. The Lancet; 2(8460): 849-52.

SHACKMAN, G., LIU, Y. & WANG, X.

2005 Medir a qualidade de vida utilizando dados gratuitos e do domínio público. Atualização da Investigação Social, outono, Universidade de Surrey. Disponível em: http://www.soc.surrey.ac.uk/sru/. Acedido: 02.01.2008.

SHARKEY, S. & LARSEN, J.A.

2005 Ethnographic exploration: participation and meaning in everyday life (Exploração etnográfica: participação e significado na vida quotidiana). Em Holloway, I. (Ed.) Qualitative research in health care. Berkshire, Open University Press.

SHAW, S.

1999 A framework for the study of coping, illness behaviour and outcomes. *Journal of Advanced Nursing,* 29; 5: 1246-1255.

SHENTON, A.K.

2004 Estratégias para garantir a fiabilidade dos projectos de investigação qualitativa. *Educação para a informação.* Vol. 22: 63-75. IOS Press.

SINGER, M. & BAER, H.A.

2007 Introdução à antropologia médica: Uma disciplina em ação. Altamira Press, Lanham,

EUA.

SINGH, R. & DIXIT, S.

2010 Qualidade de vida relacionada à saúde e gestão em saúde. *Revista de Gestão em Saúde*. Vol. 12 (2): 153-172.

SMALLMAN-RAYNOR, M.R. & CLIFF, A.D.

1991 A guerra civil e a propagação da SIDA na África Central. *Epidemiologia e Infeção*; Vol. 107 (1): 69-80.

SONG, R.; JELAGAT, J.; DZOMBO, D.; MWALIMU, M.; MANDALIYA, K.; SHIKELY, K.; ESSAJEE, SHAFFIQ.

2007 Efficacy of Highly Active Antiretroviral Therapy in HIV-1-infected children in Kenya (Eficácia da terapia antirretroviral altamente ativa em crianças infectadas pelo VIH-1 no Quénia). *Pediatria* 120: 856-861.

SPIEGEL, P.B.

2004 VIH/SIDA entre as populações afectadas por conflitos e deslocadas. Dissipar os mitos e passar à ação. *Desastres*. Vol. 28 (3): 322-339.

SPIEGEL, P.B. BENNEDSEN, A.R., CLAASS, J., BRUNS, L., PATTERSON, N., YIWEZA, D., & SCHILPEROORD, M.

2007 Prevalência da infeção pelo VIH em pessoas afectadas por conflitos e deslocadas em sete países da África Subsariana: uma análise sistemática. The Lancet. Vol. 369: 2187-95.

SPIETH, L.E. & HARRIS, C.V.

1996 Avaliação da qualidade de vida relacionada com a saúde em crianças e adolescentes: Uma revisão integrativa. *Jornal de Psicologia Pediátrica*. Vol. 21 (2): 175-193.

SPIRA, R.; LEPAGE, P.; MSELLETI, P.; VAN DE PERRE, P.; LEROY, V.; SIMONON, A.; KARITA, E.; DABIS, F.

1999 História natural da infeção pelo vírus da imunodeficiência humana tipo 1 em crianças. Um estudo prospetivo de cinco anos no Ruanda. Grupo de estudo da transmissão do VIH-1 de mãe para filho. *Paediatrics* 104: e56.

STARFIELD, B.

2002 Equidade em Saúde. *Revista de Epidemiologia e Saúde Comunitária*. Vol. 56: 483484.

STEWART, D.W. & SHAMDASANI, P.N.

1998 Focus group research: exploration and discovery. Em Bickman, L & Rog, D.J. (Eds.) Handbook of applied social research methods. Thousand Oaks, Sage Publications.

STORM, D.S., BOLAND, M.G., GORTMAKER, S.L., HE, Y., SKURNICK, J., HOWLAND, L. & OLESKE, J.M.

2005 Terapia combinada com inibidores da protease, gravidade da doença e qualidade de vida em crianças com infeção pelo VIH-1 adquirida no período perinatal. Pediatria. Vol. 115 (2): e173- e182.

STRAUSS, A. & CORBIN, J.

1998 Fundamentos da investigação qualitativa. Técnicas e procedimentos para o desenvolvimento de uma teoria fundamentada. 2nd Edition, Sage Publications; Thousand Oaks.

SZABO, V. & STRANG, V.R.

1997 Análise secundária de dados qualitativos. *Avanços em Ciências de Enfermagem*. Vol. 20 (2): 66-74.

A FUNDAÇÃO DA FAMÍLIA HENRY KAISER

2007 Kaiser Daily HIV/AIDS Report: "As crianças que vivem com SIDA precisam de ter acesso a tratamento antirretroviral especializado, afirma um delegado". *Relatório sobre a 4th Conferência da IAS sobre Patogénese, Tratamento e Prevenção do VIH, Sydney, Austrália. AFP/iafrica.com.* Disponível em: http://www.thebody.com/content/confs/ias2007/art42455.html. Acedido em 23.03.2008.

TINDYEBWA, D.K.; KAYITA, J.; MUSOKE, P.; ELEY, B.; NDUATI, R.; COOVADIA, H.; BOBART, R.; MBORI-NGACHA, D.; KIEFFER, M.P.

2004 Handbook on paediatric AIDS in Africa. Uganda: *Rede Africana de Cuidados a Crianças Afectadas pela SIDA.*

TRAVIS, P., BENNETT, S., HAINES, A., PANG, T., BHUTTA, Z., HYDER, A.A., PIELEMEIER, N.R., MILLS, A., & EVANS, T.

2004 Superar as limitações dos sistemas de saúde para atingir os Objectivos de Desenvolvimento do Milénio.

TREWIN, D.

2004 Measures of Australia's Progress 2004 (Medidas do Progresso da Austrália 2004). Gabinete Australiano de Estatísticas; Número de catálogo 1370.0.

UAC, NACAES.

Plano de Ação de Emergência para o VIH/SIDA 2005 (Distritos em Conflito do Norte do Uganda). *Comissão da SIDA do Uganda/Comité Nacional da SIDA em Situações de Emergência (NACAES).*

UBOS - GABINETE DE ESTATÍSTICAS DO UGANDA.

2009 O resumo estatístico de 2009.

COMISSÃO DA AJUDA DO UGANDA.

2001 Vinte anos de VIH/SIDA no mundo: Evolução da epidemia e resposta no Uganda.

COMISSÃO DA AJUDA DO UGANDA.

2002 HIV/AIDS in Uganda: A epidemia e a resposta.

COMISSÃO DA AJUDA DO UGANDA.

2004 Lot quality assurance survey monitoring report; assessment of HIV/AIDS related knowledge, practices and coverage in 19 districts of Uganda, October-November 2003. Programa de Controlo do VIH/SIDA do Uganda (MAP).

ONUSIDA

Actualizações da epidemia de SIDA 2009.

ONUSIDA/OMS

2005 Mulheres e SIDA: An Extract from the AIDS Epidemic Update of December 2004. Genebra: UNAIDS.

ONUSIDA/OMS

Atualização da epidemia de SIDA em 2006. UNAIDS/OMS.

ONUSIDA/OMS

Atualização da epidemia de SIDA em 2007. ONUSIDA/OMS.

UNFPA

2009 Situação da população mundial 2009. Enfrentar um mundo em mudança: mulheres, população e clima.

UNGASS

Declaração de Compromisso sobre o VIH/SIDA de 2001. *Sessão Especial da Assembleia Geral das Nações Unidas sobre a SIDA*, 25-27 de junho de 2001.

UNICEF

2005 Um apelo à ação. As crianças: A face ausente da SIDA. Unidos pelas Crianças, Unidos contra a SIDA. Publicação da UNICEF, Nova Iorque.

UNICEF

2006 Health services for children with HIV/AIDS in resource constrained settings (Serviços de saúde para crianças com VIH/SIDA em contextos de recursos limitados). Documento de referência para o Fórum de Parceiros Globais sobre Órfãos e Crianças Vulneráveis. Londres, 9-10 de fevereiro de 2006.

UNICEF

2007 Crianças e SIDA. Um relatório de balanço: Acções e progressos durante o primeiro ano de 'Unir para as Crianças, Unir contra a SIDA'.

ONU/ISDR

2004 Terminologia da redução do risco de catástrofes. Acedido em: 10.09.2010.

Disponível em: http://www.unisdr.org/eng/library/lib-terminology-eng%20home.htm.

VAN DE PERRE, P., ROUVROY, D., LEPAGE, P., BOGAERTS, J., KESTELYN, P., KAYIHIGI, J., HEKKER, A.C., BUTZLER, J. & CLUMECK, N.

1984 Imunodeficiência adquirida no Ruanda. *The Lancet*; 2: 62-65.

VAN DER GEEST, S.; HARDON, A.

2006 Eficácia social e cultural dos medicamentos: Complicações da terapia antirretroviral. *Journal of Ethnobiology and Ethnomedicine* 2, 48. Disponível em: www.ethnobiomed.com/content/2/1/48. Acedido em 25 03.2007.

VARKERVISSER, C.M., PATHMANATHAN, I. & BROWNLEE, A.

2003 Conceção e realização de projectos de investigação sobre sistemas de saúde. Volume 1. Desenvolvimento de propostas e trabalho de campo. IDRC E-BOOKS; e-ISBN 1-55250-069-1.

WAKABI, W.

2008 Baixa adesão ao TARV em África. Notícias. *The Lancet* 8.

WALAKIRA, E.J., MUGUMYA, F. & OCEN, E.A.

2007 HIV/AIDS services and gaps analysis for Save the Children in Uganda districts of northern, eastern and western Uganda. Relatório Final; Save the Children in Uganda.

WASWA, J.

2007 Uganda: 47.000 crianças que vivem com VIH precisam de tratamento. *Artigo do jornal New Vision de* 15 de outubro. Kampala: New Vision News Paper Limited.

WEIDLE, P.J.; MALAMBA, S.; MWEBAZE, R.; SOZI, C.; RUKUNDO, G.; DOWNING, R.; HANSON, D.; OCHOLA, D.; MUGYENYI, P.; MERMIN, J.; SAMB, B.; LACKRITZ, E. 2002 Avaliação de um programa-piloto antirretroviral no Uganda: Resposta dos pacientes, sobrevivência e resistência aos medicamentos. *The Lancet*, 360 (9326), 34-40.

WEINBERG, G.A.

2010 Disclosure of HIV to perinatally infected children and adolescents (Revelação do VIH a crianças e adolescentes infectados no período perinatal). Disponível em: http://www.medscape.com/viewarticle/726472. Acedido: 09.10.2010.

WENGRAF, T.

2001 Investigação qualitativa Entrevista: Biographic narrative and semi-structured methods. Londres, Sage Publications.

WESTERHAUS, M.

2007 Ligação entre análise antropológica e provas epidemiológicas: Formulação de uma narrativa da transmissão do VIH em Acholiland, no norte do Uganda. *Revista dos Aspectos Sociais do VIH/SIDA*. Vol. 4 (2): 590-605.

WESTERHAUS, M.J., FINNEGAN, A.C., YOTI, Z. & MUKHERJEE, J.S.

2007 Enquadrar o discurso sobre a prevenção do VIH para abranger as complexidades da guerra no norte do Uganda. *Jornal Americano de Saúde Pública*; Vol. 97 (7): 1184-1186.

WHITWORTH, J.; MORGAN, D.; QUIGLEY, M.; SMITH, A.; MAYANJA, B.; EOTU, H.;

OMODING, N.; OKONGO, M.; OJWIYA, A.

2000 Efeito do VIH-1 e do aumento do imunossupressor na parasitemia da malária e nos episódios clínicos em adultos nas zonas rurais do Uganda: um estudo de coorte. *Lancet* 356: 1051-1056.

OMS

2007a Guidance on global scale-up of the prevention of mother-to-child transmission of HIV.

OMS

2007b Terapia antirretroviral para a infeção pelo VIH em bebés e crianças. Recomendações para uma abordagem de saúde pública.

OMS

1995 Uma avaliação rápida do comportamento de procura de saúde em relação às doenças sexualmente transmissíveis. Um projeto de protocolo.

OMS

2000 Sistemas de saúde: Melhorar o desempenho. Relatório sobre a Saúde no Mundo 2000.

OMS

2007c Every body's business. Reforçar os sistemas de saúde para melhorar os resultados no domínio da saúde: O quadro de ação da OMS. OMS, Genebra.

QUEM, ONUSIDA E UNICEF

2010 Rumo ao acesso universal: Intensificar as intervenções prioritárias no domínio do VIH/SIDA no sector da saúde. Relatório de progresso de 2010.

OMS/MOH; Organização Mundial de Saúde/Ministério da Saúde, Uganda

2005 Inquérito sobre saúde e mortalidade entre as pessoas deslocadas internamente nos distritos de Gulu, Kitgum e Pader no norte do Uganda. Kampala, OMS.

OMS/ONUSIDA

2003 Tratar 3 milhões até 2005. Fazer acontecer: A estratégia da OMS. Organização Mundial de Saúde, Genebra.

WHOQOL

1998 Programa sobre saúde mental: Manual do Utilizador do WHOQOL. Divisão de Saúde Mental e Prevenção do Abuso de Substâncias. OMS, Genebra.

WIEGERS, E.S.

2008 Resiliência e SIDA: Exploring resilience in the case of AIDS among femaleheaded households in Northern Zambia. *Medische Anthropologie*: Resiliência e adversidade relacionada com a saúde. Vol. 20 (2): 259-277.

WIENER, L., MELLINS, C.A., MARHEFKA, S. & BATTLES, H.B.

2007 Divulgação de um diagnóstico de VIH a crianças: História, investigação atual e orientações futuras. Jornal de Pediatria do Desenvolvimento e Comportamento. Vol. 28 (2): 155-166.

WINTER, S.

2004 Quebrar o silêncio: Utilizar livros de memórias como instrumento de aconselhamento e planeamento da sucessão em agregados familiares afectados pela SIDA no Uganda. *African Journal of AIDS Research* 3 (2): 139-143.

YIN, R.

1994 Investigação de estudo de caso: Design and methods (2ª Ed.). Thousand Oaks, CA: Sage Publishing.

ZACHARIAH, R.; HARRIES A.D.; LUO, C.; BACHMAN, G.; GRAHAM, S.M.

2007 Aumento da profilaxia com co-trimoxazol em crianças expostas e infectadas pelo VIH em países com elevada prevalência de VIH. Revisão; *The Lancet* 7: 686-693.

ZUBER-SKERRITT, O. & KNIGHT, N.

1986 Definição de problemas e redação de teses. Ensino Superior; Vol. 15 (1-2): 89-103.

7 APÊNDICES

7.1 PROCESSO ANALÍTICO E PISTA DE AUDITORIA

7.1.1 Pista de auditoria analítica através da geração de temas de base, organizadores e globais

Temas como temas de base	Organização de temas	Temas globais
Vulnerabilidade e dificuldades dos agregados familiares Apoio da rede familiar; O conflito civil do LRA Estigma e resposta dos homens ao estado de VIH Ostracismo e privação das mulheres Estigma e discriminação das mulheres Inovação e apoio aos meios de subsistência Morbilidade do VIH e trauma.	Dificuldades e vulnerabilidade.	Estado de resiliência social.
Necessidades importantes descritas das crianças Apelo ao apoio futuro e ao caminho a seguir Boas práticas de expansão do TARV	Lacunas na expansão do TARV	Oportunidades de expansão
Capacidade do sistema de saúde; Necessidades da PTV Distância dos pontos de atendimento; Visitas de apoio domiciliário Taxa de utilização do serviço de saúde; Aconselhamento sobre VIH/SIDA Equipamento de teste; Actividades do dia da criança Tempo de espera na clínica	Serviços de apoio à expansão do TARV	Sistemas de saúde
Formulações de medicamentos; Efeitos secundários dos medicamentos; Falta de medicamentos; Horário de ingestão de medicamentos; Adesão aos medicamentos	Fornecimento e gestão de medicamentos	Eficácia dos medicamentos na TARV
Cultura e medicina tradicional; Perceção dos serviços de saúde; Conselheiro voluntário Estratégias de oração e de consolação Divulgação do estatuto	Conhecimento dos clientes, das suas atitudes e práticas ou das suas percepções de saúde	Comportamento de procura de saúde
Apoio social e reforço das capacidades dos agregados familiares	Capacitação de agregados familiares	Proteção social.
Resultados da saúde infantil	Bem-estar da criança	Qualidade de vida

7.1.2 Pista de auditoria parcial para o tema "eficácia dos medicamentos na TARV

233

UNIVERSIDADE DE VIENA

7.2.1 Formulário explicativo da investigação para: (informadores-chave e ou grupos de discussão)

Título: *Implicações da terapia antirretroviral na qualidade de vida relacionada com a saúde das crianças em situação de conflito: Um estudo exploratório do distrito de Gulu, Uganda.*

NB: Esta ficha de informação é para ser guardada por si.

O meu nome é Loum L.S. Constantine e estou a realizar um projeto de investigação com professores universitários: Dr. Armin Prinz (da Universidade de Medicina de Viena, Departamento de Etnomedicina e Saúde Internacional) e o Prof. Dr. Manfred Kremser (Instituto de Antropologia Social e Cultural da Universidade de Viena), para obter o grau de doutoramento (PhD.) na Universidade de Viena. Isto significa que estarei a escrever uma tese que equivale a um livro de cerca de 300 páginas.

Foram escolhidos como participantes para este estudo devido à vossa participação e aos vossos conhecimentos em várias capacidades sobre a expansão da terapia antirretroviral (TARV) no Uganda, mas especialmente nos sub-distritos Acholi que têm sofrido insurreições civis.

O objetivo deste estudo é avaliar a qualidade de vida relacionada com a saúde das crianças que vivem com o VIH/SIDA no que diz respeito à terapia antirretroviral nos distritos afectados pela guerra de Acholi, com especial incidência no distrito de Gulu, ou seja: até que ponto as crianças que vivem com o VIH/SIDA estão a beneficiar das actividades de expansão da TAR?

Não há benefícios diretos imediatos para vós como participantes/informadores neste estudo, no entanto, espera-se que, através de uma participação cordial, vos seja oferecida uma oportunidade de expressar os vossos pontos de vista em assuntos que afectam o bem-estar das nossas crianças afectadas pelo VIH/SIDA; espera-se que os benefícios para a sociedade sejam o aumento do conhecimento sobre como apoiar estas crianças para que cresçam e vivam uma vida melhor.

O estudo envolve, da minha parte, uma extensa análise de documentos, para além de gravações áudio, grupos de discussão e entrevistas semi-estruturadas, quando aplicável. O tempo estimado para os grupos de discussão é de 1 a 2 horas, com uma pausa pelo meio, enquanto as entrevistas com informadores-chave demoram entre 45 e 60 minutos.

Não há riscos previsíveis envolvidos na participação neste estudo; no entanto, salientamos que, ao dedicar algum tempo a participar no estudo, é de esperar algum incómodo ao perturbar a sua rotina normal; esperamos também alguma forma de ansiedade ao expressar as suas opiniões sobre assuntos que podem ser considerados confidenciais. Também não lhe será oferecido qualquer benefício monetário em resultado da sua participação neste estudo.

A participação neste estudo é totalmente voluntária; não tem qualquer obrigação de consentir na participação. Se decidir participar, pode desistir em qualquer fase ou evitar responder a perguntas que considere demasiado pessoais ou intrusivas.

O investigador também afirma aqui que a confidencialidade e/ou o anonimato dos dados devem ser mantidos ao abrigo de normas éticas rigorosas ou da lei de proteção de dados. Todas as informações extraídas não devem conter nomes ou caraterísticas de identificação.

Além disso, o armazenamento dos dados recolhidos respeitará os regulamentos da Universidade e será mantido nas instalações da Universidade num armário/arquivo fechado à chave durante um período normal (normalmente 5 anos). Poderá ser apresentado um relatório do estudo para publicação, mas os participantes individuais não serão identificáveis nesses relatórios.

Prevê-se igualmente que, tratando-se de um estudo de interesse público, os dados extraídos possam vir a ser utilizados pelo governo para a conceção de políticas ou por outras organizações com interesse nas questões do meu estudo; mas, mais uma vez, nessa situação, sublinha-se que ninguém será identificado e que a sua identidade não será revelada. Serão tomadas todas as medidas possíveis para garantir a proteção dos dados, mesmo que, por vezes, seja impossível oferecer uma garantia absoluta de confidencialidade e anonimato.

A investigação irá, por definição, confirmar com os inquiridos que as transcrições das entrevistas e das sessões dos grupos de discussão correspondem efetivamente ao que disseram e deram; e se quiser ser informado dos resultados agregados da investigação, contacte-me, o investigador Loum L.S. Constantine, através do número de telefone: .... em Uganda e ou através do endereço eletrónico: loumcsl@yahoo.co.uk. Os resultados estarão disponíveis em cerca de 6 meses a partir do início da recolha de dados no terreno.

Finalmente:

Se desejar contactar os **investigadores** sobre qualquer aspeto deste estudo, contacte o Investigador Principal:	Se tiver uma **queixa** relativa à forma como este número de investigação: Está a ser realizado, por favor contacte:
Prof. Dr. Armin Prinz Universidade Médica de Viena, Unidade Etno Medicina e saúde internacional Wahringerstrasse 25, A-1090 Viena	O Comité de Ética para a Investigação do VIH/SIDA Conselho Nacional de Ciência e Tecnologia do Uganda. P.O. BOX 6884, Kampala UGANDA

| Áustria | Correio eletrónico: |
| Correio eletrónico: armin.prinz@meduniwien.ac.at. Tel: +43-1-4277 634 12 Fax: +43-1-4277634 12 | Tel: +256-414-250499 Fax: +256-414-234579 |

Agradeço desde já o vosso tempo e o vosso grande contributo.

Assinado:... Data: ....

Loum L.S. Constantino

Investigador.

Assinado:... Data ....

Prof. Dr. Armin Prinz (Supervisor de Investigação)

UNIVERSIDADE DE VIENA

7.2.2 Formulário de consentimento para investigação básica normalizada: Informadores-chave e grupos de discussão.

Título: *Implicações da terapia antirretroviral na qualidade de vida relacionada com a saúde das crianças em situação de conflito: Um estudo exploratório do distrito de Gulu, Uganda.*

NB: Este formulário de consentimento permanecerá com o investigador da Universidade de Viena para os seus registos.

Aceito participar no projeto de investigação da Universidade de Viena acima indicado. O projeto foi-me explicado e li a exposição de motivos, que guardo para os meus registos. Compreendo que o facto de concordar em participar significa que estou disposto a e:

Aceito ser entrevistado pelo investigadorSim☐

Não☐

Ou concordo em participar no grupo de discussãoSim☐

Não☐

Concordo que a entrevista/grupo de foco seja gravada em áudio e/ou vídeo Sim☐ Não☐

Aceito colocar-me à disposição para uma nova entrevista, se necessárioSim☐

Não☐

Concordo em preencher questionários que me perguntam sobre o tema da investigação Sim☐
Não☐

- Compreendo que a minha participação é voluntária, que posso optar por não participar em parte ou na totalidade do projeto e que posso desistir em qualquer fase do projeto sem ser penalizado ou prejudicado de qualquer forma.

- Compreendo que quaisquer dados que o investigador extraia da entrevista/grupo de discussão/questionário/inquérito para utilização em relatórios ou resultados publicados não conterão, em circunstância alguma, nomes ou caraterísticas de identificação.

- Tomei conhecimento de que me será dada uma transcrição dos dados que me dizem respeito para aprovação antes de serem incluídos na redação da investigação.

- Compreendo que todas as informações que forneço são confidenciais e que nenhuma informação que possa levar à identificação de qualquer indivíduo será divulgada em quaisquer relatórios sobre o projeto ou a qualquer outra parte.

- Tomei conhecimento de que os dados da entrevista e do questionário transcrito do grupo de discussão, da gravação áudio, etc., serão guardados em local seguro e acessíveis à equipa de investigação. Compreendo também que os dados serão destruídos após um período específico (normalmente 5 anos), exceto se eu autorizar a sua utilização no futuro.

Obrigado.

Nome do participante: ....

Assinatura: .... Data: ....

UNIVERSIDADE DE VIENA

7.2.3 Formulário de consentimento para investigação básica normalizada: Informadores-chave e grupos de discussão.

Com a necessidade de uma testemunha independente.

Título: *Implicações da terapia antirretroviral na qualidade de vida relacionada com a saúde das crianças em*

situação de conflito: Um estudo exploratório do distrito de Gulu, Uganda.

NB: Este formulário de consentimento permanecerá com o investigador da Universidade de Viena para os seus registos.

Concordo em participar no projeto de investigação da Universidade de Viena acima indicado. O projeto foi-me explicado e li a exposição de motivos, que guardo para os meus registos. Compreendo que o facto de concordar em participar significa que estou disposto a e:

Aceito   ser   entrevistado   pelo investigadorSim☐

Não☐

Ou concordo em participar no grupo de   discussãoSim☐

Não☐

Concordo que a entrevista/grupo de foco seja gravada em áudio e/ou vídeo Sim☐ Não☐

Aceito colocar-me à disposição para uma nova entrevista, se   necessárioSim☐

Não☐

Concordo em preencher questionários que me perguntam sobre o tema da investigação Sim☐
Não☐

•   Compreendo que a minha participação é voluntária, que posso optar por não participar em parte ou na totalidade do projeto e que posso desistir em qualquer fase do projeto sem ser penalizado ou prejudicado de qualquer forma.

•   Compreendo que quaisquer dados que o investigador extraia da entrevista/grupo de discussão/questionário/inquérito para utilização em relatórios ou resultados publicados não conterão, em circunstância alguma, nomes ou caraterísticas de identificação.

•   Tomei conhecimento de que me será dada uma transcrição dos dados que me dizem respeito para aprovação antes de serem incluídos na redação da investigação.

Compreendo que todas as informações que forneço são confidenciais e que nenhuma informação que possa levar à identificação de qualquer indivíduo será divulgada em quaisquer relatórios sobre o projeto ou a qualquer outra parte.

•   Tomei conhecimento de que os dados da entrevista e do questionário transcrito do grupo de discussão, da gravação áudio, etc., serão guardados em local seguro e acessíveis à equipa de investigação. Compreendo também que os dados serão destruídos após um período específico (normalmente 5 anos), exceto se eu autorizar a sua utilização no futuro.

Obrigado.

Nome do participante: ....

Assinatura:

Data:

PARA QUE UMA TESTEMUNHA INDEPENDENTE ASSINE O CONSENTIMENTO VOLUNTÁRIO DOS PARTICIPANTES

Considero que o inquirido/participante da investigação:...

Compreende o projeto acima referido e dá o seu consentimento voluntariamente; compromete-se, assim, a oferecer o seu serviço como testemunha.

Nome: ....

Endereço: ....

Assinatura:... Data ....

UNIVERSIDADE DE VIENA

7.2.4 Formulário de consentimento para investigação básica normalizada: Informadores-chave e grupos de discussão.

Permitir a reutilização dos dados para outros projectos de investigação.

Título: *Implicações da terapia antirretroviral na qualidade de vida relacionada com a saúde das crianças em*

situação de conflito: Um estudo exploratório do distrito de Gulu, Uganda.

NB: Este formulário de consentimento permanecerá com o investigador da Universidade de Viena para os seus registos.

Aceito participar no projeto de investigação da Universidade de Viena acima indicado. O projeto foi-me explicado e li a exposição de motivos, que guardo para os meus registos. Compreendo que o facto de concordar em participar significa que estou disposto a e:

Aceito   ser   entrevistado   pelo
   investigadorSim☐

Não☐

Ou concordo em participar no grupo de   discussãoSim☐

Não☐

Concordo que a entrevista/grupo de foco seja gravada em áudio e/ou vídeo Sim☐ Não☐

Aceito colocar-me à disposição para uma nova entrevista, se   necessárioSim☐

Não☐

Concordo em preencher questionários que me perguntam sobre o tema da investigação Sim☐
Não☐

• Compreendo que a minha participação é voluntária, que posso optar por não participar em parte ou na totalidade do projeto e que posso desistir em qualquer fase do projeto sem ser penalizado ou prejudicado de qualquer forma.

• Compreendo que quaisquer dados que o investigador extraia da entrevista/grupo de discussão/questionário/inquérito para utilização em relatórios ou resultados publicados não conterão, em circunstância alguma, nomes ou caraterísticas de identificação.

• Tomei conhecimento de que me será dada uma transcrição dos dados que me dizem respeito para aprovação antes de serem incluídos na redação da investigação.

- Compreendo que todas as informações que forneço são confidenciais e que nenhuma informação que possa levar à identificação de qualquer indivíduo será divulgada em quaisquer relatórios sobre o projeto ou a qualquer outra parte.

- Tomei conhecimento de que os dados da entrevista e do questionário transcrito do grupo de discussão, da gravação áudio, etc., serão guardados em local seguro e acessíveis à equipa de investigação. Compreendo também que os dados serão destruídos após um período específico (normalmente 5 anos), exceto se eu autorizar a sua utilização no futuro.

Assinale a opção correta:

- As informações que forneço podem ser utilizadas em outros projectos de investigação, que têm aprovação ética, desde que o meu nome e informações de contacto sejam removidos.

- As informações que forneço não podem ser utilizadas por outros investigadores sem o meu consentimento prévio.

- As informações que forneço não podem ser utilizadas exceto para este projeto

Obrigado.

Nome do participante: ....

Assinatura:

Data:

UNIVERSIDADE DE VIENA

7.2.5 Formulário de consentimento para investigação básica normalizada: Entrevistas com informadores-chave.

Título: *Implicações da terapia antirretroviral na qualidade de vida relacionada com a saúde das crianças em*

situação de conflito: Um estudo exploratório do distrito de Gulu, Uganda.

NB: Este formulário de consentimento permanecerá com o investigador da Universidade de Viena para os seus registos.

Aceito participar no projeto de investigação da Universidade de Viena acima indicado. O projeto foi-me explicado e li a exposição de motivos, que guardo para os meus registos. Compreendo que o facto de concordar em participar significa que estou disposto a e:

Aceito ser entrevistado pelo investigadorSim☐

Não☐

Concordo que a entrevista seja gravada em áudio e/ou vídeoSim☐

Não☐

Aceito colocar-me à disposição para uma nova entrevista, se   necessárioSim☐

Não☐

•   Compreendo que a minha participação é voluntária, que posso optar por não participar em parte ou na totalidade do projeto e que posso desistir em qualquer fase do projeto sem ser penalizado ou prejudicado de qualquer forma.

•   Compreendo que quaisquer dados que o investigador extraia da entrevista para utilização em relatórios ou resultados publicados não conterão, em circunstância alguma, nomes ou caraterísticas de identificação.

•   Tomei conhecimento de que me será dada uma transcrição dos dados que me dizem respeito para aprovação antes de serem incluídos na redação da investigação.

•   Compreendo que todas as informações que forneço são confidenciais e que nenhuma informação que possa levar à identificação de qualquer indivíduo será divulgada em quaisquer relatórios sobre o projeto ou a qualquer outra parte.

•   Tomei conhecimento de que os dados da entrevista e da gravação áudio serão guardados em local seguro e acessíveis à equipa de investigação. Compreendo também que os dados serão destruídos após um determinado período (normalmente 5 anos), exceto se eu autorizar a sua utilização no futuro.

Obrigado.

Nome do participante:...

Assinatura:...Data:...

UNIVERSIDADE DE VIENA

7.2.6 Formulário normalizado de consentimento para investigação básica: Grupos de discussão.

Título: *Implicações da terapia antirretroviral na qualidade de vida relacionada com a saúde das crianças em*

situação de conflito: Um estudo exploratório do distrito de Gulu, Uganda.

NB: Este formulário de consentimento permanecerá com o investigador da Universidade de Viena para os seus registos.

Concordo em participar no projeto de investigação da Universidade de Viena acima especificado. O projeto foi-me explicado e li a Declaração Explicativa, que guardo para os meus registos. Compreendo que concordar em participar significa que estou disposto a e:

Concordo em participar no grupo de   discussãoSim☐Não☐

Concordo que o grupo de discussão seja gravado em áudio e/ou   vídeoSim☐Não☐

Aceito colocar-me à disposição para uma nova entrevista, se   necessárioSim☐

Não☐

•   Compreendo que a minha participação é voluntária, que posso optar por não participar em parte ou na totalidade do projeto e que posso desistir em qualquer fase do projeto sem ser penalizado ou prejudicado de qualquer forma.

•   Compreendo que quaisquer dados que o investigador extraia do grupo de discussão para utilização em relatórios ou resultados publicados não conterão, em circunstância alguma, nomes ou caraterísticas de identificação.

•   Tomei conhecimento de que me será dada uma transcrição dos dados que me dizem respeito para aprovação antes de serem incluídos na redação da investigação.

•   Compreendo que todas as informações que forneço são confidenciais e que nenhuma informação que possa levar à identificação de qualquer indivíduo será divulgada em quaisquer relatórios sobre o projeto ou a qualquer outra parte.

•   Compreendo que os dados do grupo de discussão e da gravação áudio serão guardados em local seguro e acessíveis à equipa de investigação. Compreendo também que os dados serão destruídos após um período específico (normalmente 5 anos), exceto se eu autorizar a sua utilização no futuro.

Obrigado.

Nome do participante: ....

Assinatura: ....Data: ....

7.3 *INSTRUMENTOS DE INVESTIGAÇÃO: OS GUIAS DE ENTREVISTA E FGD*

UNIVERSIDADE DE VIENA

7.3.1 *DEBATE NO GRUPO DE TRABALHO*

Que conhecimentos tem sobre o tratamento TARV (tratamento antirretroviral) e qual foi, na sua experiência, a natureza da utilização do TARV?

(i)   Observa algumas alterações no seu filho depois de iniciar a medicação ART? Em caso afirmativo, que tipo de alterações identificou?

(ii)   Qual é o estilo de vida do seu filho agora que ele é seropositivo?

(iii)   Ele ou ela vai à escola?

(iv)   Brinca com os amigos?

(v)   Como é que ele/ela se alimenta ou alimenta-se bem?

Assegura-se de que o seu filho toma os medicamentos tal como prescritos pelos médicos assistentes? Existe algum problema específico com o fornecimento e a toma de medicamentos?

(i)   Onde é que arranja os medicamentos para o seu filho?

(ii)   Os medicamentos são-lhe fornecidos gratuitamente ou a um custo?

(iii)   Testemunhou ou identificou algum efeito secundário dos medicamentos?

(iv)   O seu filho tem alguma complicação causada pelos medicamentos que lhe foram administrados?

Como tenciona fazer com que o seu filho saiba do seu estatuto?

(i)   Já informou o seu filho sobre o seu estatuto?

(ii)   Recebeu alguma formação ou aconselhamento sobre como transmitir a mensagem ao seu filho?

(iii)   De que forma tenciona fazer com que o seu filho saiba que é seropositivo?

Já teve alguma experiência de estigma e discriminação contra si e o seu filho?

(i)   Foi negado serviço ao seu filho por suspeita de ser portador do VIH?

(ii)   Sente-se estigmatizado devido ao facto de o seu filho ser portador do VIH?

(iii)   O que é que faz em relação à estigmatização? Procura aconselhamento?

Que outras formas de ajuda/intervenções recebe, para além da toma dos medicamentos, para apoiar a família em geral e a criança em particular?

(i)   Tem ajuda de aconselhamento?

(ii)   Tem algum projeto gerador de rendimentos que o ajude a sustentar o

A família e a criança

(iii)   Tem ajuda nutricional?

(iv)   Recebe ou que tipo de apoio recebe de outros membros da família

Qual é a sua fonte de subsistência?

(i)   O que é que faz para ganhar a vida?

(ii)   O seu rendimento afecta a forma como o tratamento é dado ao seu filho?

Como é que a insurreição do LRA no norte do Uganda afectou o tratamento antiretroviral do seu filho?

(i)   Conseguiu aceder aos diferentes centros de tratamento de medicamentos para o seu filho

(ii)   Conseguiu obter recursos para o ajudar a manter a família em geral e a

o tratamento da criança em particular?

(iii)   Conseguiu manter-se com o seu cônjuge e cuidar do seu filho doente em conjunto?

Que outros desafios limitam a sua gestão da criança em tratamento antiretroviral?

(i)   falta de dinheiro

(ii)   distância dos centros de saúde

(iii)   falta de medicamentos/formulações

(iv)   serviços de apoio deficientes (como visitas ao domicílio, etc.)

(v)   serviços das unidades de saúde

Quais são as suas percepções sobre a forma como obtém os medicamentos para o seu filho nos centros de saúde?

(i)   Há acompanhamento por parte dos assistentes médicos?

(ii)   Tem medicamentos suficientes para o seu filho?

(iii)   Faz exames de controlo adequados? Se sim, com que frequência?

(iv)   Os medicamentos para o seu filho chegam a tempo?

(v)   Tem apoio emocional?

(vi)   O seu filho tem adoecido com doenças comuns como a malária, a pneumonia, etc.? **A cultura e a tradição influenciam-no de alguma forma na gestão do tratamento do seu filho?**

(i)   Utiliza a medicina tradicional?

(ii)   Visita os médicos tradicionais para aconselhamento e/ou tratamento?

(iii)   Em caso afirmativo, como é que eles ajudaram?

Quais são, na sua opinião, as necessidades mais urgentes do seu filho?

a) Alimentos b) Drogas c) Jogo

d) apoio social, etc.

<u>UNIVERSIDADE DE VIENA</u>

7.3.2 ENTREVISTA COM INFORMADORES-CHAVE

1. Indique a sua experiência com a expansão do TARV no distrito de Gulu em geral e particularmente no que diz respeito às crianças seropositivas.

2. Na sua opinião, consideraria que a expansão do TARV para crianças foi bem sucedida? Que serviços de apoio e HIVZCare são oferecidos neste contexto?

Áreas de sondagem:

*   Tratamento de infecções oportunistas

*   Tratamento das IST

*   Tratamento antirretroviral

*   Cuidados paliativos ao domicílio

*   Apoio em caso de luto

- Facilidades de apoio ao crédito

- Aconselhamento e apoio jurídico

- Seguro de saúde

- Apoio aos meios de subsistência

3. Quais são, na sua opinião, os principais desafios na expansão do TARV para crianças no distrito de Gulu?

- Cobertura

- Equipamento e material médico

- Fornecimento e distribuição de medicamentos

- Problemas de adesão

4. Comentário sobre a adequação do sistema de saúde na expansão do TARV em crianças no distrito de Gulu.

- Disponibilidade de medicamentos

- Pessoal

- Acompanhamento

- Serviços laboratoriais

5. Que oportunidades considera existirem para promover o aumento do TARV nas crianças do distrito de Gulu?

- Profilaxia

- Educação para o VIH/SIDA

- Aconselhamento

- Serviços de apoio

- Facilidade de ensaio, etc.

- Fundos

- Pessoal e formação

6. Na sua opinião, qual foi o papel do conflito no norte do país na gestão da epidemia de VIH/SIDA e no aumento do tratamento antiretroviral nas crianças, em particular no distrito de Gulu?

7. Na sua opinião, qual é a situação atual das crianças que estão sob tratamento ARV no que diz respeito à sua qualidade de vida relacionada com a saúde?

Investigar estes domínios:

- Saúde geral

- Funções físicas

- Sintomas

- Bem-estar psicológico

- Funcionamento social e de papéis

8. Comente as seguintes questões relativas a:

(vi)   Medicamento para crianças formulação VIH

(vii) Revelação do estado de VIH das crianças

(viii) Adesão à TARV em crianças afectadas pelo VIH.

(ix)   Co-infecções, por exemplo, malária e tuberculose, bem como o seu tratamento em crianças.

(x)   Nutrição e TARV entre crianças infectadas pelo VIH

(xi)   Capacidade das unidades de saúde para apoiar a gestão do TARV nas crianças.

7.4 CARTA DE APRESENTAÇÃO DA INVESTIGAÇÃO

7.4.1 CARTA DE APRESENTAÇÃO DO PRIMEIRO SUPERVISOR CARTA DE APRESENTAÇÃO DA INVESTIGAÇÃO

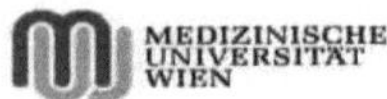

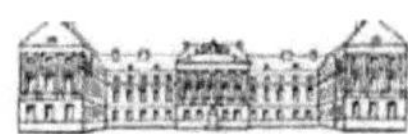

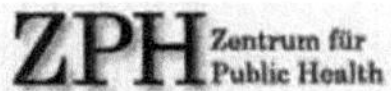

**UNIT ETHNOMEDICINE AND INTERNATIONAL HEALTH
INSTITUT FÜR GESCHICHTE DER MEDIZIN**

Währingerstrasse 25 A – 1090 WIEN	Tel. +43-1-4277 634 12 Fax +43-1-4277 634 12	e-mail: armin.prinz@meduniwien.ac.at http://www.univie.ac.at/ethnomedicine

TO WHOM IT MAY CONCERN   Vienna, 24.07.2008

Dear, Sir/Madame,

RECOMMENDATION FOR RESEARCH COLLABORATION

Allow me to introduce to you Mr. Loum S.L. Constantine from Uganda, a PhD candidate at University of Vienna at the Institute of Social and Cultural Anthropology.
His research project is titled:

Implication of antiretroviral therapy on children's health-related quality of life in conflict situation: an exploratory study of Gulu district, Uganda.

Mr. Loum is a student of great promise and his research project is of great importance in the health sector and I believe it would play a significant role in fulfilling the millennium development goals.
Under my supervision and guidance, with the assistance of my Professor colleague, Dr. Manfred Kremser, we have seen Mr. Loum develop his research project till this time when he is ready to commence the fieldwork stage of the research at mid August 2008. He has shown to us that he is a committed and a mature researcher capable of doing independent research. He has been doing a series of courses as part requirement for his doctoral programme, and also offered some lectures for our undergraduate students.

By this letter, we wish to recommend Mr. Loum for support in terms of research collaboration and other logistical support that can be afforded for him during his research fieldwork to take place in Gulu, his home district. I have to note here also that Mr. Loum is facing financial difficulties with his planned research field work; this is due to unexpected financial cuts announced by his research sponsors, the Austrian Exchange Service (ÖAD), and it is part of the reason he is seeking for collaboration and additional funds to execute is research study.

We do whole-heartedly support this problem oriented and applied research, but as an institution we do not have the budgetary votes to support the extended fieldwork. It is noteworthy that supporting researchers from developing countries and with such problem focused studies, is key in remedying most ills hindering social progress critical to improving the lives of the most vulnerable in society.
I hereby thus approve this research project and offer my unreserved support for this research study and hasten to add that we highly appreciate any assistance availed towards this study.

Please do not hesitate to contact us in case you wish to further get information about our research candidate Mr. Loum.
I thank you in advance for considering this letter of recommendation.

Yours sincerely,

Univ.Prof. DDr. Armin Prinz

INSTITUT FÜR KULTUR- UND SOZIALANTHROPOLOGIE
UNIVERSITÄT WIEN
A–1010 Wien, Universitätsstrasse 7
Tel.: +43-1-4277 48507/ Fax: +43-1-4277-9485
ao. Univ.-Prof. Dr. Manfred KREMSER
E-mail: manfred.kremser@univie.ac.at

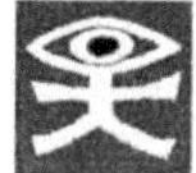

Vienna, July 14th 2008

TO WHOM IT MAY CONCERN

Dear Sir/Madame,

RE: LETTER OF RESEARCH SUPPORT FOR MR. LOUM L.S. CONSTANTINE

I write to support Mr. Loum L.S. Constantine who is a Ugandan PhD candidate at University of Vienna, Institute of Social and Cultural Anthropology. Mr Loum is to embark on the first phase of his research field work at the start of August 2008, to take place in his home district of Gulu northern Uganda.

His research titled:

Implications of antiretroviral therapy on children's health-related quality of life in conflict situation: An exploratory study of Gulu District, Uganda.

is a unique and an important initiative especially considering the environment in which it is to be executed. From a social and cultural anthropology perspectives, Mr. Loum is going to look at the lived experience of the children affected by HIV/AIDS, and this should bring out clearly the experience of these people based on the scale-up programme for antiretroviral therapy in that location.

I am one of the supervisors of Mr. Loum in this research programme, and I have worked with him for the last nine months, and I wish to state that he is a motivated student who knows his research work with respect to competency.

I strongly believe this research is of great importance to Gulu and Uganda at large, and thus with this letter, I wish to give my unreserved support for it and also pledge to work with him to the successful end.
I also at this point wish to note that, Mr. Loum has been put in a difficult situation with respect to this research work due to an unexpected financial constraints announced by his sponsors under the Austrian Development Cooperation- (ÖAD); as such his research budget has been greatly cut. The University on its part would have wished to support the budget proposal fully, but unfortunately there is no immediate vote for such help.

In this regard, I would like to state that Mr. Loum needs further financial support to ensure this research achieve the desired result worthy of the importance attached to the study. So on his behalf, I would urgently announce request for further financial assistance towards this research.
Any assistance moral, financial or logistical towards this programme is highly appreciated; and I thank you in advance for your show of solidarity in this important study.

Yours Sincerely,

Ao.Univ.-Prof. Dr. Manfred Kremser

7.5 CARTAS DE APROVAÇÃO ÉTICA

7.5.1 PRINCIPAL CARTA DE APROVAÇÃO ÉTICA DA INVESTIGAÇÃO

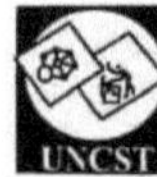

Uganda National Council For Science and Technology

(Established by Act of Parliament of the Republic of Uganda)

Your Ref:..........................

Our Ref:..............SS.2135.   *Date:*..............29/09/08...

Mr. Loum Steven Labongo
Foundation for Community Development
P.O. Box 70
Gulu

Dear Loum,

RE: RESEARCH PROJECT, "IMPLICATIONS OF ART ON CHILDREN'S HEALTH RELATED QUALITY OF LIFE IN CONFLICT SITUATIONS: AN EXPLORATORY STUDY OF GULU DISTRICT, UGANDA"

This is to inform you that the Uganda National Council for Science and Technology (UNCST) approved the above research proposal on **August 06, 2008.** The approval will expire on **August 06, 2009.** If it is necessary to continue with the research beyond the expiry date, a request for continuation should be made in writing to the Executive Secretary, UNCST.

Any problems of a serious nature related to the execution of your research project should be brought to the attention of the UNCST, and any changes to the research protocol should not be implemented without UNCST's approval except when necessary to eliminate apparent immediate hazards to the research participant(s).

This letter also serves as proof of UNCST approval and as a reminder for you to submit to UNCST timely progress reports and a final report on completion of the research project.

Yours sincerely,

Innocent Akampurira
for: Executive Secretary
UGANDA NATIONAL COUNCIL FOR SCIENCE AND TECHNOLOGY

LOCATION/CORRESPONDENCE

Plot 3/5/7, Nasser Road
P.O. Box 6884
KAMPALA, UGANDA.

COMMUNICATION

TEL: (256) 414-250499, (256) 414-705500
FAX: (256) 414-234579
E-MAIL: uncst@starcom.co.ug
WEBSITE: http://www.uncst.go.ug

7.5.2 CARTA DE APRESENTAÇÃO DA APROVAÇÃO ÉTICA DA INVESTIGAÇÃO

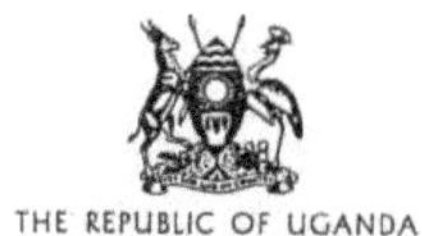

OFFICE OF THE PRESIDENT

ARLIAMENT BUILDING P.O.BOX 7168 KAMPALA, TELEPHONES: 254881/6, 343934, 343934, 343926, 343943, 233717, 344026, 230048, FAX: 235459/25

ADM 154/212/01

September 15, 2008

The Resident District Commissioner, Gulu
The Resident District Commissioner, Amuru
The Resident District Commissioner, Pader
The Resident District Commissioner, Kitgum

This is to introduce to you **Mr. Loum Steven Labongo Constantine** as a Researcher who will be carrying out a research project on **Implications of antiretroviral therapy on children's health related quality of life in conflict situations: An exploratory study of Gulu district, Uganda** for a period of **1 (one)** year.

He has undergone the necessary clearance to carry out the said project.

Please render her the necessary assistance.

Rose Alenga
FOR: SECRETARY, OFFICE OF THE PRESIDENT

7.6 CARTAS DE APOIO À INVESTIGAÇÃO DOS ACTORES LOCAIS DA SAÚDE.

7.6.1 CARTA DO RESPONSÁVEL DISTRITAL PELA SAÚDE

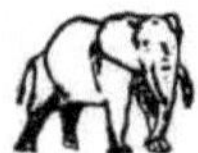

GULU DISTRICT LOCAL GOVERNMENT
OFFICE OF THE DISTRICT HEALTH OFFICER

Tel: 0471-4332215
Fax: 0471-32578

P.O. Box 60 GULU
UGANDA

Our Ref...
Your Ref...

Date 14th Jan 2009.

TO WHOM IT MAY CONCERN:

....

Dear Sir/Madame,

RE: LETTER OF RESEARCH SUPPORT FOR MR. LOUM L.S. CONSTANTINE

I write to introduce Mr. Loum L.S. Constantine who is a Nutritionist by profession and PhD candidate at University of Vienna, Institute of Social and Cultural Anthropology. Mr Loum is already doing his research field work in his home district of Gulu northern Uganda.

His research titled:

Implications of antiretroviral therapy on children's health-related quality of life in conflict situation: An exploratory study of Gulu District, Uganda.

is an important initiative especially considering the environment in which it is to be executed. Mr. Loum is looking at the lived experience of children affected by HIV/AIDS, and this should bring out clearly the experience of these people based on the scale-up programme for antiretroviral therapy in the district.

While working in the regional referral hospital, Mr. Loum also worked under my supervision in various aspects of child health especially in his field of nutrition.

Mr. Loum needs some help from key stakeholders in the field of HIV/AIDS management especially antiretroviral treatment for children.

By this letter, I wish to support his request for *conducting interviews* with key informant persons in the concerned institutions and also to avail him were possible with pertinent *relevant documents* in relation to his research field.

In this regard, I would like to kindly call on you to readily provide the necessary assistance requested of you. I thank you in advance for your help in this important matter. In case of any query, do not hesitate to contact me with respect to this research work.

Yours Sincerely,

Dr. Paul Onek.
DISTRICT HEALTH OFFICER

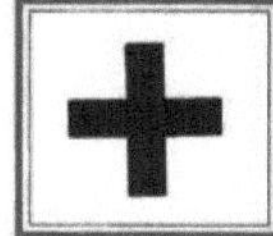

ST. MARY'S HOSPITAL LACOR

P.O. Box 180 - GULU - UGANDA
Tel: +256 - 471432310
Fax:+256 - 471432665
Email: info@lacorhospital.org

23rd January, 2009

TO CRS UGANDA
GULU OFFICE

THE HIV/AIDS PROJECT COORDINATOR

Dear Sir,

RE: <u>LETTER OF RESEARCH SUPPORT FOR MR. LOUM L.S. CONSTANTINE</u>

Mr. Loum L.S. Constantine who is a part time Tutor in Lacor School of Nursing and Laboratory Technology has approached us on the matter pertaining to his research work. He is at the same time a PhD candidate at University of Vienna, Institute of Social and Cultural Anthropology. Mr Loum is already doing his research field work in the district of Gulu northern Uganda.

His research titled:

Implications of antiretroviral therapy on children's health-related quality of life in conflict situation: An exploratory study of Gulu District, Uganda.

is of great importance in the management of paediatric HIV/AIDS in our region.

Mr. Loum is looking to conduct some research work with the clients with Comboni Samaritan that is our partner in this effort.

With this letter, I wish to give no objection to his intended work with these clients; I see that he has made every effort to follow ethical procedures of research work, hence the acceptance to go ahead.

I thus would like to kindly call on you to provide the necessary assistance requested of you. I thank you in advance for your help in this important matter. In case of any query, do not hesitate to contact me with respect to this research work.

Yours Sincerely,

Dr. Cyprian Opira
EXECUTIVE DIRECTOR, Lacor Hospital

ST. MARY'S HOSPITAL LACOR
P. O. BOX 180, GULU-UGANDA
EXECUTIVE DIRECTOR

Logistic Office Kampala: Tel. +256 - 414-223014, Fax. +256 - 414 - 223013

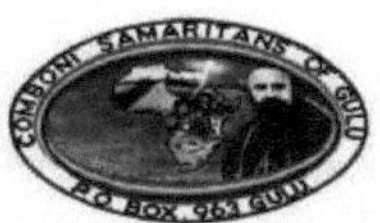

23rd January, 2009

TO CRS UGANDA
GULU OFFICE

THE HIV/AIDS PROJECT COORDINATOR

Dear Mr. Peter Mulindi

RE: **RESEARCH AUTHORITY LETTER FOR MR. LOUM L.S. CONSTANTINE**

Mr. Loum L.S. Constantine who is a PhD candidate at University of Vienna, Institute of Social and Cultural Anthropology is known to us through his nutrition training to the organization's Volunteers providing Home based care service to PLWHA. Mr Loum is doing his research field work in the district of Gulu northern Uganda as per his documents with us.

His research is titled:

Implications of antiretroviral therapy on children's health-related quality of life in conflict situation: An exploratory study of Gulu District, Uganda.

Mr. Loum is looking to conduct some research work with the clients with Comboni Samaritan organisation.

With this letter, I wish to give permission for him to conduct this work, having seen that his papers to protect our clients ethically are in order.

I thus would like to kindly request you to provide the necessary assistance requested of you. I thank you in advance and in case of any query, do not hesitate to contact me with respect to this research work.

Yours Sincerely,

....
Aol Florence Okech
DIRECTOR CSG

Cc: Dr. Orhan Morina, MD AIDSRelief chief of Party CRS
Cc: Human Resource Manager CSG
Cc: File

COMBONI SAMARITAN OF GULU P O BOX 963 GULU E Mail:

CURRICULUM VITAE

SR. LOUM STEVEN LAB0NG0 CONSTANTINE

Licenciatura. Dip/MSc. Universidade de Ghent (Bélgica); BSc. Universidade de Makerere (Uganda).

Endereço: Rede Comunitária para a Justiça Social, P.O.BOX 70, Gulu Uganda

E-MAIL: loumcsl@yahoo.co.uk

Cidadania: Ugandês

Data de nascimento/sexo: 20th outubro de 1970; Masculino.

Língua falada: Inglês (fluente), Acholi/Luo (fluente), Swahili (básico) e alemão (muito básico).

Objectivos: Trabalho de investigação nas áreas do tratamento do VIH/SIDA em crianças e da qualidade de vida; política e melhoria da qualidade nos cuidados de saúde primários; conferências universitárias e investigação e consultoria.

Experiência profissional:

Jan. 2003-Aug. 2007: Estágio a tempo parcial em escolas clínicas e de enfermagem no norte do Uganda.

Nov. 1996 - Set. 2000: Nutricionista; Ministério da Saúde (Uganda):

março 1996-Nov. 1996: Assistente de vendas/Supervisor de qualidade, Uganda Meat Industries Ltd.

REGISTO ESCOLAR:

Set. 2007 - Dez. 2010: Candidata a doutoramento na Universidade de Viena, Instituto de Antropologia Cultural e Social; especialização em antropologia médica.

2001 - 2002: Mestrado. Universidade de Gent, Bélgica Faculdade de Agricultura e Ciências Biológicas Aplicadas, Departamento de Economia Agrícola.

2000 - 2001: Licenciatura complementar (Diploma), Ciência Alimentar e Nutrição Universidade de Gent

1991- 1995: Licenciatura. Ciência e Tecnologia Alimentar. Universidade de Makerere

Prémios e bolsas de estudo:

2007/2010: Recebeu a Bolsa de Doutoramento Norte-Sul do Serviço de Intercâmbio Austríaco no âmbito da Cooperação Austríaca para o Desenvolvimento

2000/2001: Atribuição de uma bolsa de estudo VLIR (Bélgica), para estudar o curso complementar de Ciência Alimentar e Nutrição

12th - 13th abril de 1999:   Recebeu uma subvenção do DFID através do British Council e do Instituto do Ambiente e dos Recursos Naturais para um curso de formação no país sobre a valorização dos recursos naturais para os responsáveis políticos distritais.

Publicações:

2009:   Coautor de um capítulo de livro: BUKULUKI, P. & LOUM, C.S.L., (2009). Desafios e oportunidades para aumentar o acesso e a utilização de medicamentos antirretrovirais para crianças com menos de cinco anos em contextos de recursos limitados. Um caso do Uganda. Em Kutalek, R. & Prinz, A. (Eds.) Essays in Medical Anthropology. The Austrian Ethnomedical Society after Thirty Years. Viena e Berlim, Lit Verlag.

Congresso Mundial da IAAS Escreveu um artigo para publicação como capítulo de livro intitulado:

Bélgica, julho de 2003:   Transferência de tecnologia apropriada na agricultura: O desafio da produção de alimentos de qualidade e da erradicação da insegurança alimentar no Sul.

WorkshopsZSeminários:

24 a 27 de agosto de 2010: Participou na Conferência da EASA, Maynooth, Irlanda: Crisis and Imagination; e apresentou uma comunicação intitulada: AIDS in Gulu northern Uganda: Etnografia da terapia antirretroviral (TARV) e percepções de saúde na gestão do VIH/SIDA em crianças.

16th -17th julho. 2010:   Participou num simpósio do Grupo Teresa do Canadá em Viena: Crianças e VIH: Apoio familiar em primeiro lugar; Trabalhar em conjunto para conseguir apoio universal e acesso ao tratamento.

18th 23rd julho de 2010:   Participou plenamente, como voluntário e participante, na Viena2010, a XVIII Conferência Internacional sobre a SIDA, "Rights Here, Right Now" Viena, Áustria.

julho de 2003:   Participei no Congresso da Associação Internacional de Estudantes de Agricultura, IAAS, na Bélgica, para o qual produzi um artigo publicado.

Filiação em associações e organizações:

A partir de julho de 2010:   -   Membro estudante da Associação Europeia de Antropólogos Sociais (EASA).

-     Membro vitalício da Sociedade da Cruz Vermelha do Uganda

-     Membro da Associação Internacional de Lions Clubes, Lions Clube de Gulu, Distrito 411, Uganda.

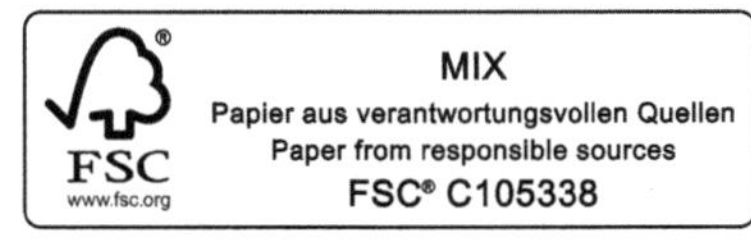

Printed by Books on Demand GmbH, Norderstedt / Germany